高职高专药学专业系列教材

药学微生物技术

王贵霞 主编

YAOXUE
WEISHENGWU
JISHU

化学工业出版社
·北京·

内 容 简 介

《药学微生物技术》以微生物培养、鉴定和检测为主线,主要内容包括无菌操作技术、培养基的配制、接种培养和菌种保藏,应用菌落形态、细胞形态和生理生化特征鉴别细菌和真菌,采用动物、鸡胚和细胞进行病毒的培养,利用半数感染量和蚀斑计数法检测病毒的毒力四个项目。每个项目包括项目介绍、必备知识和任务实践三个部分,并注重课程思政和职业素养教育,其中任务实践又由任务解析、任务准备、任务实施和注意事项组成。教材与《中国药典》《药品生产质量管理规范》《中国职业分类大典》的行业标准和职业岗位对接,充分体现教材的职业性和实用性。本书配有二维码,方便学生自主学习微课、视频等;电子课件可从 www.cipedu.com.cn 下载参考。

本书适用于高等职业学校药品生物技术、生物制药技术、药品生产技术、中药制药、药品质量与安全、药品经营与管理等相关专业的师生使用,也可以作为从事微生物相关工作人员的参考用书。

图书在版编目(CIP)数据

药学微生物技术/王贵霞主编. —北京:化学工业出版社,2022.7
高职高专药学专业系列教材
ISBN 978-7-122-41201-0

Ⅰ.①药… Ⅱ.①王… Ⅲ.①药物学-微生物学-高等职业教育-教材 Ⅳ.①R915

中国版本图书馆 CIP 数据核字(2022)第 060900 号

责任编辑:迟 蕾 李植峰　　　　　　　　文字编辑:朱雪蕊 陈小滔
责任校对:田睿涵　　　　　　　　　　　　装帧设计:王晓宇

出版发行:化学工业出版社(北京市东城区青年湖南街 13 号　邮政编码 100011)
印　　装:河北鑫兆源印刷有限公司
787mm×1092mm　1/16　印张 10¾　字数 244 千字　2022 年 9 月北京第 1 版第 1 次印刷

购书咨询:010-64518888　　　　　　　　　售后服务:010-64518899
网　　址:http://www.cip.com.cn
凡购买本书,如有缺损质量问题,本社销售中心负责调换。

定　价:39.80 元　　　　　　　　　　　　　　　　　　　　　版权所有　违者必究

《药学微生物技术》编写人员

主　　编　王贵霞

编写人员（按姓名汉语拼音排序）

何　静（四川化工职业技术学院）

胡兢丹（长春职业技术学院）

胡秋杰（黑龙江农业工程职业学院）

王贵霞（黑龙江农业工程职业学院）

杨　梅（四川化工职业技术学院）

于丽静（长春职业技术学院）

前言

21世纪，生物产业革命正在兴起，生物医药公司蓬勃发展，需要大量的技术人员和后备力量。高等职业院校药品生物技术专业和生物制药技术等专业适应市场需求，依据《中华人民共和国职业分类大典》生物药品制造人员的职业规范，培养生化药品制造工、发酵工程制药工、疫苗制品工、基因工程药品生产工等。这些工作岗位的主要任务均以药学微生物技术相关的知识和技能为基础，要求从业者掌握无菌操作技术、微生物的培养与鉴定技术等。本教材依据教育部印发的《职业院校教材管理办法》，适应新时代技术技能人才培养的新要求，服务经济社会发展、技术技能积累和文化传承创新，服务学生成长成才和就业创业。

本教材按照技术技能人才成长规律和学生认知特点，对接先进职业教育理念，突出理论和实践相统一，适应项目学习的方式要求，注重以真实生产项目和典型工作任务为载体组织教学单元。教材主要内容包括四个工作项目，即培养细菌和真菌、鉴定细菌和真菌、培养病毒和检测病毒，通过工作项目开发实践知识，融合理论知识，使知识黏附于实践操作过程中，形成知识的有机结构。以学生的认知规律为依据，把知识融入学生的学习活动过程中，学生以项目活动为主要学习方式，发展学生的职业能力，构建学生的工作逻辑。学生完成培养微生物和鉴定微生物的工作项目，获得具体的培养和鉴定结果，同时掌握相关操作技能和理论知识体系。

教材设计的总体目标是学生能应用无菌操作技术培养、鉴定和检测微生物。具体的能力目标包括：通过完成项目一培养细菌和真菌，学生能熟练使用高压蒸汽灭菌器、超净工作台、恒温培养箱等仪器设备，能应用无菌操作技术培养微生物；通过完成项目二鉴定细菌和真菌，学生能熟练使用显微镜，能应用菌落形态特征、细胞形态特征和生理生化特征鉴定微生物；通过完成项目三培养病毒，学生能够应用动物培养法、鸡胚培养法和细胞培养法培养病毒；通过完成项目四检测病毒，学生能够应用半数感染量和蚀斑计数法检测病毒毒力。

与本教材配套的数字资源包括任务示范操作视频，可扫描二维码观看学习；电子课件可从 www.cipedu.com.cn 下载参考。

本书由王贵霞老师负责编写绪论、常用微生物培养用器皿的准备、病毒的动物培养和鸡胚培养的内容，并制作教材配套的数字资源；杨梅老师编写配制培养基的相关内容；何静老师编写接种培养和菌种保藏的相关内容；于丽静老师编写细胞形态特征鉴定的相关内容；胡兢丹老师编写菌落形态鉴定和生理生化特征鉴定的相关内容；胡秋杰老师负责编写病毒的细胞培养和检测病毒的相关内容。

由于编者水平有限，书中有不当和疏漏之处，恳请各位读者在使用过程中给予指正。

编者
2022年1月

目录

绪论 /001

一、微生物的世界 /002
  1. 微生物历史久远 /002
  2. 微生物无处不在 /002
  3. 微生物多到数不清 /002
  4. 动物起源于微生物 /003
  5. 微生物与人体共生 /003
  6. 微生物在自然界的物质循环中起着重要的作用 /003
  7. 微生物的主要特征 /003
  8. 微生物的命名 /004

二、微生物学的发展简史 /005
  1. 显微镜下的微小生物 /005
  2. 微生物病原学 /005
  3. 微生物生态学 /006
  4. 微生物的宏基因组学 /007
  5. 微生物与现代生命科学 /008

三、微生物与药物 /009
  1. 微生物制药 /009
  2. 药品微生物污染的预防与检查 /015

项目一 培养细菌和真菌 /019

【项目介绍】/020
【必备知识】/020
一、细菌和真菌简介 /020
  1. 细菌 /021
  2. 放线菌 /027
  3. 酵母菌 /030
  4. 霉菌 /032

二、微生物实验室 /035
  1. 微生物实验室的功能分区 /035
  2. 微生物实验室的仪器用具 /036

3. 微生物实验室的安全管理 / 036
　三、无菌操作技术 / 037
　　1. 干热灭菌法 / 038
　　2. 湿热灭菌法 / 039
　　3. 辐射灭菌法 / 040
　　4. 过滤除菌法 / 040
　　5. 化学灭菌法 / 041
　四、微生物的营养 / 042
　　1. 微生物的营养物质 / 042
　　2. 培养基 / 045
　五、微生物的群体生长 / 048
　　1. 微生物的生长现象 / 049
　　2. 细菌的生长曲线 / 049
　六、微生物的培养 / 051
　　1. 微生物纯培养获得的方法 / 052
　　2. 实验室微生物培养的方法 / 053
　　3. 工业微生物培养的方法 / 053
　七、菌种保藏 / 055
　　1. 菌种的保藏方法 / 055
　　2. 菌种的衰退和复壮 / 056
【任务实践一】 准备培养器皿 / 058
【任务实践二】 配制培养基 / 065
【任务实践三】 接种与培养 / 070
【任务实践四】 菌种保藏 / 076

项目二
鉴定细菌和真菌 / 081

【项目介绍】 / 082
【必备知识】 / 082
　一、微生物生长的测定方法 / 082
　　1. 计数法 / 082
　　2. 细胞质量测定法 / 083
　二、微生物的代谢 / 084
　　1. 微生物代谢的类型 / 084
　　2. 微生物的分解代谢途径 / 085
　　3. 微生物的分解代谢产物 / 086
　　4. 微生物的合成代谢 / 088
　　5. 微生物生理生化鉴定反应 / 088
【任务实践一】 菌落形态特征鉴定 / 089

【任务实践二】 细胞形态特征鉴定 / 094
【任务实践三】 生理生化特征鉴定 / 106

项目三
培养病毒 / 113

【项目介绍】 / 114
【必备知识】 / 114
　一、病毒学简史 / 114
　　1. 病毒的历史印迹 / 114
　　2. 对病毒存在的认知过程 / 114
　　3. 对病毒结构的认知过程 / 115
　　4. 探索中的病毒世界 / 116
　二、病毒的形态结构、化学组成和分类 / 116
　　1. 病毒的结构 / 116
　　2. 病毒的化学组成 / 117
　　3. 病毒的分类 / 118
　三、病毒的增殖 / 119
　　1. 吸附 / 119
　　2. 侵入和脱壳 / 119
　　3. 生物合成 / 119
　　4. 装配和释放 / 121
　四、病毒的干扰现象 / 121
　　1. 干扰素的种类 / 122
　　2. 干扰素的产生和作用机制 / 122
　　3. 干扰素的制备和应用 / 123
　五、抗病毒药物 / 123
　六、几种病毒简介 / 124
　　1. 鼻病毒 / 124
　　2. 流行性感冒病毒 / 125
　　3. 人乳头瘤病毒 / 126
　　4. 噬菌体 / 126
　　5. 人类免疫缺陷病毒 / 128
　　6. 埃博拉病毒 / 129
　　7. SARS病毒、中东呼吸综合征病毒和新型冠状
　　　 病毒 / 129
【任务实践一】 病毒的动物接种 / 130
【任务实践二】 病毒的鸡胚培养 / 134
【任务实践三】 病毒的细胞培养 / 139

项目四
检测病毒   / 143

【项目介绍】 / 144
【必备知识】 / 144
  一、病毒标本的采集与分离 / 144
    1. 病毒的采集 / 144
    2. 病毒的分离 / 145
  二、病毒的鉴定 / 145
    1. 初步鉴定病毒 / 145
    2. 接种动物的观察 / 146
    3. 最终鉴定病毒 / 146
    4. 病毒核酸的检测 / 148
  三、病毒与人类的关系 / 149
    1. 病毒的致病性 / 149
    2. 病毒在医药工业中的应用 / 151
【任务实践一】 病毒的半数感染量测定 / 153
【任务实践二】 病毒的蚀斑计数 / 158

参考文献   / 161

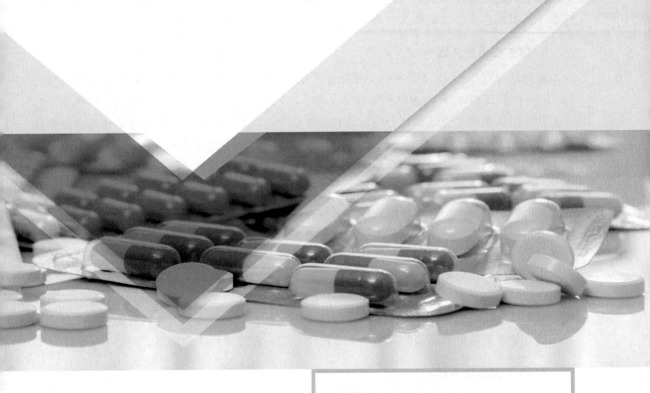

绪 论

课程思政与职业素养

◎ 人民第一：抗击新冠的中国答卷

面对复杂严峻的新冠疫情形势，中国始终坚持将人民的生命安全放在第一位。

抗击新冠，国家动用全社会力量，投入大量资金，建设方舱医院，第一时间研制了多种疫苗，免费接种新冠疫苗，全员核酸检测，坚持"动态清零"，为人民提供一个卫生、安全的环境，确保人民的生命健康。抗击新冠的中国答卷，体现了党的初心、大国的担当。

一、微生物的世界

微生物是一类体积微小、结构简单、大多数为单细胞、必须借助光学显微镜放大数百倍或数千倍或用电子显微镜放大数万倍才能肉眼观察到的微小生物的统称。

1. 微生物历史久远

地球已经存在了45.4亿年,如果把整个地球的历史浓缩为一年。读到这句话的时候是12月31日午夜12点,人类刚刚存在了不到30分钟。12月26日前恐龙还在统治世界。12月上旬逐步演化出了被子植物与哺乳动物。植物于11月占据陆地。植物与动物都由许多细胞组成,而10月之前,地球上几乎所有的活物都只由单个细胞构成。在这份虚拟日历中,自3月的某一刻起生命初现,直到10月,在近30亿年的时间里,细菌是地球上唯一的生命形式,占据了陆地、天空、海洋的每一个角落,推动着化学反应,创造了生物圈,并为多细胞生命的演化创造了条件。细菌通过光合作用利用太阳能,成为地球上第一批能自己制造食物的有机体;肥沃了土壤,分解了污染物,驱动了地球表面的碳、氮、硫、磷循环,把这些元素转换成了可以为动植物利用的化合物,再分解有机体,把这些元素送回各路循环;把氧气作为代谢废气排出体外,彻底且永久地改变了地球的大气组成。直到今天,我们呼吸的氧气至少有一半都来自海洋中能进行光合作用的细菌,此外,它们还能固着同等数量的二氧化碳。有人认为,我们正处在因人类活动对地球造成巨大影响的人类世界,但是实际上我们现在依然身处微生物世界:该时期始自生命出现,将一直持续到生命消逝。

2. 微生物无处不在

环顾周围,处处都有微生物在繁衍生息。无论是在最深的海沟,还是岩层下,亦或在南极洲的冰层之中,它们都顽强地生存着。许多海洋微生物都是极端微生物,例如,有一些微生物生活在海底热泉附近,在火山喷发口形成的热泉里生活着水生栖热菌,在红海盐滩上存在着耐盐细菌。在南极大陆的巨型冰川之中和北冰洋厚厚的冰层之下,同样也有细菌在生活着,人们在格陵兰冰川下就发现了沉睡12万年的细菌。最近,在地球最深处的马里亚纳海沟,人们也发现了活跃的微生物群落。在云端的微生物可以充当雨雪形成的凝结核,大量的微生物随着风,特别是飓风,上了高空,然后就滞留在天上,甚至安顿下来,促使了卷积云的形成,并作为成核颗粒形成冰晶,促进降雪,既改变了天气又影响了气候,还促进了营养物质的循环与污染物的分解。微生物也生活在岩石里,例如,在南非的姆博能金矿里,一些细菌在放射性衰变的帮助下繁衍生息,这些细菌能够利用铀裂解水分子释放出的氢元素与硫酸盐的结合为生。此外,耐辐射球菌能生活在放射性废物里,这也许是世界上最强悍的生物了。

3. 微生物多到数不清

海洋里有不计其数的微生物,占据了海洋生物总质量的50%~90%。在陆地上,微生物主宰着最珍贵的资源——土壤。最新的估算结果显示,人体内大约有30万亿个细胞,微生物的数量大约为39万亿,二者相差不多。绝大多数微生物都非常微小,100万个微生物也不过针眼大小。但是假如把地球上所有的微生物都聚拢起来,数目将超过所有哺乳动物、鸟类、昆虫、树木等肉眼可见的生命形式的总和。此外,微生物的总质量也将远远超过这些

绪　论

肉眼可见的生命形式的总和。不可见的微生物组成了地球上生物量的主体，超过海洋与森林中所有的鱼类、哺乳动物和爬行动物。

4. 动物起源于微生物

古生物学家安德鲁·诺尔曾经说过："动物就像整个演化蛋糕上的糖霜，细菌才是糖霜下的蛋糕本体。"20亿年前，地球上的生命分为细菌和古菌。这两类生命体都只由一个细胞构成，没有细胞核，也没有提供能量的线粒体。许多科学家认为真核生物起源于一个古菌偶然间吞并了一个细菌，古菌提供了真核细胞的基本架构，为细胞提供支撑，同时把分子运往各处；细菌则最终转变成了线粒体，为细胞提供能量。从此，地球上的一些真核细胞中便开始合作、聚集，动物和植物等多细胞生物相继诞生，生命体的体型逐步变大，大到足够把大量微生物囊括进体内。

5. 微生物与人体共生

每个人的身体里，特别是肠道里，生活着大量的多种多样的微生物，主要是细菌。细菌的细胞数量是人体自身细胞的10倍之多，而且细菌编码的基因数量是人体自身基因数量的10～100倍。因为有这么多的细菌生活在身体里，所以，1958年的诺贝尔奖获得者里德伯格把人体称为"超级生物体"。这些细菌大部分是友好的，可以帮助人体抵抗病菌的入侵，可以帮助消化食物，可以合成维生素等必需的营养素，可以调节免疫系统。

6. 微生物在自然界的物质循环中起着重要的作用

微生物参与自然界的碳、氮、磷等物质循环。微生物分解有机物产生CO_2，而绿色植物生长进行光合作用所需的CO_2，90%来自微生物对有机质的分解，少部分来自动植物的呼吸作用。有些微生物还能用无机物作为碳源和能源来合成细胞物质，将无机物转化为有机物。生长在豆科植物根部的根瘤菌能将无机氮转化为有机氮。微生物使地球变得适宜人类栖居。它们分解死尸残骸——这对其他生物来讲非常重要。它们可以将空气中惰性的氮元素转化成活细胞可以利用的游离氮的形式，造福于所有的动植物。

7. 微生物的主要特征

（1）微生物个体微小、结构简单

如细菌和真菌大多数在微米（μm）级，需要光学显微镜放大数百倍或数千倍才能看到，1500个杆菌首尾相连才有一粒芝麻的长度。有些微生物的大小为纳米（nm）级，需要用电子显微镜放大几万倍才能观察到其形态结构，如病毒。微生物多以独立生活的单细胞或细胞群体而存在，微生物的细胞具有一定的形态，常见的有球形、杆形和螺旋形等，微生物细胞没有明显的分化，结构非常简单，各种单细胞的微生物一般都能实现它的全部生命活动，如呼吸、摄取营养、生长、繁殖等。病毒没有完整的细胞结构。

（2）微生物具有食谱广泛、容易培养的特征

微生物获取营养的方式多种多样，其食谱之广是动植物完全无法比拟的。纤维素、石油、甲醇、甲烷、塑料、酚类等，各种有机物均可被微生物作为粮食，所以大量微生物较容易在实验室培养。微生物还具有代谢旺盛、繁殖迅速的特点，有资料表明，发酵乳糖的细菌在1h内可分解其自身质量的1000～10000倍的乳糖。一般细菌每20min就繁殖一代。

(3) 微生物细胞代谢旺盛、繁殖快,在短时间内可产生大量的变异后代

如外界条件发生剧烈的变化,大多数微生物细胞个体死亡而被淘汰,发生了变异的个体如能适应新的环境条件则生存下来。变异使微生物细胞子代的特性不同于亲代,从而产生具有各种不同性状的微生物细胞。微生物的变异在生产上可导致菌种的退化,给微生物药物的生产带来不利的影响。临床致病菌的变异则可产生抗药性,对人类的健康造成危害。但是,可利用微生物易变异的特点,对药物生产用菌种进行改造,获得优良的菌种,从而使之增加有用次级代谢产物的产量。

(4) 微生物的种类繁多

微生物这个术语包含了很多类型的生物体。

① 古菌域是生命之树上非常古老的一支,有着独特的遗传性质与代谢能力,而且具有独立的演化历史。古菌最初被发现于极端环境,比如热泉和盐湖,但是实际上在许多环境中都有分布,包括人类的肠道中。

② 细菌域也称作原核生物,是没有典型细胞核的单细胞生物。原核微生物没有核仁、核膜和单个染色体,仅有裸露的遗传物质,不进行有丝分裂,核糖体游离在胞浆中,细胞壁由肽聚糖组成。

③ 第三种微生物形式属于真核生物域,大多数为多细胞,少数为单细胞,具有典型的由核膜和核仁组成的细胞核结构,多个染色体由 DNA 和组蛋白组成,有线粒体、内质网等细胞器,通过有丝分裂进行细胞分裂,细胞壁由纤维素、几丁质构成。

④ 病毒属于非细胞型微生物,没有完整的细胞结构。病毒一般由蛋白质外壳和核酸基因组组成,并且一种病毒仅含有一种核酸,DNA 或 RNA。病毒自身不能进行生长繁殖,必须寄生在活细胞内,以核酸复制方式增殖。

8. 微生物的命名

同一种微生物在不同国家和地区常有通俗易懂、便于记忆的俗名,如引起结核病的细菌中文称作"结核杆菌",英语则称为"tubercle bacillus"。俗名不便于国际和地区间的交流,所以必须有统一的命名原则。

微生物的命名采用卡尔·林奈的双名法。微生物的学名由两部分组成,属名在前,首字母大写;种名在后,首字母小写。属名是拉丁文的名词,用以描述微生物的主要特征;种名是拉丁文的形容词,用以描述微生物的次要特征。有时微生物的名字还需要添加人名或地名来表示菌的名称。例如金黄色葡萄球菌的学名是 *Staphylococcus aureus* Rosenbach (1884),其中第一个单词 *Staphylococcus* 是葡萄球菌属,斜体,首字母大写;第二个单词 *aureus* 是种名,意思是"金黄色的",斜体,首字母小写;属名和种名后面 Rosenbach (1884) 是命名人和命名时间,可以省略,金黄色葡萄球菌可缩写为 *S. aureus*,又如黑曲霉的学名为 *Aspergillus niger*。

有时微生物的名字中还有表示差异特征的亚种名,如蜡状芽孢杆菌 (*Bacillus cereus*) 的蕈状亚种的命名可以在学名的后面加 "subsp." 和特征,即 *Bacillus cereus* subsp. mycoides。有时在微生物属名后面加 sp. (species 的单数) 或 spp. (复数) 表示泛指某一属的微生物,如 *Streptomyces* sp. 表示一种链霉菌,*Bacillus* spp. 表示一些芽孢杆菌。

在微生物研究工作中所采用的具体菌株的名字需要在学名后面加上字母和数字编号。例如可生产蛋白酶的枯草杆菌菌株名字为 *Bacillus subtilis* AS 1.398；可生产 α-淀粉酶的枯草杆菌菌株的名字为 *Bacillus subtilis* BF7658。有时虽然是相同的种，但由于其结果往往不完全一样，所以在写生产报表、研究报告或实验报告时，不仅要写上种名，同时还需注明所用的菌株编号。

国家菌种保藏中心的标准菌株在学名后常标有机构名称和菌株编号，如美国典型培养物保藏中心（American Type Culture Collection，ATCC）、中国医学细菌保藏管理中心（National Center for Medical Culture Collections，CMCC）、中国药学微生物菌种保藏管理中心（China Pharmaceutical Culture Collection，CPCC）等所保存的菌种，可以表示为金黄色葡萄球菌［ATCC 25923］、大肠埃希菌［CMCC（B）44102］、金黄色葡萄球菌［CMCC（B）26003］、大肠埃希菌［CPCC 100316］、金黄色葡萄球菌［CPCC 140575］。

二、微生物学的发展简史

在古代，人们在生产生活中积累了不少关于微生物作用的经验规律，并且应用这些规律，创造财富，减少或消灭病害。例如在食品工艺方面，我国民间早已将其广泛应用于酿酒、制醋、发面、腌制泡菜等，古埃及人也早已掌握制作面包和配制果酒的技术；在农业生产实践中，积肥、沤粪、翻土压青、豆类作物与其他作物的间作和轮作等；在预防疾病、保护健康方面的宝贵实践则是种痘预防天花。尽管这些还没有微生物学理论基础，但都是控制和应用微生物生命活动规律的实践活动。

1. 显微镜下的微小生物

细菌无处不在，但如果不借助相关工具，对人类的肉眼而言，绝大多数细菌都是不可见的。微生物的形态观察是从荷兰代尔夫特市的安东尼·列文虎克发明的显微镜开始的。列文虎克制造镜片的技术水平精湛，他的显微镜能够放大 270 倍，而且他还是一位出色的显微镜使用专家。通过显微镜，他观察了动物的皮毛、苍蝇、木材、种子、脱落的死皮等。1676 年，列文虎克把观察到原生动物和细菌的结果报告给英国皇家学会，其中有详细的描述，并配有准确的插图。

列文虎克还是第一个看到自身携带的微生物的人。1683 年，他注意到自己的牙齿间某种白色的糊状斑块。出于习惯，他取下这些斑块，放在显微镜下观察。列文虎克对微生物毫不反感，他着迷于观察描述在他的嘴里、在大家的嘴里的成千上万的小东西。

2. 微生物病原学

继列文虎克发现微生物世界以后的 200 年间，微生物学的研究基本上停留在形态描述和分门别类阶段。直到 19 世纪中期，以法国的巴斯德和德国的科赫为代表的科学家才将微生物的研究从形态描述推进到生理学研究阶段，揭露了微生物是造成腐败发酵和人畜疾病的原因，并建立了分离、培养、接种和灭菌等一系列独特的微生物技术，从而奠定了微生物学的基础，同时开辟了医学和工业微生物等分支学科。在这个时期微生物学开始建立，创立了一整套独特的微生物学基本研究方法，进入寻找人类和动物病原菌的黄金时期。

巴斯德和科赫是微生物学的奠基人，为微生物学的建立和发展作出了卓越的贡献。

巴斯德彻底否定了"自然发生"学说，并证明了细菌会令酒变味和细菌致病论的正确性。"自然发生"学说认为一切生物是自然发生的。巴斯德自制了一个具有细长而弯曲颈的玻璃瓶，其中盛有有机物水浸液，经加热灭菌后，瓶内可一直保持无菌状态，有机物不发生腐败；一旦将瓶颈打断，瓶内浸液中才有了微生物，有机质发生腐败。这个著名的曲颈瓶试验无可辩驳地证实空气中确实含有微生物，能够引起有机质的腐败。此外，巴斯德经过不断努力分离到了许多引起发酵的微生物，并证实酒精发酵是由酵母菌引起的；发现乳酸发酵、醋酸发酵和丁酸发酵都是不同细菌所引起的，为进一步研究微生物的生理生化奠定了基础。1865年，蚕病深深地困扰着法国丝绸业，而巴斯德发现这是由微生物所致。巴斯德隔离了受到感染的卵，成功地阻止了疾病的传播，挽救了整个丝绸产业。1877年，巴斯德研究了鸡霍乱，发现将病原菌减毒可诱发免疫性以预防鸡霍乱病。其后巴斯德又研究了牛、羊炭疽病和狂犬病，并首次制成狂犬疫苗，证实了免疫学说，为人类防病治病作出了重大贡献。1876年，科赫的实验明确表明，炭疽病是由细菌引起的。疾病的"细菌论"是正确的。后来，科赫提出了证明某种微生物是否为某种疾病病原体的科赫原则：首先在患病机体里存在着一种特定的病原菌，并可以从该机体里分离得到纯培养；然后用得到的纯培养接种敏感动物，表现出特有的症状；最后从被感染的敏感动物中可再次获得与原病原菌相同的纯培养。科赫不仅在病原菌方面取得了伟大成就，还在微生物基本操作技术方面作出了突出的贡献，这些技术包括一直沿用至今的配制培养基、用固体培养基分离纯化微生物等。由于科赫在病原菌研究方面的开创性工作，在他研究炭疽病后不到20年，他和其他许多科学家陆续发现导致麻风病、淋病、伤寒、肺结核、霍乱、白喉、破伤风和鼠疫的细菌。

受巴斯德的启发，英国外科医生约瑟夫·利斯特开始把灭菌技术应用到医疗实践中，强制诊所职员用化学试剂彻底清洁和消毒双手、仪器以及手术室，保证患者不受细菌感染。另外，也有科学家为了更好地治疗疾病、改善卫生条件而寻求消灭细菌的方法。细菌学成了一门应用科学。

3. 微生物生态学

在微生物病原学领域中，一些细菌学家接连识别出致病菌，但还有一些微生物学家用另一种方式揭示了微生物的另一面真相。荷兰人马丁努斯·贝杰林克致力于研究在土壤、水环境、植物的根部等自然条件下生存的微生物。1888年，他发现细菌可以固定空气中的氮，然后转化成能为植物所用的氨；之后，他分离出一个有助于促进土壤和大气间的硫循环的菌种。贝杰林克与其他几位科学家发现，微生物虽然会引发人类疾病，但它们也是自然界的重要组成部分。

20世纪初，其他微生物学家也注意到，附着生长在墙壁、石头和树皮上的地衣是一种复合有机体，由寄宿在真菌上的微藻组成，其中微藻为宿主提供营养，以此来交换矿物质和水分。人们长期以来都认为，附着在树根上的真菌是寄生虫，但后来却发现它们与树互相合作，真菌为树供氮，树为真菌提供碳水化合物。科学家称这种伙伴关系为共生。如果一方受益，另一方付出代价，二者就构成寄生关系。如果会引起疾病，那么其中一方就是病原体。如果一方受益，且不影响宿主，那就是共栖关系。如果寄宿者反过来有益于宿主，二者就构成互助关系。所有这些共存类型，都归属在共生范畴内。

与此同时，其他科学家也已经注意到，人类和其他动物的内脏中也含有众多共生菌，它们并没有导致显著的疾病或腐败，只是作为所谓的"正常菌群"栖居在人体内。他们勾勒出了人类微生物生态系统的基础，让人们认识到从出生的那一刻起，微生物就开始在我们体内积累，并且在各个器官中占据优势的微生物各有不同。

内脏研究先驱亚瑟·艾萨克·肯德尔提出，人体肠道中的微生物不仅不会主动破坏人类的正常生理活动，还可能帮助宿主与外来细菌战斗，防止它们占领人体的肠道。俄罗斯的诺贝尔奖获得者埃利·梅奇尼科夫观察到保加利亚农民中有许多百岁老人，原来他们经常饮用发酵的牛乳。发酵乳中含有的乳酸杆菌，能产生乳酸，杀死那些农民肠道中的有害细菌。

尽管有肯德尔、梅奇尼科夫等人的努力，但有关人体和动物体内共生细菌的研究，却被越来越重视病原体的趋势压垮。公共卫生部门开始鼓励人们用抗菌产品给身体和周边的物品彻底消毒，创造一个极其卫生的环境。与此同时，科学家发现了可以将病菌和其附带物全部消灭干净的抗生素，并开始大规模制造生产。终于，我们有了打败这些微小敌人的机会。因此，共生菌的研究也由此陷入了长时间的停滞状态，一直持续到20世纪后半叶。

当时，在牙科和皮肤科等边缘医学分支，人们开始研究相应器官中的微生物生态学。西奥多·罗斯伯里是一名口腔微生物学家，他于1928年开始统合人类微生物群系的研究工作。他在自己撰写的专著中十分详细地描写了每个身体部位的常见细菌，还论述了婴儿出生后被微生物定植的过程。他认为，微生物可能在这个过程中产生维生素和抗生素，防止病原体在婴儿体内引起感染。

美国科学家勒内·杜博用生态学方法研究土壤中的微生物，并从这些微生物中分离出了一种引领抗生素时代的药物。不过，在杜博看来，他的药物不是杀掉微生物的武器，而是"驯化"微生物的工具。他看到微生物的共生价值。微生物可以帮助人类，对公众而言，这种认识有着前所未有的吸引力。人们曾经先入为主地相信，微生物十分危险，会威胁我们的生命；而他们现在意识到，微生物是我们赖以生存的主力军。杜博与同事们指出用抗生素消灭原生菌种后，有害的菌种变成了霸主。他们研究了在无菌条件下培养起来的小鼠，发现这些小鼠不仅成长速度缓慢，内脏和免疫系统都发育异常，而且寿命更短。杜博在他书中写道："可以肯定的是，人类目前识别出的细菌只是全部微生物中很小的一部分，也不是最重要的。剩下的也许有99％之多无法在实验室条件下生长。"

无法培育成了当时阻碍微生物研究发展的巨大障碍。自列文虎克起，人们虽然有诸多新发现，但微生物学家对大部分有待研究的微生物仍一无所知。强大的显微镜解决不了当时面临的问题，微生物培育技术也解决不了。微生物研究者亟须找到一种截然不同的方法。

4. 微生物的宏基因组学

20世纪60年代末，年轻的美国科学家卡尔·乌斯开始了一项研究：他收集了不同种的细菌，分析一种存在于细菌中的核糖体分子——16S rRNA。当时的生物学家完全依靠体表特征，比如体型大小、身材形状，以及细微的解剖特征差异，来推断物种间的关系。乌斯认为DNA、RNA和蛋白质生命分子会随着时间的流逝而逐渐分化，亲缘关系越近的相似度就越高。通过检测这些分子，再比较足够多物种的亲缘关系远近，生命之树的演化枝干就将清晰显现。16S rRNA核糖体参与了所有有机体中基础蛋白质的制造过程，正是乌斯所寻找的适用于广泛比较多样物种的基本单元。截至1976年，他已经为大约30种微生物的16S rRNA建立起档案。同年6月，他开始研究产甲烷菌，分析了它们的16S rRNA后，意识到这绝对不是细菌。乌斯在1977年发表的论文中把产甲烷菌归至古菌之下。乌斯坚信，古菌并不是怪异的细菌，而是另一种完全不同的生命形式，并把它们视为与无所不在的细菌和强大的真核生物同等重要的存在。

在乌斯所有的研究中，他倡导的"通过比较基因来研究物种间关系"的方法成了现代生物学研究中最重要的部分。他的方法为其他科学家，如诺曼·佩斯的研究铺平了道路，生物学家得以真正迈出探索微生物世界的脚步。20世纪80年代，佩斯开始研究生存在极热环境下的古菌，主要检测它们的rRNA。佩斯采用乌斯的方法，不经过培养就可以识别某种微生物，佩斯的研究小组从周边环境中抽取DNA或RNA，然后为它们测序。他们为两种细菌和一种古菌测了序，没有一个微生物是从实验室里培养出来的，所见之物都是科学新发现。他们最终于1984年发表了该项研究结果，这也标志着人类第一次只凭基因就能够发现新物种。

应用这种基因测序的方法，20世纪80年代，所有已知的细菌都被妥当地分置在十几个大类别中。现在已经接近100个门了，其中大约有80个门从来没有在实验室培养过。从培养皿和显微镜中解放出来后，现在的微生物学家可以更全面地普查地球上的微生物。科学家们很快发展出了新方法，能够测序一团土壤或者一勺水中每种微生物的基因。通过16S rRNA，他们可以确定某个地方有哪些微生物；并且通过搜索合成维生素、消化纤维素或者抵抗抗生素的基因，能发现当地微生物所拥有的具体能力。

1998年，乔·汉德尔斯曼将这项彻底改变微生物学的技术命名为宏基因组学：旨在研究一个群落的基因组。汉德尔斯曼说："自显微镜问世以来，宏基因组学可能是微生物研究中最重要的事件。"汉德尔斯曼等人开始研究生活在各种环境中的微生物：土壤、草原、矿山、海水、深海蠕虫的尸体、昆虫的内脏等。当然，也有微生物学家把研究对象转向了自己。戴维·雷尔曼测序自己口腔中的微生物组基因。2005年，雷尔曼又从三名志愿者肠道中的不同部位收集了一些样本，鉴别出了近400种细菌和一种古菌，其中80%都是新发现。应用宏基因组学的研究方法，即使在人类最熟悉的栖息地，依然有数量惊人的未知微生物等待我们去发现。

5. 微生物与现代生命科学

微生物学的基础理论和独特实验技术推动了生命科学各领域飞速发展。有许多科学家研究细菌，也只是为了更好地理解其他生命体。基因的表达是如何开启的、能量是如何储存的等诸多生物化学问题，在原理上都是相通的，因此适用于整棵生命树上的任何生物。细菌成了普世生命的极简替身。

随着电镜技术和其他高新技术的出现，对微生物的研究进入到分子生物学的水平。1953年詹姆斯·沃森与弗朗西斯·克里克发现了细菌基因脱氧核糖核酸（DNA）长链的双螺旋构造。1961年雅克布和莫诺德提出了操纵子学说，指出了基因表达的调节机制和其局部变化与基因突变之间的关系，即阐明了遗传信息的传递与表达的关系。

1977年，伍斯等在分析原核生物16S rRNA和真核生物18S rRNA序列的基础上，提出了可将自然界的生命分为细菌、古菌和真核生物三域，揭示了各生物之间的系统发育关系，使微生物学进入到成熟时期。在这个时期，科学家从三大方面深入到分子水平来研究微生物的生命活动规律：①研究微生物大分子的结构和功能，即研究核酸、蛋白质、生物合成、信息传递、膜结构与功能等；②在基因和分子水平上研究不同生理类型微生物的各种代谢途径和调控、能量产生和转换,以及严格厌氧和其他极端条件下的代谢活动等;③分子水平上研究微生物的形态构建和分化,病毒的装配以及微生物的进化、分类和鉴定等。

近年来,应用现代分子生物技术手段,将具有某种特殊功能的基因作出了序列图谱,以大肠埃希菌等细菌细胞为工具和对象进行了各种各样的基因转移、克隆等开拓性研究。在应用方面,开发菌种资源,利用代谢调控机制和固定化细胞、固定化酶发展发酵生产和提高发酵经济的效益;应用遗传工程组建具有特殊功能的"工程菌";把研究微生物的各种方法和手段应用于动物、植物和人类研究的某些领域。

总之,广泛运用分子生物学理论和研究方法,深刻揭示出微生物的各种生命活动规律,促进了大量理论性、交叉性、应用性和实验性分支学科飞速发展。例如以基因工程为主导,把传统的工业发酵提高到发酵工程新水平;微生物基因组的研究促进了生物信息学时代的到来。微生物学创立至今,始终居于生命科学发展的前沿,这是因为微生物的巨大数量与种类,以及其惊人的繁殖速度和变异能力为生命现象的研究提供了最为丰富与合适的对象。可以毫不夸张地说,微生物学为当代生命科学中的诸多前沿,如现代生物化学、现代遗传学、现代免疫学乃至分子生物学奠定了重要的研究基础。

三、微生物与药物

微生物体积小,比表面积大,新陈代谢旺盛,代谢类型多样,生长繁殖速度快。人类利用微生物的这些特点大规模生产食品、药物、化工原料、饲料等。在医药工业中,微生物是很重要的药物资源,如抗生素、维生素、甾体激素、氨基酸、酶制剂、酵母等都是利用微生物发酵制成的。

1. 微生物制药

微生物药物是指在微生物的生命活动过程中所产生的具有药用价值的次级代谢产物及其衍生物。微生物制药是利用微生物技术以微生物反应过程为基础,依赖于微生物机体在发酵罐内的生长繁殖及代谢过程来合成一定产物,通过分离纯化、提取精制,并最终制剂成型生产出药品。主要介绍适合用微生物发酵方法制备的抗生素、氨基酸、酶制剂等生物发酵产物。

(1) 抗生素

抗生素是生物在其生命活动过程中产生的,或者用生物化学方法衍生的,能在低微浓度下有选择性抑制或影响其他生物功能的有机化合物。1929年,亚历山大·弗莱明发现了青霉素。1940年,瓦尔特·弗洛里和恩斯特·鲍利斯·钱恩采用溶媒萃取法从青霉菌培养液中获得青霉素粗品,1941年,临床试验获得成功,第一个能供医疗用的抗生素就此诞生。1940~1943年,美国微生物学家赛尔曼·瓦克斯曼发现了放线菌素、棒曲霉素和链霉素,随后他还陆续发现了灰链丝菌素、新霉素和其他数种抗生素。20世纪50年代抗生素发酵生产进入高峰时期。20世纪60年代,以已知抗生素为原料进行结构改造的半合成抗生素兴起。目前,从自然界发现和分离的抗生素已达1万多种,通过结构改造制备的半合成抗生素接近10万种,可供临床使用的抗生素大约有100种。

① 抗生素的分类　目前,抗生素的工业化生产主要是用微生物生产。某些结构简单的

抗生素可以用化学方法全合成。此外，采用化学方法或生物化学方法对天然抗生素进行结构改造制备半合成抗生素也是抗生素的一个重要来源。人们习惯上一般以产生菌来源、作用对象、作用机制、化学结构等作为抗生素分类的依据。这些分类方法各有其适用范围。以下简单介绍根据抗生素的产生菌来源进行的抗生素分类。

a. 细菌产生的抗生素　由细菌产生的抗生素约有850种，产生抗生素的细菌主要是芽孢杆菌属的多黏芽孢杆菌和枯草杆菌、假单胞菌属的绿脓杆菌和肠道细菌。芽孢杆菌属细菌产生的抗生素绝大多数是多肽类抗生素，如多黏菌素、杆菌肽等。这些多肽类抗生素对肾脏毒性较大，多作为局部用药。

b. 放线菌产生的抗生素　放线菌产生的抗生素约有4200种，其中以链霉菌属产生的抗生素最多；其次是小单孢菌属和诺卡氏菌属。链霉菌属放线菌可以在气生菌丝上形成长孢子链，可用于生产链霉素、卡那霉素、四环素、林可霉素、丝裂霉素、博来霉素、头霉素、棒酸、两性霉素等。一般不生成气生菌丝、单个孢子着生于营养菌丝上的小单孢菌属放线菌可以用来生产庆大霉素、紫苏霉素、蔷薇霉素等。诺卡氏菌属的放线菌可以产生利福霉素、瑞斯托菌素、诺卡菌素等。不过，现已有越来越多的新抗生素来源于稀有放线菌属。例如可在营养菌丝上形成轮枝气生菌丝的轮枝链霉菌属的放线菌可以用来生产北里霉素、结核放线菌素等。在气生菌丝上形成短孢子链的马杜拉放线菌属可以产生马杜拉菌素、洋红霉素等。在气生菌丝上形成孢子囊的链孢囊菌属可以产生孢绿菌素、孢囊霉素等。在营养菌丝上形成毛状孢子囊、孢子有鞭毛、能游动的游动放线菌属的放线菌可以用于生产替考拉宁、阿克他菌素、阿卡波糖等。

c. 真菌产生的抗生素　真菌产生的抗生素约有1450种，其中比较重要的有青霉菌属产生的青霉素和头孢菌属产生的头孢菌素。此外还有青霉菌属产生的灰黄霉素等。

② 抗生素的药效检定　抗生素是临床使用量最大的药物之一。抗生素药效研究是抗生素新药研究的重要环节，其研究的主要内容是抗生素的体内药效、抗生素的体外药效和用微生物学方法测定抗生素效价（含量）。抗生素的药效研究揭示了抗生素在体外和体内对致病菌的抑制或杀灭作用，为新抗生素的筛选或抗生素新剂型的研究提供了依据。此外，由于临床大量广谱抗生素的使用和大剂量不科学地使用抗生素，几乎所有的抗生素都产生了抗药菌株，因此，抗生素的药效研究为临床抗药菌的应用提供合理的指导意见。

a. 抗生素的体内抗菌试验　是以动物如小鼠、豚鼠等作为感染的实验模型进行的。具体方法为先制备感染致病菌动物模型，然后用抗生素药物进行治疗，观察抗生素对动物的保护作用，以半数有效量（ED_{50}）表示。

b. 抗生素的体外抗菌活性测定　广泛应用于新药研究和指导临床用药，如抗菌药物筛选、药物的抗菌谱测定、药敏试验、药物血浓度测定等。目前抗生素的临床前研究一般采用平板倍比稀释法。平板倍比稀释法是根据药物在琼脂培养基中扩散的原理，将细菌接种在含有不同浓度抗生素的平板上，恒温培养16～18h，可抑制细菌生长的最低药物浓度为最低抑菌浓度（minimum inhibitory concentration，MIC），可杀灭细菌的最低药物浓度为最低杀菌浓度（minimum bactericidal concentration，MBC）。MIC值或MBC值越小，则药物的抑菌或杀菌作用越强。

c. 抗生素的效价测定　抗生素是一种生理活性物质，可以利用抗生素对微生物所起的作用强弱来判定抗生素的含量,通常用效价单位(U)表示。

《中国药典》(2020版)抗生素效价测定的方法收载于第四部通则1201抗生素微生物检定法。本法系在适宜条件下,根据量反应平行线原理设计,通过检测抗生素对微生物的抑制作用,计算抗生素活性(效价)的方法。抗生素微生物检定包括管碟法和浊度法两种方法。管碟法系利用抗生素在琼脂培养基内的扩散作用,比较标准品与供试品两者对接种的试验菌产生抑菌圈的大小,以测定供试品效价的一种方法。浊度法系利用抗生素在液体培养基中对试验菌生长的抑制作用,通过测定培养后细菌浊度值的大小,比较标准品与供试品对试验菌生长抑制的程度,以测定供试品效价的一种方法。

(2) 氨基酸

氨基酸是构成蛋白质的基本单位,是人体及动物的重要营养物质,具有重要的生理作用。在医药上用量最大的是氨基酸输液。术后或烧伤等患者需大量补充蛋白质营养,可注射各种氨基酸混合液。此外,许多氨基酸及其衍生物可用来治疗多种疾病。

目前,构成蛋白质的大部分氨基酸均可用发酵方法生产。1973年用固定化菌体进行天冬氨酸的工业规模的生产,为酶法生产氨基酸奠定了基础。为了提高氨基酸产量,现在多利用基因工程技术将氨基酸合成酶基因克隆。目前,几乎所有的氨基酸合成酶基因都可以在不同系统中克隆与表达。其中苏氨酸、色氨酸、脯氨酸和组氨酸等的工程菌已达到工业化生产水平。例如,苏氨酸产生菌主要是谷氨酸棒杆菌、黄色短杆菌,通常是经过代谢控制育种的遗传学改造或基因工程的改造。赖氨酸产生菌是谷氨酸棒杆菌、黄色短杆菌或乳糖发酵短杆菌等,这些菌种是谷氨酸产生菌的高丝氨酸营养缺陷型兼抗AEC的突变株,AEC[S-(2-氨乙基)L-半胱氨酸]是一种赖氨酸类似物,可以解除赖氨酸生物合成的反馈调节,从而能够大量生产赖氨酸。

(3) 酶及酶抑制剂

酶主要是生物产生的具有催化能力的蛋白质,生物体的新陈代谢过程都是在酶的控制和调节下进行的。随着人们逐渐认识到某些疾病的发病原因与酶反应之间存在着关系,酶已作为一类药物用来治疗某些疾病;同时酶也可用作临床诊断试剂以及用来筛选某些新药物。酶抑制剂主要是微生物产生的一类小分子生理活性物质,能够特异性抑制某些酶的活性。来源于微生物的酶抑制剂具有毒性低、分子量小、结构多样等特点,是研究生物功能和疾病过程有用的工具。在医药方面,酶抑制剂已被用于增强免疫、生理功能调节、疾病治疗、耐药菌感染的治疗等多个方面。常用的酶制剂如下。

① 链激酶 主要由乙型溶血性链球菌的某些菌株所产生。链激酶可使纤维蛋白溶酶原活化成为纤维蛋白溶解酶,进而使血液凝块溶解。因此,在临床上可用链激酶治疗脑血栓形成及溶解其他部位的血凝块。

② 透明质酸酶 是一种糖蛋白,广泛存在于动物血浆、组织液等体液中。化脓性链球菌、产气梭菌等微生物均能产生透明质酸酶。透明质酸酶能分解组织基质中的透明质酸,使组织之间出现间隙,从而使局部的积液加快扩散。因此,透明质酸酶与其他注射剂同时皮下注射,可加速药物扩散,有利于药物吸收。还可用于术后的肿胀及外伤性血肿的消退,以减轻疼痛。

③ 天冬酰胺酶 可以水解天冬酰胺生成天冬氨酸和氨。由于某些肿瘤细胞需要依赖正

常细胞供应天冬酰胺,所以天冬酰胺酶消耗肿瘤细胞所需的天冬酰胺,从而抑制肿瘤细胞的生长。临床上可用于治疗白血病和某些肿瘤。多种细菌均可产生天冬酰胺酶,目前用大肠埃希菌来进行生产。

④ 蛋白酶 是催化蛋白质和多肽水解的一群酶类。蛋白酶具有广泛的用途,其用途涉及食品加工、皮革制造、加酶洗涤剂和医药等方面。在医药方面,蛋白酶可作为消化剂、消炎剂和化痰止咳药物等。碱性蛋白酶的产生菌主要有短小芽孢杆菌、地衣芽孢杆菌、枯草杆菌、嗜碱性芽孢杆菌、灰色链霉菌、米曲霉等;中性蛋白酶的产生菌主要有枯草杆菌、栖土曲霉、微紫青霉、米曲霉、灰色链霉菌等;酸性蛋白酶的产生菌主要有黑曲霉、斋藤曲霉和中华根霉等。

⑤ 青霉素酰化酶 能将青霉素水解为 6-氨基青霉烷酸和侧链羧酸,也能催化逆反应,在半合成青霉素的生产中具有重要作用。根据底物专一性,可将青霉素酰化酶分成两大类。一类存在于霉菌、酵母及放线菌之中,对苯氧甲基青霉素(青霉素 V)的裂解能力较强,这类酶几乎均为胞外酶。另一类为细菌(绝大多数为革兰氏阴性菌)产生的酶,多数为胞内酶,对苄青霉素(青霉素 G)的裂解能力很强。苄青霉素酰化酶的产酶菌种有大肠埃希菌、假单胞杆菌、微球菌、巨大芽孢杆菌、短杆菌、棒杆菌、节杆菌、气杆菌以及链霉菌和粗糙脉孢菌中的某些种类;苯氧甲基青霉素酰化酶的产酶菌种有产黄青霉、头孢霉、曲霉、镰刀霉、某些酵母、假单胞菌、微球菌和链霉菌等。

常用的酶抑制剂如下。

① 蛋白酶抑制剂 蛋白酶与炎症、受精、癌症、免疫以及肌肉萎缩等多种疑难疾病有密切关系,因此蛋白酶抑制剂可用于治疗急性胰腺炎、烧伤、胃溃疡、肌肉萎缩等疾病。蛋白酶抑制剂还具有提高免疫力的功能,对淋巴肉瘤有一定疗效。微生物来源的蛋白酶抑制剂有亮肽剂、抗肽剂、抑胃酶剂等。

② 细胞膜表面酶抑制剂 细胞膜表面酶属于肽链端解酶和脂酶,与免疫功能、炎症反应、肿瘤的发生、病毒感染等细胞的多种功能有密切关系。因此细胞膜表面酶抑制剂可用于与上述细胞功能有关的疾病的治疗。微生物来源的细胞膜表面酶抑制剂有抑氨肽酶 B、抑氨肽酶 A、抑脂酶剂等。

③ 淀粉酶抑制剂 可以通过妨碍食物中碳水化合物的消化作用来防止和治疗肥胖、动脉硬化、高血压和糖尿病等。微生物来源的淀粉酶抑制剂有抑唾液酶剂、抑淀粉酶剂等。

④ β-内酰胺酶抑制剂 某些细菌能够产生 β-内酰胺酶水解 β-内酰胺类抗生素的 β-内酰胺环,使抗生素失去抗菌活性。β-内酰胺酶抑制剂用于治疗产生 β-内酰胺酶的抗药菌感染。微生物来源的 β-内酰胺酶抑制剂有棒酸、硫霉素等。

(4) 维生素

维生素是人和动物维持生命活动所必需的一类营养物质,也是一类重要的药物。维生素主要以酶类的辅酶或辅基形式参与生物体内的各种生化代谢反应,维生素还是防治因维生素缺乏引起的各种疾病的首选药物。维生素可采用化学合成、动植物提取和微生物发酵等方法生产。目前采用微生物发酵方法生产的维生素有维生素 C、维生素 B_2、维生素 B_{12} 等,其中以维生素 C 的发酵生产规模最大。

① 维生素 C 又称为抗坏血酸,能参与人体内多种代谢过程,是人体必需的营养成分。

此外，还具有较强的还原能力，可作为抗氧剂，已在医药、食品工业等方面获得广泛应用。利用微生物发酵生产维生素C的方法有半合成法、两步发酵法、重组菌一步发酵法等。半合成法指的是化学合成中的由D-山梨醇转化L-山梨糖的反应采用弱氧化醋杆菌或产黑醋杆菌发酵完成，其他反应仍采用化学合成法。两步发酵法采用两种不同的微生物进行两步生物转化，先采用弱氧化醋杆菌进行D-山梨醇转化为L-山梨糖的发酵，在此基础上再采用假单胞菌进行L-山梨糖转化为2-酮基-L-古龙酸的发酵。2-酮基-L-古龙酸再经盐酸转化可生成维生素C。重组菌一步发酵法是将棒状杆菌的2,5-二酮-D-葡萄糖酸还原酶基因克隆到欧文氏菌体内，来完成D-葡萄糖直接转化为2-酮基-L-古龙酸的一步发酵法。

② 维生素 B_2 又称核黄素，在自然界多数与蛋白质相结合而存在，又被称为核黄素蛋白。维生素 B_2 是动物发育和许多微生物生长的必需营养因子，是治疗角膜炎、白内障、结膜炎等的主要药物之一。能生物合成维生素 B_2 的微生物有某些细菌、酵母和霉菌。目前工业生产中最常用的生产菌种为棉病囊霉和阿氏假囊酵母。

③ 维生素 B_{12} 是含钴的有机物，简称钴胺素。钴胺素是维持机体正常生长和造血作用最重要的一种维生素，是治疗儿童恶性贫血的首选药物。维生素 B_{12} 目前主要用微生物来生产。能产生维生素 B_{12} 的微生物有细菌和放线菌，酵母和霉菌不能产生维生素 B_{12}。可以用薛氏丙酸杆菌等微生物来直接发酵生产维生素 B_{12}。

(5) 甾体化合物

甾体化合物又称为类固醇，是一类含有环戊烷多氢菲核（甾体化合物的母核）的化合物。甾体化合物广泛存在于动植物的组织中。比较重要的甾体化合物有胆甾醇、胆酸、肾上腺皮质激素、孕激素、性激素、植物皂素等。甾体化合物尤其是甾体激素对机体有重要的调节作用，因此在医疗上应用十分广泛。例如，肾上腺皮质激素具有抗炎症、抗超敏反应、抗休克等多方面的作用，临床上被广泛用于治疗或缓解类风湿性关节炎、支气管哮喘、过敏性皮炎、过敏性休克等疾病。各种性激素是医治雄性器官衰退和某些妇科疾病的主要药物，也是口服避孕药的主要成分。此外，还有蛋白质同化激素及螺内酯等甾体药物，分别用以改善蛋白质代谢、恢复和增强体力、利尿降压等。

甾体激素类药物的工业生产通常以天然甾体化合物（如薯芋皂苷）为出发原料，一般以化学合成法为主，其中有一些用化学合成方法难以解决的关键反应需采用微生物转化方法来进行生产。甾体化合物的微生物转化具有专一性、产量高、反应条件温和等优点，在甾体激素药物的生产中被广泛应用。转化工艺一般包括菌体生长阶段和转化阶段。在菌体生长阶段菌种经孢子制备、种子制备后移种至发酵罐培养至微生物细胞生长繁殖良好。在转化阶段将转化基质加入到微生物培养物中，用微生物将基质转化。

(6) 菌体制剂

医药中应用的菌体制剂主要有疫苗、药用酵母、活菌制剂这几种类型。

① 疫苗 是一切通过注射或黏膜途径接种，可以诱导机体产生针对特定病原生物的特异性抗体或细胞免疫，从而使机体获得保护或消灭该病原生物能力的生物制品。

a. 预防用生物制品按所用材料一般分为细菌性疫苗、病毒性疫苗及类毒素三大类。

b. 从疫苗研制技术上可将疫苗分为传统疫苗和新型疫苗两大类。传统疫苗包括灭活疫苗、减毒活疫苗和用天然微生物的某些成分制成的亚单位疫苗（表0-1）。新型疫苗主要指应用基因工程技术研制的疫苗,包括重组亚单位疫苗、基因缺失活疫苗、重组活载体疫苗和核酸疫苗。

表 0-1 三类传统疫苗的比较

项目	减毒活疫苗	灭活疫苗	亚单位疫苗
抗原制备	减毒或无毒的病原体作为抗原	用化学或物理的方法将病原体杀死	以化学方法获得病原体的某些具有免疫原性的成分
免疫机理	接种后的病原体在体内有一定的生长繁殖能力,类似隐性感染,产生细胞、体液和局部免疫	病原体失去毒力但保持免疫原性,接种后产生特异抗体或致敏淋巴细胞	接种后能刺激机体产生特异性免疫效果
优缺点	接种次数少,反应小,免疫效果持久,存在病原体致病力返祖现象	一般要接种2~3次,反应较大,维持时间较短,稳定性好,较安全	制品纯度高,副反应小,需多次接种,成本较高

重组亚单位疫苗是指将病原体保护性抗原基因在原核或真核系统中表达,再以表达产物制成亚单位疫苗。基因缺失活疫苗是用基因工程技术使病毒或细菌的致病性基因产生缺失,从而获得弱毒株活疫苗。重组活载体疫苗是用基因工程技术将病毒(常为疫苗弱毒株)构建成一个载体,把外源保护性抗原基因,包括编码重组多肽、肽链抗原位点等基因片段,插入其中使之表达的活疫苗。核酸疫苗又称基因疫苗,是指将编码某种抗原蛋白质的外源基因直接导入动物细胞,在宿主细胞中表达并合成抗原蛋白质,激起机体一系列类似于疫苗接种的免疫应答,起到预防和治疗疾病的目的。

② 药用酵母 是一种经高温干燥灭活的酵母菌。酵母细胞中含有丰富的营养物质,如蛋白质、氨基酸、维生素等,并含有辅酶 A、细胞色素 c、谷胱甘肽、麦角固醇和核酸等生理活性物质以及多种酶类。药用酵母可促进机体的代谢功能,增进食欲,用于治疗消化不良和 B 族维生素缺乏症。生产药用酵母一般采用酒精或啤酒发酵后的废酵母加碳酸钠去除苦味而制得,也可采用直接发酵法制备。

③ 活菌制剂 也称为微生态制剂,是根据微生物生态学的原理,利用人体正常菌群的某些种类,经人工培养方法制成。目前应用较多的活菌制剂主要使用乳酸菌、双歧杆菌、肠球菌、大肠埃希菌、蜡样芽孢杆菌、酵母菌等。活菌制剂具有防治某些疾病和提高人体健康水平的作用。乳酸菌和双歧杆菌是肠道内重要的生理性细菌,利用这些细菌制造活菌制剂对保护肠道内的正常菌群,维持微生物生态平衡有重要的意义。例如,乳酸菌制剂能抑制有害细菌的增殖,具有合成 B 族维生素的能力,对滥用抗生素造成的菌群失调症有作用。

(7) 基因工程菌药物

在目前的医药工业中,应用基因工程技术研发生产新药以及对传统药物进行改造,解决传统的药物材料来源困难或制造技术存在的问题,生产出了以前无法生产的药物。1982年推向市场的人重组胰岛素开始了生物医药商品化的时代。利用基因工程技术已经可以生产出激素类、细胞因子类、抗体类和疫苗类等药物。

① 激素类药物 主要是通过基因工程方法合成的蛋白质多肽类激素。目前被批准上市的激素类药物有胰岛素、人生长激素、人促卵泡激素等。1979年科学家克隆了胰岛素基因。1982年美国食品药品监督管理局(FDA)批准人胰岛素基因工程产品投放市场。用基因工程技术生产人胰岛素主要有两种途径。一种途径使用发酵的方法生产胰岛素原,在体外将胰

岛素原转变为胰岛素。另一种途径是先分别发酵生产人胰岛素 A 链和 B 链，纯化后再在体外重组产生完整的人胰岛素。1985 年美国 FDA 批准第一个重组人生长激素上市。第一代重组人生长激素是在大肠埃希菌中表达的，蛋白质的 N 端比天然的人生长激素多了一个甲硫氨酸残基。目前生产上使用的是第二代生物工程生长激素，它是以分泌蛋白的形式表达的，信号肽在分泌的过程中被自动切除而产生与天然蛋白质完全一致的氨基酸序列。

② 细胞因子类药物　包括干扰素、白细胞介素、集落刺激因子、肿瘤坏死因子、趋化因子和生长因子等。

a. 干扰素　1982 年，科学家用基因工程方法在大肠埃希菌及酵母菌细胞内获得了干扰素（interferon，IFN），从每升细胞培养物中可以得到 20～40mL 干扰素。美国 FDA 于 1986 年分别批准基因工程 IFN-α2a 和 IFN-α2b 上市。干扰素 γ 和干扰素 β 也分别于 1990 年和 1993 年上市。基因工程法生产干扰素具有无污染、安全性高、纯度高、生物活性高、成本低等优点，可进行大规模的产业化生产。

b. 白细胞介素（interleukin，IL）是一类免疫调节因子，是由各种白细胞产生的、介导细胞之间相互作用的细胞因子。已经投入市场的主要药物是由大肠埃希菌合成的重组人 IL-11（rhIL-11），于 1997 年批准。IL-11 是一种血小板生长因子，它刺激产生造血干细胞和巨核细胞系祖细胞，引起血小板生产增加。

③ 抗体类药物　基因工程抗体是指按不同的目的和需要，对抗体基因进行加工改造，重新装配，导入适当的宿主细胞中进行表达得到的抗体分子。基因工程抗体分子小，穿透力强，更易到达病灶的部位；可以根据治疗的需要，制备多种用途的新型抗体；可以采用原核细胞、真核细胞或植物细胞等多种表达系统大量生产抗体分子，降低成本。基因工程抗体类药物主要应用于治疗肿瘤、病毒性疾病、自身免疫性疾病，治疗移植排斥和治疗心血管疾病等。

2. 药品微生物污染的预防与检查

药品的微生物污染除受到外界环境和原料质量的影响外，在药物制剂的生产和保藏过程中也都存在微生物污染的可能。那些污染药品的微生物只要遇到适宜的环境就能生长繁殖，一方面可能促使药物变质，影响药品的质量，甚至失去疗效；另一方面对患者可引起不良反应，或若是病原性微生物而引起感染，甚至危及生命。所以，在药品生产过程中一定要防止微生物污染，在药品的质量管理中必须严格进行药物的微生物检验，以保证药物制剂达到卫生学标准。

(1) 药品微生物污染的预防

在药物制备过程中，空气、水、操作人员、药物原料、制药设备、包装容器、厂房环境均可造成药物的微生物污染。

① 药厂所需空气可以采用纤维素、玻璃棉或人造纤维等材料制成的高效过滤器过滤除菌；也可以采用化学消毒的方法，如用福尔马林蒸汽消毒；紫外线杀菌可以有效减少空气中微生物数量。

② 制药用水一般采取微孔滤膜过滤和化学消毒，常用的化学消毒剂有次氯酸钠。制药的操作人员通过清洗和消毒双手，穿上专用工作衣帽进行操作可以有效减少微生物污染。

③ 药品的所有包装容器（如纸箱、纸盒、瓶子）都要清洁及消毒处理，并进行合理

封装。

④ 药品生产部门的厂房、车间、库房、实验室都必须清洁和整齐,仪器设备应该便于清洁和消毒。

《中国药典》(2020版)第四部指导原则9205收载了"药品洁净实验室微生物监测和控制指导原则",用于指导药品微生物检验用的洁净室等受控环境微生物污染情况的监测和控制。药品洁净实验室是指用于药品无菌或微生物检验用的洁净区域、隔离系统及其受控环境。药品洁净实验室的洁净级别按空气悬浮粒子大小和数量的不同参考现行"药品生产质量管理规范"分为A、B、C、D 4个级别。为维持药品洁净实验室操作环境的稳定性、确保检测结果的准确性,应对药品洁净实验室进行微生物监测和控制,使受控环境维持可接受的微生物污染风险水平。药品洁净实验室应定期监测非生物活性的空气悬浮粒子数和有生物活性的微生物监测,其中微生物监测包括环境浮游菌和沉降菌监测。各洁净级别空气悬浮粒子和微生物标准见表0-2。

表0-2 各洁净级别空气悬浮粒子和微生物标准

洁净度级别	悬浮粒子最大允许数/ m^3				微生物最大允许数	
	静态		动态		浮游菌	沉降菌
	≥0.5μm	≥5.0μm	≥0.5μm	≥5.0μm	cfu/m^3	cfu/4h
A级	3520	20	3520	20	<1	<1
B级	3520	29	352000	2900	10	5
C级	352000	2900	3520000	29000	100	50
D级	3520000	29000	不作规定	不作规定	200	100

(2) 药品微生物污染的检查

① 无菌检查　无菌检查法系用于检查药典要求无菌的药品、生物制品、医疗器械、原料、辅料及其他品种是否无菌的一种方法。该方法收载于《中国药典》(2020版)第四部通则1101"无菌检查法"。无菌检查法包括薄膜过滤法和直接接种法。只要供试品性质允许,应采用薄膜过滤法。薄膜过滤法一般采用封闭式薄膜过滤器,根据供试品及其溶剂的特性选择滤膜材质。无菌检查用的滤膜孔径应不大于0.45μm。滤膜直径约为50mm。直接接种法适用于无法用薄膜过滤法进行无菌检查的供试品,即取规定量供试品分别等量接种至硫乙醇酸盐流体培养基和胰酪大豆胨液体培养基中。除另有规定外,每个容器中培养基的用量应符合接种的供试品体积不得大于培养基体积的10%。

② 微生物计数　《中国药典》(2020版)第四部通则1105收载了"非无菌产品微生物限度检查:微生物计数法"。微生物计数法系用于能在有氧条件下生长的嗜温细菌和真菌的计数。微生物计数方法包括平皿法、薄膜过滤法和最可能数法。

a. 平皿法包括倾注法和涂布法。倾注法是将制备好的供试液1mL,置无菌平皿中,注入培养基,混匀,凝固,倒置培养、计数。涂布法是取培养基,注入无菌平皿,凝固,制成平板,在平板表面接种供试液不少于0.1mL,置规定条件培养、计数。

b. 薄膜过滤法所采用的滤器及滤膜使用前应采用适宜的方法灭菌。水溶性供试液过滤前先将少量的冲洗液过滤以润湿滤膜。油类供试品,其滤膜和滤器在使用前应充分干燥。供试液经薄膜过滤后,若需要用冲洗液冲洗滤膜,每张滤膜每次冲洗量一般为100mL。总冲洗量一般不超过500mL,以避免滤膜上的微生物受损伤。

c. 最可能数法的精密度和准确度不及薄膜过滤法和平皿计数法,仅在供试品需氧菌总数没有适宜计数方法的情况下使用,本法不适用于霉菌计数。

③ 控制菌检查法 《中国药典》(2020版)第四部通则1106收载了"非无菌产品微生物限度检查:控制菌检查法"。控制菌检查法系用于在规定的试验条件下,检查供试品中是否存在特定的微生物。供试品检出控制菌或其他致病菌时,按一次检出结果为准,不再复试。需要进行检查的控制菌种类包括耐胆盐革兰阴性菌、大肠埃希菌、沙门菌、铜绿假单胞菌、金黄色葡萄球菌、梭菌和白色念珠菌。

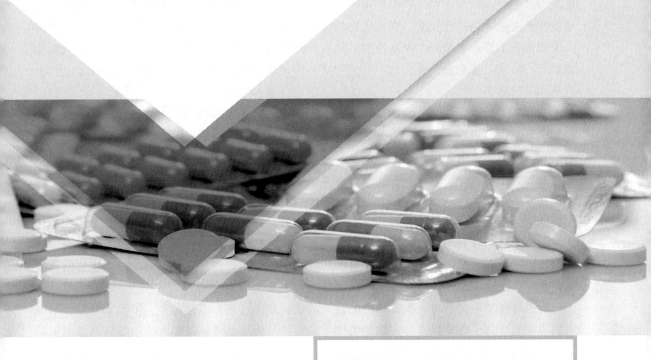

项目一

培养细菌和真菌

课程思政与职业素养

严谨认真：医药工作者必备的职业操守

2006年，安徽华源生产的克林霉素磷酸酯葡萄糖注射液（即欣弗注射液）在临床使用时，导致93人发生毒副作用，11人死亡。经药监部门调查，主要原因是该批注射液未按批准的工艺参数灭菌，影响了灭菌效果，无菌检查和热原检查不符合规定。

药品的生产、质检和销售等工作岗位事关人命，从业人员必须具备强烈的社会责任感，对待工作要严谨、规范，以保障人民生命安全和身体健康。

项目介绍

在微生物的纯培养过程中，所用到的一切物品均需要消毒灭菌，在操作过程中也要避免再次污染杂菌，因此，微生物培养实验室要有合理的布局设计、配置和维护；微生物培养操作要严格遵循无菌操作技术。在微生物培养鉴定工作中，洗涤玻璃仪器不仅仅是一个简单的实验前预备工作，更是一个技术性的工作，操作不当或不按标准操作规范准备，会影响微生物培养的结果，甚至会导致失败。微生物培养用的器皿准备工作一般需要经过清洗、干燥、包扎和灭菌四个步骤。

培养基是指人工配制的能满足微生物生长发育和合成各类代谢产物所必需的各类营养物质的组合，用以培养、分离、鉴定、保存各种微生物或积累代谢产物。由于微生物种类繁多，而每种微生物所需的营养物质不尽相同，且实验和研究的目的不同，所以培养基在组成原料上会有不同。

接种是指在无菌条件下，将一定量的纯种微生物菌种转移至另一个已灭菌且适宜于该菌生长繁殖所需的培养基上的过程。常用的微生物接种方法包括平板的划线法、涂布法和倾注法，斜面的划线接种，半固体培养基的穿刺接种和液体接种等。微生物的生命活动是由一系列生物化学反应组成的，这些反应受温度的影响极为明显，因此，温度是培养微生物的重要参数之一，其次根据不同微生物的生长特性确定需要的培养时间。

为保持微生物菌种各种优良特征及活力，使其存活过程中不受污染、不发生变异，需要根据菌种的生理生化特性选择不同的菌种保藏方法。常用的菌种保藏方法包括斜面低温保藏法、液体石蜡低温保藏法、甘油冷冻保藏法、固体曲保藏法、砂土管保藏法、冷冻干燥保藏法和液氮超低温保藏法。

掌握微生物基本技术需要掌握以下必备知识：认识细菌、放线菌、酵母菌和霉菌四大类微生物，了解微生物实验室的设计与布局原则，掌握无菌操作技术，熟悉微生物的营养需求、微生物的接种培养方法和菌种保藏方法。

必备知识

一、细菌和真菌简介

细菌是单细胞原核细胞型微生物，即细菌个体是由一个原核细胞组成的。细菌种类繁多，和人类有着密切的关系，一方面细菌在制药工业中有着十分重要的作用，另一方面有些细菌也是病原菌。

放线菌是单细胞原核细胞型微生物，呈分枝状生长，主要以孢子繁殖，革兰氏染色为阳性。放线菌菌落中的菌丝常从一个中心向四周辐射生长，并因此而得名。放线菌广泛分布在含水量较低、有机质丰富和中性偏碱性的土壤中。泥土特有的泥腥味就是由放线菌产生的代谢物（土臭味素）所引起的。

真菌是一类不含叶绿素，无根茎叶分化，具有细胞壁的真核细胞型微生物。与原核细胞型微生物相比，真菌的细胞核分化程度高，有核膜、核仁和核孔；细胞质中含有一些已分化的细胞器，如线粒体、内质网、高尔基体等；细胞分裂方式为有丝分裂，在分裂过程中出现染色体和纺锤丝；少数类型为单细胞，多数为多细胞；在形态上出现不同程度的分化，既有单细胞球形的酵母，又有多细胞高度分化的霉菌菌丝体及大型真菌的子实体；大多数真菌有无性繁殖和有性繁殖两种类型，由此构成其独特的生活史。真菌中的主要类型有酵母菌、霉菌和大型真菌。这些名称都不属于系统进化的分类单元，只是一个无分类学意义的普通名称。酵母菌是真菌中单细胞的非菌丝体状的类型，霉菌是单细胞或多细胞具有菌丝体的类型。由于酵母菌、霉菌等微生物在医药工业中的应用最为广泛，将以酵母菌、霉菌作为代表，介绍真菌的形态、结构、生长繁殖方式及其应用。

1. 细菌

(1) 细菌的形态大小

细菌是一类个体微小、结构简单、种类繁多，主要以二分裂方式繁殖的单细胞原核微生物。细菌细胞的基本形态有球状、杆状和螺旋状三种，分别称为球菌、杆菌和螺旋菌。球菌细胞呈球形或近球形，细胞直径约 $0.5\mu m$，长度约 $0.5\sim 5\mu m$。根据其细胞间的排列方式又可分为单球菌、双球菌、四联球菌、八叠球菌、链球菌和葡萄球菌等。杆菌是指细胞呈杆状或圆柱状的一类细菌，大小约 $(2.0\sim 3.0)\mu m\times(0.5\sim 1)\mu m$。螺旋菌是呈弯曲状杆菌，其大小约 $(0.3\sim 2)\mu m\times(1\sim 20)\mu m$，可分为弧菌和螺菌。弧菌菌体略弯曲，不满一环，呈香蕉状，如霍乱弧菌；螺菌菌体回转如螺旋状，螺旋满 $2\sim 6$ 环，螺旋多于 6 环的称为螺旋体。

(2) 细菌的菌落特征

细菌菌落特征取决于组成菌落的细胞结构与生长行为，如细菌的荚膜，它的存在与否和菌落形态等有直接关系。肺炎链球菌因具有荚膜就形成光滑型菌落，其表面光滑黏稠；不具荚膜的菌株形成菌落为粗糙型，菌落表面干燥、有皱褶，表明菌落特征和细菌细胞的结构密切相关。菌落的形状和大小不仅决定于菌落中细胞的特性，而且也受到周围菌落的影响，菌落靠得太近，由于营养物质有限，有害代谢物分泌和积累，因而生长受到抑制。所以在平板分离菌种时，常可看到平板上互相靠近的菌落都较小，而那些分散开的菌落均较大。即使在同一菌落中，由于各个细菌细胞所处的空间位置不同，在营养物的摄取及空气供应等方面都不一样，所以在生理和形态上有所差异。

一般来说细菌菌落呈凝胶状、表面较光滑、湿润、与培养基结合不紧密、易挑取、正反颜色一致。细菌的菌落特征与形成菌落个体的形态、生理特性有关。例如，无鞭毛、不能运动的细菌，尤其是球菌的菌落通常为较小、较厚、边缘圆整的半球状菌落；具有鞭毛、能运动的细菌一般形成大而平坦、边缘多缺（甚至为树根状）、不规则的菌落；有糖被的细菌，会长出大型、透明、蛋清状的菌落等。细菌在液体培养基中生长时，会引起液体变得浑浊，或在液体表面形成菌环、菌膜或产生絮状沉淀等，有的还会产生气泡、色素等。细菌在液体培养基中的特征，在菌种分类鉴定中有一定的意义。

(3) 细菌的基本结构

细菌结构简单，一般结构包括细胞壁、细胞膜、细胞质和核区。

① 细胞壁 细胞壁是位于细胞最外层的一层厚实、坚韧的外被。构成细胞壁的主要成分有肽聚糖、磷壁酸、脂多糖、蛋白质等。磷壁酸是革兰氏阳性菌细胞壁所特有的成分。由脂蛋白、脂质双层和脂多糖构成的外膜是革兰氏阴性菌细胞壁的特有成分。细胞壁的主要功能是赋予细菌细胞以硬度和外形，使其免受外力损伤；为细胞的生长、分裂和鞭毛的运动所

必需；阻拦酶蛋白及某些抗生素大分子物质进入细胞，保护细胞免遭溶菌酶、消化酶和抗生素等有害物质的损伤；赋予细菌特定的抗原性、致病性和对噬菌体的敏感性。革兰氏阳性和阴性细菌细胞壁成分的比较见表 1-1。

表 1-1 革兰氏阳性和阴性细菌细胞壁成分的比较

结构	G^+菌	G^-菌
坚韧度	较坚韧	较疏松
肽聚糖	较厚，可达 50 层，占细胞壁干重的 50%以上，三维结构，具四肽链和五肽桥	较薄，1～3 层，占细胞壁干重的 5%～10%，二维结构，无五肽桥
磷壁酸	有	无
外膜	无	有

② 细胞膜　细胞膜也称细胞质膜，是一层紧贴在细胞壁内侧，包围着细胞质的柔软、脆弱、富有弹性的半透性薄膜。构成细胞膜的主要成分由 20%～30%磷脂和 50%～70%蛋白质组成。细胞膜能选择性地控制细胞内外营养物质和代谢产物的运送，维持细胞内正常渗透压的屏障，是合成细胞壁和糖被的各种组分的重要场所，膜上含有与能量代谢有关的酶系，所以是细胞产能的基地，是鞭毛的着生部位。

③ 细胞质　细胞质是指被细胞膜包围的除核区以外的一切半透明、胶体状、颗粒状物质的总称，其含水量约为 80%。细胞内含物是指细胞质内一些形状较大的颗粒状构造，主要有核糖体、胞质颗粒、磁小体、羧酶体、气泡等。核糖体是游离于细胞质中的微小颗粒（10～20nm），由 RNA（70%）和蛋白质（30%）组成，是合成蛋白质的场所。胞质颗粒是一类由不同化学成分累积而成的不溶性沉淀颗粒，主要功能是贮存营养物。多数为细胞储存的营养物质，包括多糖、脂类等。较常见的有异染颗粒、肝糖粒和淀粉粒等。磁小体是趋磁细菌胞内合成的磁性纳米粒子，大小在 20～120nm 之间，成分为四氧化三铁或四硫化三铁，磁小体的合成受到趋磁细菌基因的严格控制，其形态和大小具有菌株特异性。羧酶体是存在于一些自养细菌细胞内的多角形或六角形内含物，内含 1,5-二磷酸核酮糖羧化酶，在自养细菌的 CO_2 固定中起着关键作用。

④ 细菌核　细菌核区又称核质体，指原核生物所特有的无核膜结构、无固定形态的原始细胞核，其成分是一个大型环状双链 DNA 分子，还有少量的蛋白质与之结合，它是细菌遗传变异的物质基础，控制细胞的代谢、生长与繁殖。此外，有的细菌含有质粒，质粒是细菌染色体外的遗传物质，游离在细胞质中，为闭合环状双链 DNA 分子。质粒携带某些特殊基因，控制细菌的某些特殊生物学性状，例如 F 因子具有致育性、R 因子具有抗药性等。

(4) 细菌的特殊结构

细菌的特殊结构包括芽孢、鞭毛、菌毛和荚膜。

① 芽孢　芽孢是某些细菌在其生长发育后期，在细胞内形成一个圆形、厚壁、含水量极低、抗逆性极强的休眠体。由于每一个营养细胞内只形成一个芽孢，所以芽孢没有繁殖功能。芽孢是整个生物界抗逆性最强的生命体，在抗热、抗化学药物和抗辐射等方面尤其突出。如肉毒梭状芽孢杆菌的芽孢在沸水中要经过 5.0～9.5h 才能被杀死，在 121℃下，也需要 10min 才能将其杀死；巨大芽孢杆菌芽孢的抗辐射能力要比大肠埃希菌强 36 倍。芽孢的休眠能力更为突出，在常规条件下，一般可存活几年甚至几十年。

能产生芽孢的细菌种类很少，主要是 G^+ 细菌的两个属：好氧的芽孢杆菌属和厌氧的梭菌属。芽孢由休眠状态变成营养状态细菌的过程称为芽孢的萌发，它包括活化、出芽、生长三个阶段。采取短期热处理、强酸或强氧化剂的处理可导致芽孢活化。由于活化作用是一个可逆过程，所以已经活化的芽孢必须马上接种到合适的培养基中。有些物质可促进芽孢的萌发，如葡萄糖、Mn^{2+}、L-丙氨酸等。

研究细菌的芽孢有着很重要的意义。一方面，芽孢的有无、形态、大小和着生位置是细菌分类鉴定的重要依据；另一方面，在实际生产中，芽孢的存在有利于提高菌种的筛选效率和菌种的保藏，同时也可作为消毒灭菌效果考核的指标等。当然芽孢的存在也有不利的一面，如增加消毒灭菌的困难等。

② 鞭毛 鞭毛是某些细菌表面生长的从细胞内伸出的细长、波浪形弯曲的丝状物。鞭毛是细菌的运动器官，一般为一到数十根。观察鞭毛的最直接的方法是用电子显微镜。用特殊的鞭毛染色法使染料沉积在鞭毛上，使之加粗后，在光学显微镜下也可看到鞭毛的存在。采用暗视野，对水浸片或悬滴标本中的细菌，直接根据其运动方式来判断是否具有鞭毛。还可以采用半固体培养基穿刺培养，从细菌生长扩散情况初步判断细菌能否运动。大多数球菌（除八叠球菌外）不生鞭毛；杆菌有的生鞭毛，有的不生；螺旋菌一般都有鞭毛。

根据细菌鞭毛着生的位置、数目和排列情况，将具鞭毛细菌分为以下几种类型：偏端单生鞭毛菌、两端单生鞭毛菌、偏端丛生鞭毛菌、两端丛生鞭毛菌和周生鞭毛菌。鞭毛虽是细菌的运动器官，但是并非生命活动所必需的。鞭毛极其容易脱落，也会因遗传变异而丧失。一般水生细菌通常只有一根或几根端生鞭毛，而陆生细菌多为周生鞭毛，这主要是为了适应环境，利于获取营养。鞭毛的运动速度很快，每秒可达 $20\sim80\mu m$，有时可达到 $100\mu m$。端生鞭毛菌的运动速度超过周生鞭毛菌，有些螺菌的鞭毛每秒可转 40 周，超过一般电动机的转速。

③ 菌毛 细菌菌毛是纤细、短而直的丝状物，数目很多，遍布菌体表面。大多数 G^- 细菌和少数 G^+ 细菌，如肠道细菌、霍乱弧菌等菌体表面都遍布着菌毛，菌毛必须借助电子显微镜才能观察到。菌毛可分为普通菌毛和性菌毛两类。普通菌毛广泛存在于肠道细菌中，遍布于细菌细胞表面，每个细胞约有 $50\sim400$ 根菌毛，普通菌毛能使细菌黏附在多种细胞上，进而侵入黏膜引起感染，所以普通菌毛的黏附作用与致病菌的致病性有关。性菌毛比普通菌毛稍长而粗，数量较少，一个细菌细胞有 $1\sim4$ 根性菌毛。带有性菌毛的细菌具有致育性，称 F^+ 菌株，它在细菌的接合中与遗传物质传递有关；同时，性菌毛也是某些噬菌体吸附的受体。

④ 荚膜 某些细菌在一定条件下向细胞壁外分泌一层疏松透明的黏液性物质，有一定外形，且相对稳定地附于细胞壁外者，称为荚膜。荚膜的有无、厚薄除与遗传有关外，还与环境，尤其是营养，密切相关。荚膜一般厚度超过 $0.2mm$，且具有一定的形态；厚度小于 $0.2mm$ 为微荚膜；没有明显的边缘，可以扩散到周围环境中的则称为黏液层；多菌共荚膜的情况则形成菌胶团。

荚膜含水量很高，经过脱水或特殊染色后可以在显微镜下看到。荚膜有保护作用，可以保护菌体免受干旱的伤害；可防噬菌体的侵害和免受寄主白细胞的吞噬。荚膜还可作为营养缺乏时的营养来源。荚膜的性质及其有无可作为菌种鉴定的依据。例如，某些难以观察到的致病菌，只要用较为灵敏的血清反应即可鉴定。

(5) 细菌的繁殖方式

细菌一般以二分裂法进行无性繁殖，个别细菌如结核杆菌偶有分枝繁殖的方式。在适宜条件下，多数细菌繁殖速度极快，分裂一次需时仅 20~30min。

细菌的裂殖分核分裂、形成横隔、子细胞分离三个阶段。核分裂是在细菌染色体复制后开始的，经过复制的核物质随着细胞的生长而向细胞两极移动。与此同时，细胞赤道板附近的质膜从外向内环状推进形成横隔。随着细胞膜的内陷，子细胞逐渐具有了细胞膜、细胞壁等完整的细胞结构。有些细菌形成完整横隔后不久，因肽聚糖水解酶的作用，使细胞壁肽聚糖的共价键断裂，子细胞便相互分离，呈单个菌体游离存在。有些则暂不分离，形成双球菌、双杆菌、链球菌、链杆菌等，有些还形成四联球菌、八叠球菌等。

(6) 细菌在制药工业上的应用

首先，细菌可用于药物抗生素、氨基酸、维生素的生产。如多黏芽孢杆菌产生的多黏菌素能抑制革兰氏阴性菌铜绿假单胞菌的生长。具有抗菌作用的杆菌肽也是由细菌产生的。细菌可合成一系列药用的氨基酸，如谷氨酸、赖氨酸、苯丙氨酸和丙氨酸等，它们都是氨基酸输液的重要原料。细菌可合成维生素 B_2、维生素 B_{12} 和维生素 C 等，故可用于工业上维生素的生产。其次，细菌可作为某些酶的来源而用于酶制剂的生产和甾体化合物的微生物转化，如枯草杆菌用于 α-淀粉酶的生产。此外，采用微生物来源的酶可合成一系列新的药物及其中间体。目前临床上使用的乳酸链球菌、乳酸杆菌和双歧杆菌等一些益生菌微生物制剂，具有改善人体肠道功能和合成某些维生素的作用。利用现代基因工程技术将目的基因克隆到细菌宿主细胞可生产一系列基因工程蛋白质药物，如干扰素、白细胞介素、胰岛素、人生长因子和链激酶等；同时，通过基因工程技术可获得一系列的高产菌株，大幅度提高细菌生产药物的能力和降低药物生产成本。可以说现代生物技术进一步拓展了细菌在药物研究和生产领域的应用范围。

(7) 细菌的致病性

细菌中只有较少一部分种类能使人致病，给人类健康带来严重的危害。凡能引起人体或动物疾病的细菌称为病原菌。感染是指病原菌侵入机体后，在一定的部位生长繁殖，进一步表现出临床症状。病原菌的致病作用取决于它的毒力、入侵数量和入侵途径。

① 病原菌的毒力　病原菌的毒力是指病原菌致病性的强弱程度，具有菌株或型的差异，一般以半数致死量（LD_{50}）表示，即采用一定途径感染实验动物使其半数死亡所需的最小细菌量。毒力即细菌的毒素和侵袭力。致病菌首先需借助于菌毛、鞭毛或荚膜等表面结构黏附到宿主细胞表面。有些病原菌借助于产生侵袭性酶类感染宿主，如血浆凝固酶、透明质酸酶、链激酶、胶原酶等。侵入宿主体内后，病原菌大量繁殖，并产生内毒素或外毒素，对机体产生致病作用。

a. 侵袭力　侵袭力是病原菌破坏机体防御功能而在体内迅速生长繁殖和扩散蔓延的能力，主要有病原菌的吸附与侵入能力、繁殖与扩散能力和对宿主细胞防御功能的抵抗力三个方面。

病原菌可通过外伤、蚊虫叮咬或与宿主细胞直接吸附而侵入机体。革兰氏阴性细菌通常借助于菌毛，革兰氏阳性细菌则常借助于细胞表面的突出物（如 A 群链球菌的膜磷壁酸）吸附宿主细胞。细菌吸附具有组织特异性，这是因为细胞表面有致病菌的特异性受体，如痢疾杆菌吸附于结肠黏膜上，A 群链球菌吸附于咽喉部。

细菌由侵入部位向周围组织扩散必须破坏机体组织屏障，细菌产生一些侵袭性酶类来突破机体的免疫系统的防线，如金黄色葡萄球菌可产生血浆凝固酶使血液凝固成纤维蛋白屏障，保护病原菌免受宿主细胞的吞噬和抗体的中和作用。透明质酸酶又称扩散因子，可水解致病组织中的透明质酸，使组织疏松并增加通透性，有利于病原菌的扩散。产气荚膜梭菌和乙型溶血性链球菌可产生该酶。乙型溶血性链球菌则可产生链激酶，激活血浆中纤维蛋白酶原并形成纤维蛋白酶，酶解血浆中的纤维蛋白凝块，便于病原菌在机体内扩散。胶原酶水解肌肉和皮下结缔组织中的胶原蛋白，便于细菌在身体中扩散，如产气荚膜梭菌。淋病奈瑟球菌产生的免疫球蛋白酶能破坏黏膜表面的分泌型免疫球蛋白 A，有利于病原菌的黏附和扩散。

病原菌还可借助其表面结构或细菌产生的毒性物质等对抗宿主体内免疫细胞的吞噬作用，如肺炎链球菌表面的荚膜、大肠埃希菌的 K 抗原、金黄色葡萄球菌的 A 蛋白等均可对抗吞噬细胞的免疫工作。

b. 毒素　细菌的毒素可分为外毒素和内毒素。细菌外毒素是细菌在生长繁殖过程中分泌到胞外培养液中的毒性蛋白，主要由革兰氏阳性细菌产生，包括神经毒素、细胞毒素和肠毒素三大类，如白喉杆菌产生的白喉毒素、破伤风梭菌产生的破伤风毒素等。细菌内毒素是革兰氏阴性细菌细胞壁成分中的脂多糖，细菌自溶或裂解后，脂多糖被释放出来。内毒素无组织和细胞特异性，可引起机体发热。按《中国药典》要求注射剂需要进行细菌内毒素检查。细菌内毒素和外毒素的比较见表 1-2。

表 1-2　细菌外毒素和细菌内毒素的比较

比较项目	细菌外毒素	细菌内毒素
来源	G^+ 细菌和部分 G^- 细菌分泌到胞外	G^- 细菌细胞壁成分，菌体自溶或裂解时释放
化学成分	蛋白质	脂多糖
热稳定性	60～80℃，30min 被破坏	耐热性强，250℃，30min 被破坏
抗原性	强，刺激机体产生抗毒素（抗体）	弱，刺激机体产生抗菌性抗体
类毒素	0.4%甲醛处理可除去毒性制备成类毒素	不能制备成类毒素
毒性	强，具有组织特异性，引起特殊病变	弱，无组织特异性，引起体发热
编码基因	常为质粒	细菌染色体

② 病原菌的侵入数量　正常机体对病原菌的侵入有一定的抵抗力，只有当病原菌侵入机体的数量足够多时才能使机体致病。致病菌的毒力越强，致病所需的细菌就越少。如具有强毒力的鼠疫杆菌只需数个菌侵入便可感染致病，而伤寒沙门菌则需摄入几亿至几十亿细菌才能致病。

③ 病原菌的侵入途径　病原菌感染宿主需通过适当的感染途径，与细菌的种类有关。如伤寒沙门菌、痢疾杆菌只有进入消化道才能引起肠道传染病；破伤风梭菌为厌氧菌，只有侵入深部伤口才能致病；肺炎链球菌、脑膜炎奈瑟菌均可经呼吸道感染致病；有些

细菌可通过多种途径感染，如结核分枝杆菌和炭疽杆菌可通过呼吸道、消化道及皮肤伤口引起感染。

④ 病原菌的感染类型　病原菌的感染类型包括隐性感染、显性感染以及带菌状态。隐性感染是指病原菌的感染对机体不产生明显的临床症状，这时机体抵抗力较强、侵入的病原菌数量少、毒力较弱。显性感染是指病原菌感染机体并出现了毒血症、菌血症、败血症，甚至脓毒血症明显的临床症状。病原菌在机体局部定居，并生长繁殖，产生的毒素进入血液循环，引发毒血症，如白喉杆菌和破伤风梭菌等。如果病原菌由局部侵入血流，但不在血流中大量繁殖，无明显中毒症状，如伤寒早期，可发生菌血症。病原菌侵入血流并在血液中大量繁殖，使机体严重损伤并产生明显的全身中毒等临床症状，如铜绿假单胞菌等，则引起败血症。化脓性病原菌如金黄色葡萄球菌通过血流扩散至机体可引起多组织和脏器化脓性病灶和脓毒血症。另外，经隐性感染或传染病痊愈后，处于带菌状态的人成为带菌者。带菌者体内的病原菌可能在机体内继续存在，并不断向体外排出致病菌，因此带菌者也是重要的传染源。常见病原性细菌的某些生物学特性、致病性比较见表1-3。

表1-3　常见的病原性细菌

分类	菌名	毒力	传染途径	主要所致疾病
G⁺球菌	金黄色葡萄球菌	血浆凝固酶、肠毒素、溶血素、杀白细胞素	创伤、消化道	疖、痈、伤口化脓、败血症、脓毒血症、食物中毒
	乙型溶血性链球菌	透明质酸酶、链激酶、链球菌DNA酶、溶血酶	创伤、呼吸道	淋巴管(结)炎、蜂窝织炎、猩红热、扁桃体炎
	肺炎链球菌	荚膜	呼吸道	大叶性肺炎
G⁻球菌	淋球菌	菌毛、外膜蛋白等	性接触	淋病
	脑膜炎球菌	内毒素	呼吸道	流行性脑脊髓膜炎
G⁻杆菌	大肠埃希菌	K抗原、菌毛、内毒素、肠毒素	消化道、泌尿道	肠道感染、泌尿道感染、胆囊炎、腹膜炎、败血症等腹泻
	伤寒、副伤寒和肠杆菌	vi抗原、内毒素	消化道	肠热症[伤寒、副伤(沙门菌属)寒]食物中毒
	志贺痢疾、福氏痢疾、宋内痢疾杆菌	菌毛内毒素	消化道	细菌性痢疾
	铜绿假单胞菌	内毒素、外毒素	继发性创面感染	(条件性致病菌)化脓性炎症、败血症
	百日咳杆菌	荚膜、内毒素、外毒素	呼吸道	百日咳
G⁺杆菌	白喉杆菌	外毒素	呼吸道	白喉
	结核杆菌	胞壁	消化道呼吸道、皮肤、黏膜	结核
	麻风杆菌	—	呼吸道、破损皮肤	麻风
G⁻弧菌	霍乱弧菌	肠毒素	消化道	霍乱、副霍乱
G⁺需氧芽孢杆菌	炭疽杆菌	荚膜、炭疽毒素	皮肤黏膜呼吸道、消化道	炭疽
G⁺厌氧芽孢杆菌	破伤风梭菌	外毒素、痉挛毒素	深部创伤感染	破伤风
	产气荚膜梭菌	荚膜、透明质酸酶、胶原酶、卵磷脂酶	创伤	气性坏疽
	肉毒梭菌	外毒素	消化道	食物中毒

2. 放线菌

放线菌在固体培养基上的生长状态很像真菌，19世纪以前人们曾将放线菌归于真菌中。然而，随着科学的发展和新技术的应用，用近代生物学手段的研究结果表明放线菌是一类具有分枝状菌丝体的细菌，主要依据如下。

① 放线菌的菌丝虽然比细菌长很多，但菌丝的直径与细菌基本相同，且菌丝无横隔，故与细菌一样为单细胞微生物。

② 放线菌和细菌生长的最适pH范围基本相同，一般在7.0～7.6。放线菌对抗细菌抗生素敏感，对抗真菌抗生素不敏感；放线菌对溶菌酶敏感，经溶菌酶水解后能形成原生质体。

③ 两者的细胞都具有细胞壁、细胞膜、细胞质和核质体等基本结构，细胞壁的主要成分为肽聚糖，并含有二氨基庚二酸。

④ 放线菌与细菌细胞核一样，为原始核，无核膜和核仁，其核由缠绕的DNA组成，核糖体同为70S；细胞质中缺乏细胞器，如线粒体、内质网等。

⑤ 放线菌繁殖方式与细菌相似，均为无性繁殖；放线菌和细菌的核酸含量接近，DNA重组方式相同。多数放线菌中都含有核以外的遗传物质质粒。1987年，伍斯通过对500多种生物的16S rRNA序列的系统发育学分析，提出了生命的三域学说，即细菌域、古细菌域和真核生物域。其中放线菌被归于细菌域的第14门，该域只有放线菌纲。

(1) 放线菌的培养特征

由于土壤中的微生物是各种不同种类微生物的混合体，为了研究放线菌，就必须把它们从这些混杂的微生物群体中分离出来，从而获得某一菌株的纯培养。分离放线菌常用稀释法和平板划线分离法。根据放线菌的营养、酸碱度等条件要求，常选用合成培养基或有机氮培养基。如果在培养基中加入某种抑制剂（如加数滴10%酚等），都可以使细菌和霉菌出现的数量大大减少，从而淘汰了其他杂菌。再通过稀释法，使放线菌在固体培养基上形成单独菌落，从而得到纯菌株。

放线菌的培养可采用固体培养和液体培养两种方式。固体培养一般可以积累大量的孢子，液体培养常可获得大量的菌丝体及代谢产物。在液体培养基中，若静置培养放线菌能在瓶壁液面处形成斑状或膜状菌落或沉降于瓶底而使培养液清而不混；若振荡培养常形成由短小的菌丝体所构成的球状菌丝团。在抗生素生产中一般采用液体培养并在发酵罐中通入无菌空气，以增加发酵液的溶氧度。

(2) 放线菌的菌落特征

放线菌因为菌落呈放射状而得名。放线菌的菌落由分枝状菌丝体组成。所谓菌丝体，就是由菌丝相互缠绕而形成的形态结构。由于菌丝较细且生长缓慢等，一般需要3～7d才能形成菌落。菌落与培养基的结合较紧密，不易挑起。多数菌落为圆形，略大于或接近普通细菌菌落，但比真菌菌落小得多。由于不同种类放线菌的气生菌丝发育程度不同，产孢子的能力不同，其菌落特征也有较大差异，放线菌菌落可分为气生菌丝型、基内菌丝型两种类型。

链霉菌属的菌落为气生菌丝型的典型代表。其突出特点是基内菌丝深入培养基内，与培养基结合紧密，不易被接种针挑起。气生菌丝发达，大量的气生菌丝交织在一起形成质地紧密的菌落。菌落呈圆形，不扩散，有时呈同心环状。幼龄菌落表面光滑，当孢子丝成熟时，大量孢子布满菌落表面，菌落表面干燥，呈较致密的粉末状或颗粒状。菌落在没有形成孢子之前颜色较浅，多为气生菌丝的颜色，当大量孢子成熟时，菌落呈孢子堆的颜色，菌丝体和孢子分泌的色素常不同，故菌落正面与背面常呈现不同色泽。产生色素是气生菌丝型菌落的突出特征，基内菌丝、气生菌丝及孢子都能分泌色素。其中基内菌丝既能分泌水溶性色素，也能分泌脂溶性色素；气生菌丝和孢子主要分泌脂溶性色素。

基内菌丝型主要指气生菌丝不发达或无气生菌丝的放线菌菌落类型。诺卡氏菌属的菌落为该型的典型代表。该菌属中的多数种类几乎不生成气生菌丝，基内菌丝紧贴培养基表面，在生长一定时间后基内菌丝很快断裂为杆状，因此，该类型菌落较小，与培养基结合不紧密，呈粉质状，用接种针挑取易粉碎。

(3) 放线菌的细胞结构

大部分放线菌由分枝菌丝组成，菌丝无隔膜，属于单细胞微生物。菌丝粗细与杆菌相近，放线菌的菌丝由于形态和功能的不同，分为基内菌丝、气生菌丝和孢子丝三类，基内菌丝又叫营养菌丝或初级菌丝体，它匍匐生长在培养基内部，主要功能是吸收营养成分。气生菌丝又称二级菌丝体，它是基内菌丝生长到一定阶段，长出培养基外，伸到空气中的这部分菌丝。气生菌丝的形状有直的，有弯曲的，有的还有分枝。有的气生菌丝产生色素，在显微镜下色泽较深。孢子丝又称繁殖菌丝或产孢丝。孢子丝是当气生菌丝生长发育到一定阶段分化出可以形成孢子的菌丝。

(4) 放线菌的繁殖方式

放线菌主要以产生无性孢子的方式来进行繁殖。放线菌产生的无性孢子主要有分生孢子、节孢子和孢子囊孢子。分生孢子是放线菌生长到一定阶段，孢子丝细胞壁内的原生质围绕核质体，从菌丝的顶部向基部逐渐凝聚成一串体积相等、大小相似的小段，然后小段收缩，并且每个小段的周围生长出膜和壁，最终形成圆形或椭圆形的孢子。孢子丝壁最后裂开，释放出这些成熟的孢子。节孢子又叫粉孢子，当放线菌孢子丝生长到一定阶段，细胞壁与细胞膜同时内陷，逐渐呈环状收缩，最后形成横隔，然后在横隔处断裂，形成一串孢子。粉孢子多为杆状或柱形。诺卡氏菌属常以这种方式繁殖。有些放线菌的菌丝盘卷形成孢子囊，或菌丝顶端膨大形成孢子囊，孢子囊内产生横隔而形成孢子，孢子囊成熟后释放出孢子。

放线菌也可以通过菌丝断片来形成新的菌丝体，这种现象经常在液体培养放线菌时出现，例如采用液体培养基发酵生产抗生素时，放线菌就是以此方式来繁殖的。

放线菌为原核生物，其生活史比真核生物简单得多，只有无性世代。以链霉菌的生活史为例，从链霉菌的无性孢子开始，孢子萌发、生长形成基内菌丝，基内菌丝向培养基外部生长成为气生菌丝，气生菌丝成熟、特化成孢子丝，孢子丝分化、发育产生孢子。简单来说就是孢子→菌丝→孢子的循环过程。

(5) 常见的放线菌

① 链霉菌属　链霉菌属是放线菌的代表属，是放线菌纲中最大的一个属。链霉菌形态上的突出特点是有发育良好的分枝状菌丝体、菌丝无横隔，分化为营养菌丝、气生菌丝和孢子丝，孢子丝再分化成孢子。链霉菌孢子对热的抵抗力比细菌芽孢弱但强于营养体细胞，链霉菌的保藏一般采用砂土管保藏法，在4℃的冰箱中可存活1～3年。链霉菌属的放线菌可

以生产链霉素、土霉素、卡那霉素、丝裂霉素、博来霉素、制霉菌素等。

② 小单孢菌属　小单孢菌属多数种类在固体培养基上只形成营养菌丝（基内菌丝），深入培养基内，不形成气生菌丝。基内菌丝纤细，直径 $0.3\sim0.6\mu m$，菌丝有分枝、无横隔、不断裂，在基内菌丝上长出短孢子梗，顶端着生一个球形或椭圆形孢子，孢子为圆形、椭圆形，表面为刺状或疣状，由于孢子是单个着生的，故称为小单孢菌。小单孢菌属一般为需氧型或微需氧型腐生菌，生存环境十分广泛，在土壤及水生环境、高低温环境、碱性环境均有分布，而在湖泊、河泥、厩肥与堆肥中较多。小单孢菌属的放线菌是一类非常重要的药物微生物资源。目前从该属发现的抗生素种类仅次于链霉菌，达 450 种以上。如绛红小单孢菌和棘孢小单孢菌产生的庆大霉素；相模原小单孢菌产生的小诺米星；伊尼奥小单孢菌产生的西索霉素等氨基糖苷类抗生素。此外，此属有的微生物还积累维生素 B_{12}，腐生型的小单孢菌还具有较强地分解纤维素、几丁质的能力，具有一定的开发价值。

③ 诺卡氏菌属　诺卡氏菌属典型的特征是只有营养菌丝，气生菌丝发育不好，有的甚至不能形成气生菌丝，仅少数菌产生一薄层气生菌丝，可以产生杆状或椭圆形的孢子。其基内菌丝纤细，可产生横隔膜，断裂成长短不一的杆状或带有部分分叉的杆状体，以此生长成新的多核菌丝体。本属可产生 30 多种抗生素，如地中海诺卡氏菌产生抗结核分枝杆菌和麻风杆菌的利复霉素，抗革兰氏阳性菌的瑞斯托霉素。此外，该菌属的一些种类分解能力强，在石油脱蜡、烃类发酵、污水处理等方面发挥着重要作用。

④ 链孢囊菌属　链孢囊菌属的突出特征是具有发育良好的菌丝体。气生菌丝多为丛生、散生或呈同心环状排列。在气生菌丝上可以特化形成孢囊，孢囊内形成孢囊孢子，又称为孢囊放线菌，在放线菌中属于产孢方式比较复杂的类型。孢囊一般着生在气生菌丝的顶端或其侧枝的顶端，由气生菌丝上的孢子丝盘卷形成，数量为 1 个或多个，形状呈球形。链孢囊菌属的部分种类也能产生一些抗生素，特别是一些广谱抗生素，如多霉素、两性霉素 B 等，这些抗生素对多种革兰氏阳性菌、革兰氏阴性菌和肿瘤细胞都有一定的杀灭作用。

⑤ 游动放线菌属　游动放线菌属一般不形成气生菌丝，基内菌丝纤细，不断裂。当菌丝发育成熟后，在菌丝顶端及侧枝上可特化成孢囊梗，孢囊梗直形并可形成分枝，顶部发育成一至数个孢囊。孢囊一般呈球形、棒状或不规则形态。孢囊壁是由菌丝鞘分化形成的，囊内形成盘卷排列的孢囊孢子。孢囊孢子可借助孢囊壁上的小孔或通过孢囊壁的破裂释放到周围环境中。随着大量孢囊孢子的成熟和释放，孢囊壁也很快消失。大部分孢囊孢子有鞭毛能游动，产生带有鞭毛的游动孢子是该菌属的主要特征。本属能产生多种抗细菌和抗肿瘤的抗生素。目前从该属发现的新抗生素至少有 150 种，如我国济南游动放线菌产生的创新霉素和萘醌类的绛红霉素等。创新霉素对大肠埃希菌引起的尿路感染有一定疗效，绛红霉素对肿瘤、细菌、部分真菌等有一定作用。

⑥ 高温放线菌属　高温放线菌属的突出特点是基内菌丝分枝有隔，气生菌丝数量有变化。在基内菌丝和气生菌丝上均能产生单个孢子。孢子是内源性的，球形，有皱，形成过程及性质与细菌的芽孢有些相似。本属大多数菌种能在温度较高的自然环境中生长，如在堆肥、自热草堆、甘蔗渣等高温堆中生长速度较快。形成的孢子可在土壤、水或湖泊中存活并进一步发育成菌丝体。该菌属有的种类能产生抗生素，如高温红霉素；有的寄生种类能引发脓肺病或呼吸系统疾病。

(6) 放线菌与人类生产生活

放线菌与人类的关系极其密切，绝大多数属于有益菌，对人类健康尤为突出。自从20世纪40年代初，瓦克斯曼用链霉菌进行系统筛选抗生素以来，放线菌已被认为是新抗生素产生菌的主要来源。至今报道的近万种天然抗生素中，放线菌产生的抗生素约占微生物产生抗生素的70%，其中许多具有重要的医用价值而被应用于临床。近年来筛选到的许多新的生化药物多数是放线菌的次生代谢产物，包括抗癌剂、酶抑制剂、抗寄生虫剂、免疫抑制剂和农用杀虫（杀菌）剂等。放线菌还能产生其他多种生物活性物质，如有机酸、酶、氨基酸、维生素A、维生素B_{12}、生物碱等。此外，放线菌在甾体转化、石油脱蜡和污水处理中也起着重要作用。

放线菌属微生物在自然界分布广泛，正常寄居在人和动物的口腔、上呼吸道、胃肠道及泌尿生殖道黏膜表面，多为条件致病菌，在一定条件下，可引起内源性感染。对人和动物致病的主要有衣氏放线菌和牛型放线菌。牛型放线菌可引起牛的颚肿病，对人无致病性。衣氏放线菌存在于正常人口腔齿龈、扁桃体与咽部等与外界相通的腔道内，为条件致病菌。当机体抵抗力减弱、拔牙、口腔黏膜损伤时，可引起内源性感染，导致软组织慢性化脓性炎症。

3. 酵母菌

酵母菌是一类单细胞真核微生物，酵母菌这个词无分类学意义，是俗称，一般泛指能发酵糖类的各种单细胞真菌。酵母菌在自然界分布非常广泛，主要生长在偏酸的含糖环境中，在水果、糖制品的表面，以及在果园的土壤中都可分离到酵母菌，其能利用糖类发酵产生能量，有些酵母菌还能利用烃类物质，所以在油田、炼油厂附近的土壤中也可以分离到酵母菌。

(1) 酵母菌的形态和大小

酵母菌为单细胞真核微生物，其细胞形态有球形、卵圆形、柱状和香肠状等，少数酵母菌为柠檬形、尖顶形等。酵母菌大小约为细菌大小的10倍，其直径一般为$2\sim5\mu m$，长度为$5\sim30\mu m$，最长可达$100\mu m$。最典型的酵母菌为酿酒酵母，其细胞大小约为$(2.5\sim10)\mu m \times (4.5\sim21)\mu m$。酵母菌的大小和形态与菌龄、环境有关，一般成熟的细胞大于幼龄的细胞，液体培养的细胞大于固体培养的细胞。有些种的细胞大小、形态极不均匀，而有些种的细胞则较为均一。

(2) 酵母菌的菌落特征

将酵母菌接种到固体培养基表面，经过28℃培养24~48h后就可以观察到长出的菌落了。典型的酵母菌都属于单细胞真核微生物，由于酵母菌的细胞比细菌的大，细胞内有许多分化的细胞器等特点，所以酵母菌菌落特征与细菌相似，但是比细菌菌落大而厚，不透明，菌落表面光滑、湿润、黏稠，易用针挑起，菌落质地均匀，正面与反面以及边缘与中央部位的颜色较一致等。菌落的形状一般为圆形，多呈乳白色或乳黄色，少数呈红色，个别为黑色。凡不产假菌丝的酵母菌，其菌落更为隆起，边缘极为圆整；而能产生大量假菌丝的酵母其菌落较扁平，表面和边缘较粗糙。培养时间过长表面出现皱缩。酵母菌在液体培养基中，有些位于培养液的底部并产生沉淀，有些位于培养液中并均匀分布，有些则在培养液的表面形成菌膜，且不同种类的酵母形成菌膜的厚度不同，有时甚至变干、变皱。

(3) 酵母菌的细胞结构

酵母菌属于真核微生物,其细胞结构已经接近于高等生物的细胞结构。一般具有细胞壁、细胞膜、细胞质、细胞核、一个或多个液泡、线粒体、核糖体、内质网、微体、微丝及内含物等。

酵母菌的细胞壁厚约 $0.1\sim0.3\mu m$,有的酵母菌细胞壁会随着菌龄加厚,质量为细胞干重的 18%~25%。构成细胞壁的主要成分为酵母纤维素。在电镜下,细胞壁外层为甘露糖,内层为葡聚糖,中间夹着一层蛋白质。葡聚糖是赋予细胞壁机械强度的主要成分,在芽痕周围还含有几丁质。

酵母菌的细胞膜与细菌的细胞膜基本相同,也是由磷脂双分子层构成的,其间镶嵌着蛋白质。所不同的是,酵母菌细胞膜的磷脂双分子层上还镶嵌着原核生物所不具备的物质甾醇。酵母菌细胞膜的主要功能是选择性地运入营养物质,排出代谢废物;同时,它还是细胞壁等大分子物质的生物合成和装配基地,也是部分酶合成和作用的场所。

酵母菌的细胞质是一种透明、黏稠、不流动并充满整个细胞的溶胶状物质。在细胞质中悬浮着所有细胞器,如内质网、核糖体、溶酶体、微体、线粒体等。细胞质中含有丰富的酶、各种内含物以及中间代谢产物等,所以细胞质是细胞代谢活动的重要场所;同时细胞质还赋予细胞一定的机械强度。微体是单层膜包裹的、与溶酶体相似的球形细胞器,微体中所含的酶与溶酶体不同,其中主要有两种酶,一是依赖于黄素的氧化酶,另一是过氧化氢酶,它们共同作用可使细胞免受 H_2O_2 的毒害。细胞中约有 20% 脂肪酸是在过氧化物酶体中被氧化分解的。

酵母菌的细胞中有明显的细胞核存在,并且具有完整的核结构,包括核膜、核基质、核仁。酵母菌的细胞核是细胞内遗传信息的储存、复制和转录的主要场所,每个细胞通常有一个或多个核。核仁是比较稠密的球形构造,主要成分是核酸与蛋白质,是细胞核中染色最深的部分。它依附于染色体的一定位置上,在细胞有丝分裂前期消失,后期又重新出现,每个核内有一至数个。核膜是将细胞质与核液分开的双层膜。膜上有许多小孔,称为核孔,核孔是核与细胞质间物质交换的通道。核基质是充满于细胞核空间由纤维蛋白组成的网状结构,具有支撑细胞核和提供染色质附着点的功能。

(4) 酵母菌的繁殖方式和生活史

酵母菌的繁殖方式有无性繁殖和有性繁殖两大类。无性繁殖包括芽殖、裂殖和产生无性孢子,有性繁殖主要是产生子囊孢子。一些酵母,如假丝酵母(又名白色念珠菌)不能进行有性繁殖。只能进行无性繁殖的酵母菌为假酵母,既可以无性繁殖又可以有性繁殖的酵母菌为真酵母。在实际生产中常见的酵母菌是以无性繁殖中的芽殖为主的繁殖方式。

无性繁殖是指不经过性细胞的结合,由母体直接产生子代的生殖方式。

① 芽殖是酵母菌最常见的繁殖方式。有一端出芽、两端出芽、三端出芽和多端出芽等出芽方式。在营养条件和其他生长条件良好的情况下,酵母菌生长速度很快,这时可以看到酵母菌细胞上有芽体生成,而且在芽体上还有新的芽体产生。有许多酵母菌细胞在芽体成熟后不分离,并且在这个芽体上形成新的芽体,致使酵母菌细胞成串排列,成为具有分枝或不分枝的假菌丝,称这些酵母菌为假丝酵母。

② 产生无性孢子,少数酵母菌,如掷孢酵母可以产生无性孢子。掷孢酵母产生的掷孢

子是在掷孢酵母卵圆形的营养细胞上生出的小梗上形成的，孢子成熟后便将其喷射出去。因此，在倒置培养皿培养掷孢酵母并形成菌落时，常常因为掷孢子的射出而导致培养皿盖上呈现掷孢子菌落镜像。

③ 裂殖是通过细胞二分裂进行的繁殖方式，与细菌裂殖相似。进行裂殖的酵母菌种类很少。

有性繁殖是指通过两个具有性差异的细胞结合，形成新的个体的繁殖方式。它们一般由两个相邻近的细胞各自相向伸出一根管状的原生质突起，突起接触后局部融合并形成一条通道，再通过质配、核配和减数分裂形成4或8个子核，然后它们各自与周围的原生质结合在一起，再在其表面形成一层厚壁，形成子囊孢子，而原有的营养细胞则成了子囊。待子囊孢子成熟后子囊破裂，释放出子囊孢子。

酵母菌生活史又称生命周期，是指亲代经过生长、发育产生子代的全过程。不同种类的酵母菌生活史不同。在酵母菌的生命中，既有以出芽方式进行的无性繁殖过程，也有以子囊孢子形式进行的有性繁殖过程。其中无性繁殖过程称为无性世代，有性繁殖过程称为有性世代。

（5）酵母菌与人类生产生活

酵母菌是人类文明史中被最早应用的微生物，在古代人们就掌握了用酵母菌发酵果汁、生产面包和馒头等食品的技术。现在随着人们对其研究的不断深入，它的应用更加广泛。酵母菌的维生素、蛋白质含量高，可作食用、药用和饲料用。酵母蛋白质是单细胞蛋白质，可达细胞干重的50%左右，并含有人和动物生长所必需的一些氨基酸，与动物蛋白质和植物蛋白质相比，它的营养价值较高，更容易被消化利用，并且容易生产。

酿酒酵母是第一个被人类完全基因组测序的真核生物，是真核生物基因理论研究的模式生物。酵母菌作为模式生物最直接的作用还体现在生物信息学领域，酵母基因与人类多基因遗传性疾病相关基因之间的相似性将为我们提高诊断和治疗水平提供重要的帮助。此外，酵母菌作为模式生物为高等真核生物提供了一个可以检测的实验系统，例如可利用异源基因与酵母基因的功能互补来确证基因的功能。

近年来，人们发现，单细胞真核生物的酵母菌具有比较完备的基因表达调控机制和对表达产物的加工修饰能力，所以在发酵工程中酿酒酵母作为模式真核微生物而被用作表达外源蛋白质的优良工程菌。近年来，巴斯德毕赤酵母作为一种新型的基因表达系统，具有高表达、稳定、高分泌、高密度生长等表达优点。

少数种类的酵母菌也能给人类带来危害。自然环境中分布的一些腐生型酵母菌能引起食物、纺织品及其他原料腐败变质；少数耐高渗透压酵母可导致蜂蜜、果酱等变质；在发酵工业中，因某些酵母菌污染，使发酵液的黏度增加，产品质量受到影响；一些寄生类型的酵母菌还能感染人、动物和植物等，例如白假丝酵母可引起皮肤、黏膜、呼吸道、消化道以及泌尿系统等多种疾病，危及人类健康。

4. 霉菌

霉菌与酵母菌同属于真菌界。凡是在营养基质上能形成绒毛状、网状或絮状菌丝体的真菌统称为霉菌，霉菌是俗名，意为发霉的真菌。

(1) 霉菌的人工培养

霉菌的营养要求不高，在自然界的许多环境中都看到霉菌的生长。人工培养霉菌也很容易，糖类中的单糖、双糖、淀粉和糊精等都能作为碳源。培养霉菌的培养基有很多种，实验室常用沙氏或恰佩克培养基。最适pH值为4～6，最适生长温度为25～30℃。霉菌的生长繁殖能力很强，但生长速度较慢，一般需要培养4d以上才能见到明显的菌落。

(2) 霉菌的菌落特征

霉菌的细胞呈丝状，在固体培养基上生长时又有营养菌丝和气生菌丝的分化，所以霉菌的菌落与细菌或酵母菌不同，较接近放线菌。由于组成霉菌菌落的单位是分枝状菌丝体，因此霉菌菌落又称丝状菌落。在菌落形成初期，因菌丝稀少且不带有颜色，在培养基表面似雪花状，很难发现。随着菌丝体的不断生长、成熟，菌落变大并能扩散生长，个别种类的菌落扩散生长后能铺满整个培养皿。因为霉菌的菌丝较粗大，所以在细菌、放线菌、酵母菌和霉菌所形成的菌落中，霉菌菌落是最大的。霉菌菌落不透明，菌落与培养基间的连接紧密，不易挑取，外观干燥，质地疏松，呈毯状、绒毛状、棉絮状或蜘蛛网状。霉菌菌落正面与反面的颜色构造，以及边缘与中心的颜色构造常不一致。成熟后颜色加深并能产生大量的孢子，孢子堆积在菌丝表面，使菌落表面带有粉末状的结构。霉菌菌落能分泌多种色素，有的能产生水溶性色素使培养基带有一定的颜色，孢子一般产生脂溶性色素，颜色各异。由于扩散生长，处于菌落中心的菌丝成熟较早，颜色深，边缘的一般为刚长出的菌丝，颜色浅，多为白色；孢子堆一般位于菌落的中心，常具有特定的颜色。

(3) 霉菌的基本形态和结构

霉菌菌体是由分枝或不分枝的菌丝构成的。菌丝是组成霉菌营养体的基本单位。许多菌丝缠绕、交织在一起所构成的形态结构称之为菌丝体。菌丝直径一般为3～10μm，和酵母菌直径的大小相类似，但比细菌和放线菌的细胞粗10倍。

霉菌菌丝的构造与酵母菌类似，也是由细胞壁、细胞膜、细胞质、细胞核及其内含物等构成，并且含有线粒体、核糖体等细胞器，在老龄的细胞中还含有液泡。除少数水生霉菌的细胞壁中含有纤维素外，其他大部分主要是由几丁质构成的。霉菌原生质体的制备可以采用蜗牛消化酶来消化霉菌的细胞壁；土壤中有些细菌体内含有分解霉菌细胞壁的酶。霉菌的细胞膜、细胞质、细胞核、细胞器等结构与酵母菌基本相同。

根据霉菌菌丝在培养基上生长部位的不同，将其分为营养菌丝（又称基内菌丝）和气生菌丝。营养菌丝生长在培养基内，主要功能是吸收营养物质；气生菌丝伸出培养基外，生长在空气中。有些气生菌丝生长到一定阶段会分化出具有繁殖能力的菌丝，即繁殖菌丝；繁殖菌丝能够产生各种类型的孢子。根据菌丝是否存在隔膜，将霉菌菌丝分为无隔菌丝和有隔菌丝两类。无隔菌丝为单细胞，无隔菌丝中一般含有多个细胞核，例如毛霉属和根霉属；有隔菌丝为多细胞，大多数霉菌属于多细胞，如曲霉属和青霉属。

(4) 霉菌的繁殖方式

霉菌的繁殖能力一般都很强，而且方式多样。有的霉菌可以通过菌丝断片来形成新菌丝，也可以通过核分裂而细胞不分裂的方式进行繁殖。但霉菌主要还是通过无性繁殖和有性繁殖来完成生命的传递。

霉菌的无性繁殖主要是通过产生无性孢子的方式来实现的。霉菌产生的无性孢子主要有孢子囊孢子、分生孢子、节孢子、厚垣孢子四类。孢子囊孢子又称孢囊孢子。孢子囊孢子的形状和大小因种而异，毛霉、根霉均产生这种孢子。分生孢子是一种外生孢子，是真菌中最常见的一类无性孢子，分生孢子是由菌丝分化并在胞外形成的。厚垣孢子又称厚壁孢子，是外生孢子，它的形成类似细菌的芽孢。厚垣孢子能抗热和干燥等不良的环境条件，属于休眠体。节孢子是由菌丝断裂形成的，属于外生孢子，当菌丝生长到一定阶段，菌丝内出现许多横隔膜，然后从横隔膜处断裂，产生许多孢子。有的霉菌还能以芽生孢子的形式进行繁殖，菌丝细胞如同发芽一样，产生小突起，经过细胞壁紧缩，最后脱离母细胞，毛霉和根霉在液体培养基中会形成这种孢子。

霉菌的有性繁殖是通过不同亲代细胞结合后产生有性孢子而进行的，包括质配、核配、减数分裂三阶段。质配是指两个性别不同的单倍体性细胞或菌丝经接触、接合后，细胞质发生融合。核配即核融合，产生二倍体的合子核。核配后经减数分裂，核中染色体数又由二倍体恢复到单倍体。常见的有性孢子有接合孢子、子囊孢子、卵孢子、担孢子。两个配子囊经接合，然后经质配、核配后发育形成接合孢子。在同一菌丝或相邻两菌丝上两个不同性别细胞接合，形成造囊丝。经质配、核配和减数分裂形成子囊，内生2~8个子囊孢子。卵孢子由小配子囊精子器和大配子囊藏卵器接合而成。菌丝经过特殊的分化和有性接合形成担子，在担子上形成的有性孢子即为担孢子。

霉菌的孢子具有小、轻、干、多，以及形态色泽各异、休眠期长和抗逆性强等特点，每个个体所产生的孢子数，经常是成千上万的，有时竟达几百亿、几千亿甚至更多。这些特点有助于霉菌在自然界中随处散播和繁殖。对人类的生产实践来说，孢子的这些特点有利于接种、扩大培养、菌种选育、保藏和鉴定等工作，对人类的不利之处则是易于造成污染、霉变和易于传播动植物的霉菌病害。

(5) 霉菌与人类生产生活

霉菌在自然界分布很广，与人类日常生活关系密切，广泛应用于以发酵为主的食品加工中，如传统发酵利用霉菌较强的糖化和蛋白质水解能力生产酱、酱油、豆腐乳和酿酒等。可利用霉菌在培养过程中产生的大量代谢产物来生产抗生素、维生素、氨基酸等，如霉菌被利用来生产酒精、有机酸（柠檬酸、乳酸、衣康酸）、抗生素（青霉素、灰黄霉素）、植物生长激素（赤霉素）和杀虫农药等。由于不少霉菌具有完整和较强的酶系，也可利用它们直接发酵生产糖化酶、蛋白酶、纤维素酶和果胶酶等酶制剂。环境中腐生型霉菌对自然物质循环也具有非常重要的作用，尤其是对数量极大的纤维素、木质素的分解和利用，主要是通过霉菌来完成的。

但是，霉菌也给人类带来了极大的危害。它会造成药材及其制剂、农副产品、衣物、木材、光学元件等发生霉变造成损失；有些真菌是致病菌或条件致病菌，能引起人类疾病，少数霉菌如黄曲霉产生的毒素是致癌物质，危害人类健康。霉菌的种类繁多，不同种类的霉菌之间差异较大，下面仅介绍几种与人类关系密切的霉菌。

毛霉在自然界中分布广泛，菌落呈棉絮状。毛霉应用广泛，有的种类能产生蛋白酶，有的能产生淀粉酶，因此可用于工业上的糖化过程和腐乳、豆豉等蛋白质食品的发酵等。此外，毛霉还经常用来生产乙醇、乳酸和延胡索酸等，在甾体化合物的生物转化方面也具有重要作用。

根霉有假根和匍匐枝。根霉能产生淀粉酶，是工业上重要的糖化菌，还经常被用于生产乙醇、乳酸等。在生产实践中根霉可以用于发酵生产甜酒、酶制剂等，也是转化甾族化合物的重要霉菌。

曲霉有发达的菌丝体，多细胞，菌丝有隔，无假根，分生孢子梗从厚壁而膨大的菌丝细胞生出，分生孢子梗膨大成顶囊，顶囊表面产生单层或双层小梗。代表种有黑曲霉、黄曲霉、米曲霉，主要用于制曲、酿酒，曲霉还是酱油的生产菌。

青霉菌是多细胞真核生物，菌丝有隔，分生孢子梗顶端多次分枝产生几轮小梗，小梗末端产生成串分生孢子，呈扫帚状。青霉菌在自然界的分布广泛，种类很多，几乎在一切潮湿的物品上均能生长，空气、土壤等环境中也有大量的青霉菌的孢子。如橘青霉常生长在腐烂的橘子皮上，呈现青绿色污染斑。青霉菌是抗生素的重要生产菌，临床广泛应用的青霉素就是由橘青霉菌产生的代谢产物分离纯化得到的；产黄青霉是灰黄霉素的产生菌。青霉菌也用于生产有机酸和酶制剂。

二、微生物实验室

1. 微生物实验室的功能分区

微生物实验室布局设计的基本原则是既要最大可能地防止微生物的污染，又要防止检验过程对人员和环境造成危害，同时还应考虑活动区域的合理规划及区分，避免混乱和交叉污染。实验室的建筑材料应考虑其适用性，以利清洁、消毒、灭菌并减少污染的风险。微生物实验室一般由准备室、洗涤室、灭菌室、无菌室、恒温培养室和普通实验室六部分组成。这些房间的共同特点是地板和墙壁的质地光滑坚硬，仪器和设备的陈设简洁，便于清洁消毒。

① 洗涤室　用于洗刷器皿等。由于使用过的器皿已被微生物污染，有时还会存在病原微生物，因此，在条件允许的情况下，最好设置洗涤室。洗涤室内应备有超声波清洗仪，洗刷器皿用的盆、桶等，还应有各种瓶刷、去污粉、洗涤剂等。

② 灭菌室　主要用于培养基的灭菌和各种器具的灭菌，室内应备有高压蒸汽灭菌器、烘箱等灭菌设备。

③ 无菌室　也称接种室，是接种、纯化菌种等无菌操作的专用实验室。在微生物的培养与鉴定工作中，菌种的接种移植是一项主要操作。这项操作的特点就是要保证菌种纯种，防止杂菌的污染。在一般环境的空气中，由于存在许多尘埃和杂菌，很易造成污染，对接种工作干扰很大。无菌室应有内、外两间，内间是无菌室，外间是缓冲室。在分隔内间与外间的墙壁应具有一个传递窗，作接种过程中必要的内外传递物品的通道，以减少人员进出内间的次数，降低污染程度。在内室和外室各安装一个紫外灯。内室的紫外灯应安装在经常工作的座位正上方，离地面2m，外室的紫外灯可安装在外室中央。在每次使用无菌室前通常应开启紫外灯照射30~60min，进行紫外线杀菌。外室应有专用的工作服、鞋、帽、口罩、来苏尔、手持喷雾器和5%石炭酸溶液等。内室应有酒精灯、常用接种工具、剪子、镊子、70%的酒精棉球、载玻片、记号笔、标签纸、废物

筐等。

④ 培养室 应有内、外两间，内室是培养室，外室是缓冲室。房间容积不宜大，以利于空气灭菌，内外室都应在室中央安装紫外灯，以供灭菌用。内室通常配备培养箱和摇床。常用的摇床有旋转式、往复式两种。小规模的培养可在恒温培养箱中进行。

⑤ 普通实验室 是进行微生物的观察、计数和生理生化测定工作的场所。室内的陈设因工作侧重点不同而有很大的差异。一般均配备实验台、显微镜、柜子及凳子。实验台要求平整、光滑，实验柜要足以容纳日常使用的用具及药品等。

医药研究及工业生产的微生物实验室主要用于监测无菌生产区环境，测定洁净室的微生物，无菌过滤器的验证，工业生产用菌种或鉴定用菌种的培养、传代及保藏工作，微生物检验方法的验证，无菌检查，微生物限度检查，抗生素效价的微生物鉴定等。注射剂的不溶性微粒检查、细菌内毒素检查对环境的要求较高，通常也需要在微生物实验室完成。

2. 微生物实验室的仪器用具

微生物培养实验室需要的仪器设备有超声波清洗仪、高压蒸汽灭菌器、恒温干燥箱、超净工作台、普通光学显微镜、恒温水浴箱和恒温培养箱等。关于这些仪器的使用方法见附录。

微生物培养常用的玻璃器皿与用具有试管、培养皿、三角瓶、烧杯、载玻片、盖玻片、杜氏小管、接种环、接种针、涂布器、滴瓶、试剂瓶、量筒、酒精灯等。

玻璃器皿的材质一般为硬质玻璃，游离碱含量少，不影响培养基的酸碱度，能承受高温灭菌和短暂灼烧。普通试管的规格以外径（mm）×长度（mm）表示，常用的主要有 $10mm\times100mm$、$15mm\times150mm$、$18mm\times180mm$、$20mm\times200mm$ 等，主要用于制作斜面，短期内保藏菌种，也可用于少量微生物液体培养。培养皿常用的规格为直径 90mm，高 15mm，可用于制备平板，分离培养菌类微生物。三角瓶用于盛培养基和振荡培养微生物等；烧杯用于配制培养基和缓冲液等，三角瓶和烧杯的常用规格有 100mL、250mL、500mL 和 1000mL 等。载玻片和盖玻片用于微生物的涂片观察，载玻片的规格为 $75mm\times25mm$。杜氏小管长约 3cm，常用于糖发酵试验检测是否存在产气细菌。接种环、接种针和涂布器是常用的微生物接种工具。滴瓶和试剂瓶可用于盛放试剂，如染色液和缓冲液等。

3. 微生物实验室的安全管理

(1) 人员安全操作规范

① 对实验室直接负责的人员。实验室主任负责制订和采用生物安全管理计划以及安全操作手册，实验室内应备有可供取阅的安全操作手册。

② 实验室安全主管。实验室安全主管提供常规的实验室安全培训。将生物安全实验室的特殊危害告知实验室人员，要求他们阅读生物安全操作手册，并遵循标准的操作和规程。实验室主管应当确保所有实验室人员都了解这些要求。

③ 实验室工作人员。只有经批准的人员方可进入实验室工作区域，进入后实验室的门应保持关闭。

④ 禁止在工作区饮食、吸烟、处理隐形眼镜、化妆及储存食物。

⑤ 在进行可能直接或意外接触到血液、体液以及其他具有潜在感染性的材料或感染性动物的操作时，应戴上合适的手套。手套用完摘除后必须洗手。

⑥ 实验过程中，严格按有关操作规程操作，降低溅出和气溶胶的产生。有喷溅的可能时，为了防止眼睛或面部受到泼溅物的伤害，应戴安全眼镜、面罩或其他防护设备。出现溢出、事故以及明显或可能暴露于感染性物质时，必须向实验室安全主管报告。

⑦ 每天至少消毒一次工作台面，活性物质溅出后要随时用75%乙醇消毒。

（2）废弃物处理

废弃物处理的首要原则是所有感染性材料必须在实验室内清除污染、高压灭菌或焚烧。

① 锐器。皮下注射针头用后不可再重复使用，应将其完整地置于专用一次性锐器盒中按医院内医疗废物处置规程进行处置。盛放锐器的一次性容器绝对不能丢弃于生活垃圾中。

② 废弃的污染材料。所有的有潜在感染性材料在丢弃前均需消毒。消毒方法首选高压蒸汽灭菌，也可以选用2000mg/L有效氯消毒液浸泡消毒。

（3）意外事故应对方案

① 刺伤、切割伤或擦伤。受伤人员应当脱下防护服，清洗双手和受伤部位，使用适当的皮肤消毒剂，必要时进行医学处理。记录受伤原因和相关的微生物，保留完整的医疗记录。

② 潜在危害性气溶胶的释放。所有人员必须立即撤离相关区域，任何暴露人员都应接受医学咨询。立即通知实验室负责人和科室安全主管。为了使气溶胶排出和使较大的粒子沉降，1h内严禁人员入内。如果实验室没有中央通风系统，则24h内严禁人员进入实验室。

③ 容器破碎及感染性物质的溢出。立即用布或纸巾覆盖受感染性物质污染或受感染性物质溢洒的破碎物品。然后在上面倒上消毒剂，并使其作用适当时间。然后将布、纸巾以及破碎物品放在污染性废弃物的容器内。玻璃碎片应用镊子清理，然后再用消毒剂擦拭污染区域。

④ 火灾和自然灾害。事先告知消防人员和其他服务人员哪些房间有潜在的感染性物质。要安排这些人员参观实验室，让他们熟悉实验室的布局和设备。发生自然灾害时，应就实验室的潜在危险向紧急救助人员提出警告。

三、无菌操作技术

微生物培养成功的关键在于无菌操作，如果培养器具和培养基不能彻底灭菌，培养的过程中污染杂菌，会导致培养失败。用于防止微生物进入人体组织或其他无菌范围的操作技术，称为无菌操作技术，如外科手术需防止细菌进入伤口。在各种微生物实验中，为了防止非目的微生物的生长和繁殖影响实验的结果，也要在无菌的环境下进行。

无菌操作技术要求在操作前所用到的一切物品都要灭菌，操作过程中避免再次污染杂菌。

① 灭菌 指采用理化方法使物体内外部的一切微生物丧失其生长繁殖能力的措施。灭菌后的物品中不含任何活菌，包括病原微生物和非病原微生物、细菌的繁殖体和芽孢。除了灭菌，控制有害微生物的方法还有消毒、防腐和化疗。

② 消毒 是一种采用较温和的理化因素，仅杀死一部分对人体有害的病原菌，而对被消毒的对象基本无害的措施。例如在生活中常常需用消毒剂对皮肤、水果、饮用水进行消毒，对啤酒、牛奶、果汁和酱油等采用巴氏消毒法。消毒剂用于杀灭传播媒介上病原微生物，使其达到无害化要求，将病原微生物消灭于人体之外，切断传染病的传播途径，达到控制传染病的目的。

③ 防腐 是利用某种理化因素完全抑制霉腐微生物的生长繁殖，即通过抑菌作用防止食品、生物制品等对象发生霉腐的措施，亦称抑菌。常用的防腐措施有低温、缺氧、干燥、高渗、防腐剂等。常用的防腐剂有苯甲酸钠、山梨酸钾。在医药领域，多数生物制品都要加防腐剂。

④ 化疗 是用化学药物治疗疾病，利用对病原菌具有高度毒力而对宿主基本无毒的化学物质来抑制宿主体内病原微生物的生长繁殖，借以达到治疗该宿主传染病的一种措施。常用的化学治疗剂有磺胺类等化学合成药物、抗生素、生物药物、若干草药中的有效成分等。

关于灭菌、消毒、防腐和化疗的比较见表1-4。

表1-4 灭菌、消毒、防腐和化疗的比较

比较项目	灭菌	消毒	防腐	化疗
处理因素	强理化因素	理化因素	理化因素	化学治疗剂
处理对象	物体内外的一切微生物	物体表面的病原菌	物体内外的一切微生物	宿主体内的病原菌
作用效果	彻底杀灭	杀死或抑制	抑制或杀死	抑制或杀死
实例	高压蒸汽灭菌、辐射灭菌、杀菌剂	70%酒精消毒、巴氏消毒法	冷藏、干燥、糖渍、盐腌、缺氧、防腐剂	抗生素、磺胺类药、生物药物

常用的杀灭或抑制微生物的物理因素和化学因素包括温度、紫外线辐射、过滤和化学试剂等。温度超过微生物生长的最高温度或低于生长的最低温度都会对微生物产生杀灭作用或抑制作用。利用温度进行灭菌、消毒或防腐，是最常用而又方便有效的方法。高温可使微生物细胞内的蛋白质和酶类发生变性而失活，从而起灭菌作用；低温通常起抑菌作用。

1. 干热灭菌法

（1）焚烧灭菌法

医药废弃垃圾、感染的动物尸体以及不能用的污染物品或实验动物的尸体等的灭菌可以采用焚烧炉燃烧的方法。

（2）灼烧灭菌法

灼烧灭菌法是利用火焰直接把微生物烧死，适合于接种针、接种环、试管口的灭菌。在微生物相关工作中常用酒精灯对接种工具和玻璃器皿瓶口进行灼烧灭菌。此外，酒精灯的温

度一般可达400~500℃，在酒精灯火焰附近可形成无菌区域，取用菌种、试剂试液的开启与转移均可以在酒精灯火焰区域内操作。酒精灯一般是由玻璃制成的，它由灯壶、灯帽和灯芯构成。酒精灯的正常火焰分为三层：内层为焰心，温度最低；中层为内焰（还原焰），由于酒精蒸气燃烧不完全，并分解为含碳的产物，所以这部分火焰具有还原性，温度较高；外层为外焰（氧化焰），酒精蒸气完全燃烧，温度最高。进行实验时，一般都用外焰来加热。酒精灯的使用方法如下。

① 新购置的酒精灯应首先配置灯芯。灯芯通常是用多股棉纱拧在一起或编织而成的，它插在灯芯瓷套管中。灯芯不宜过短，一般浸入酒精后还要长4~5cm。新装的灯芯须放入灯壶内酒精中浸泡，而且将灯芯不断移动，使每端灯芯都浸透酒精，然后调好其长度，才能点燃。因为未浸过酒精的灯芯，一点燃就会烧焦。对于旧灯，特别是长时间未用的酒精灯，取下灯帽后，应提起灯芯瓷套管，用洗耳球或嘴轻轻地向灯壶内吹几下以赶走其中聚集的酒精蒸气，再放下套管检查灯芯，若灯芯不齐或烧焦都应用剪刀修整为平头等长。

② 酒精灯壶内的酒精少于其容积的1/2时，应及时添加酒精，但酒精不能装得太满，以不超过灯壶容积的2/3为宜。添加酒精时，一定要借助小漏斗，以免将酒精洒出。燃着的酒精灯，若需添加酒精时，必须熄灭火焰，决不允许在酒精灯燃着时添加酒精，否则很易起火而造成事故。

③ 点燃酒精灯一定要用火柴点燃，决不允许用燃着的另一酒精灯对点，否则会将酒精洒出，引起火灾。

④ 加热时，若无特殊要求，一般用温度最高的火焰来加热器具。加热完毕要熄灭酒精灯时，必须用灯帽盖灭，盖灭后需重复盖一次，让空气进入且让热量散发，以免冷却后盖内造成负压使盖打不开。决不允许用嘴吹灭酒精灯。

⑤ 若不小心碰倒酒精灯或有酒精洒到桌面并燃烧起来，应立即用湿布扑盖或撒沙土扑灭火焰，不能用水冲，以免火势蔓延。

(3) 干热空气灭菌法

把待灭菌的物品均匀地放入烘箱中，升温至160~190℃，灭菌1~2h。此法适用于玻璃器皿、金属用具等的灭菌，是实验室中常用的一种方法。

2. 湿热灭菌法

在同样的温度下，湿热灭菌的效果比干热灭菌好。这是因为一方面菌体细胞内蛋白质含水量高，容易变性；另一方面高温水蒸气对蛋白质有高度的穿透力，从而加速菌体蛋白质变性而迅速死亡。

(1) 加压蒸汽灭菌法

加压蒸汽灭菌法是发酵工业、医疗保健、食品检测和微生物学实验室中最常用的一种灭菌方法。它适用于各种耐热、体积大的培养基的灭菌，也适用于玻璃器皿、工作服等物品的灭菌。加压蒸汽灭菌是把待灭菌的物品放在一个可密闭的加压蒸汽灭菌锅中进行的，以大量蒸汽使其中压力升高。由于蒸气压的上升，水的沸点也随之提高。在蒸气压达到$1.055kgf/cm^2$时，加压蒸汽灭菌锅内的温度可达到121℃。在这种情况下，微生物（包括芽孢）在15~20min便会被杀死，而达到灭菌目的。如灭菌的对象是砂土、石蜡油等面积大、含菌多、传热差的物品，则应适当延长灭菌时间。在加压蒸汽灭菌中，要引起注意的一个问题是,在恒压之前,一定要排尽灭菌锅中的冷空气,否则表上的蒸气压与蒸汽温度之间不具对应关系,这样会大大降低灭菌效果。

(2) 巴氏消毒法

巴氏消毒法为法国微生物学家巴斯德首创。低温维持法在63℃下保持30min,可进行牛奶消毒;高温瞬时法,牛奶消毒时只要在72℃下保持15s即可。巴氏消毒法专用于牛奶、啤酒、果酒和酱油等不宜进行高温灭菌的液态风味食品或调料的低温消毒方法,可杀灭物料中无芽孢的病原菌(如牛奶中的结核杆菌或沙门菌),而又不影响它们的风味,但不能杀灭引起Q热的病原体(立克次氏体)。

(3) 煮沸消毒法

煮沸消毒法即直接将要消毒的物品放入清水中,煮沸15min,即可杀死细菌的全部营养体和部分芽孢。若在清水中加入1%碳酸钠或2%的石炭酸,则效果更好。此法适用于注射器、毛巾及解剖用具的消毒。

(4) 间歇灭菌法

巴氏消毒和煮沸消毒两种方法在常压下,只能起到消毒作用,而很难做到完全无菌。若采用间歇灭菌的方法,就能杀灭物品中所有的微生物。具体做法是:将待灭菌的物品加热至100℃,保持15~30min,杀死其中的营养体;然后冷却,放入37℃恒温箱中过夜,让残留的芽孢萌发成营养体;第2天再重复上述步骤,如此进行三次左右,就可达到灭菌的目的。此法不需加压灭菌锅,适于推广,但操作麻烦,所需时间长。

3. 辐射灭菌法

辐射灭菌是利用电磁辐射产生的电磁波杀死大多数物体上的微生物的一种有效方法。X射线、α射线、β射线、γ射线、紫外线、超声波等从理论上讲都能破坏具有生物活性的物质蛋白质,从而起到杀菌作用。但应用较广泛的还是紫外线,它在波长200~300nm时有杀菌作用,波长为253.7~265nm时杀菌效力最强。利用紫外线杀菌时,菌体DNA吸收紫外线,改变DNA分子构型,从而干扰细菌DNA复制,轻则突变,重则死亡。紫外线灭菌通常用于无菌室、缓冲间、超净工作台和医院手术室,但杀菌效率较低,杀菌时间较长。一般要结合甲醛蒸汽等来保证无菌室的无菌程度。

日光是天然杀菌因素,主要是通过日光中的紫外线实现的。被褥、衣物、纸张等暴晒2h以上可起到杀菌作用。利用辐射进行灭菌消毒,可以避免高温灭菌或化学药剂消毒的缺点,所以应用越来越广。

4. 过滤除菌法

微生物培养工作中,用到的某些不耐热的成分如抗生素溶液、毒素溶液、酶溶液、维生素溶液、血清等可采用过滤除菌法。生物样品体积不是很大,一般用20mL的注射器连接不同孔径的微孔滤膜的微孔滤器或一次性专用滤器过滤即可。常用滤膜分有机滤膜和普通滤膜。微孔滤膜孔径一般为$0.45\mu m$或$0.22\mu m$,但是过滤除菌无法滤除液体中的病毒和支原体。

介质过滤是目前发酵工业中经济实用的空气除菌方法。它采用定期灭菌的干燥介质来阻截流过的空气中所含的微生物,从而获得无菌空气。常用的过滤介质有棉花、活性炭和玻璃纤维等。随着工业的发展,过滤介质逐渐由天然材料棉花过渡到超细玻璃纤维、石棉板、烧结材料、微孔超滤膜等。根据过滤介质的不同，过滤除菌分为表层过滤和深层过滤两种。表层过滤是指混合物质通过介质，大分子物质被截留在介质表面，如聚乙烯醇缩甲醛树脂制成的 0.3μm 的微孔滤膜的滤孔小于微生物细胞和孢子。深层过滤是指混合物穿过过滤介质，大分子物质进入并被截留在介质内部，如用棉花、玻璃纤维和颗粒活性炭填充的过滤器。表层过滤滤饼不能太厚，因而过滤能力小，一般适用小规模或者杂质含量很少的过滤。深层过滤过滤介质厚，杂质进入介质，被吸附或机械阻力截留在内部，因而，过滤能力较大，适用于大规模工业生产。常用的空气过滤器如下。

① 纤维状及颗粒状过滤器，以纤维状或颗粒状棉花和活性炭为滤床的过滤器，为立式圆筒形，内部填充过滤介质，以达到除菌的目的。空气一般从下部圆筒切线方向通入，从上部圆筒切线方向排出，以减少阻力损失。

② 平板式纤维纸分过滤器，内部充填薄层的过滤板或过滤纸。空气从筒身中部切线方向进入，空气中的水雾、油雾沉于筒底，由排污管排出，空气经缓冲层通过下孔板经薄层介质过滤后，从上孔板进入顶盖经排气孔排出。缓冲层可装填棉花、玻璃纤维或金属丝网等。

③ 管式过滤器中央安装一根滤筒，上面有孔道。铜丝网、麻布、滤纸从里向外依次包裹在滤筒外侧，束紧带将以上包裹层扎紧。空气从侧面进入，通过各层过滤介质后进入滤筒向上引出。空气中的液体从排污口排放。管式过滤器的优点是过滤面积大，体积小，拆装简单，滤纸不易损坏。

④ 烧结金属过滤器的过滤孔板上固定有数百根粉末烧结而成的微孔镍管，下端烧结堵死。

5. 化学灭菌法

常用化学消毒剂主要有重金属及其盐类、有机溶剂（酚、醇、醛等）、卤族元素及其衍生物、染料和表面活性剂等，其常用种类、用途、浓度比较见表 1-5。

表 1-5 常用化学消毒剂的种类、浓度与用途

种类	消毒剂	常用浓度	用途
重金属盐类	红汞	2%	皮肤黏膜小创伤
	硝酸银	1%	新生儿滴眼，预防淋球菌
氧化剂	高锰酸钾	0.1%	蔬菜、水果消毒
	过氧化氢	3%	伤口、皮肤黏膜消毒
	过氧乙酸	0.2%~0.5%	皮肤、塑料、玻璃消毒
酚类	石炭酸	2%~5%	器械、排泄物消毒
	来苏尔	3%~5%	器械、排泄物消毒
醇类	乙醇	70%~75%	皮肤、体温计消毒
醛类	甲醛	40%福尔马林	物体表面消毒
		1%熏蒸	空气消毒
卤素类	碘酊	2.5%	皮肤消毒
	氯	0.2~0.5μg/L	饮用水及游泳池消毒

续表

种类	消毒剂	常用浓度	用途
酸碱类	醋酸	—	空气消毒
	生石灰	—	地面、排泄物消毒
表面活性剂	新洁尔灭	0.05%~0.1%	洗手,皮肤黏膜消毒,浸泡器械
染料	结晶紫	2%~4%	浅表创伤消毒

① 重金属及其盐类　是蛋白质沉淀剂，重金属离子可与菌体蛋白质结合而使之变性，或与某些酶的巯基相结合而使酶失活。

② 有机溶剂　可使蛋白质及核酸变性，也可破坏细胞膜透性使内含物外流。

③ 卤族元素及其衍生物　碘可与蛋白质酪氨酸残基不可逆结合而使蛋白质失活，氯气与水反应产生的强氧化剂次氯酸，能杀死水中的细菌。

④ 染料　在低浓度条件下可抑制细菌生长，染料对细菌的作用具有选择性，革兰氏阳性菌普遍比革兰氏阴性菌对染料更加敏感。

⑤ 表面活性剂　能降低溶液表面张力，这类物质作用于微生物细胞膜，改变其通透性，同时也能使蛋白质发生变性。

各种化学消毒剂的杀菌能力常以石炭酸为标准，以石炭酸系数（酚系数）来表示，将某一消毒剂进行不同程度稀释，在一定时间及一定条件下，该消毒剂杀死全部供试微生物的最高稀释倍数与达到同样效果的石炭酸的最高稀释倍数的比值，即为该消毒剂对该种生物的石炭酸系数。

在微生物培养工作过程中，常用75%乙醇消毒双手，而不用无水乙醇，因为无水乙醇能使菌体表面蛋白质迅速凝固，形成保护层，妨碍乙醇向深部渗入，影响杀菌效果。而75%乙醇能迅速通过细胞膜，溶解膜中脂类，同时使菌体蛋白质凝固变性，杀菌力强。

四、微生物的营养

1. 微生物的营养物质

凡是能满足微生物机体生长、繁殖和完成各种生理活动所需要的物质，都称为微生物的营养物质。微生物获得和利用营养物质的过程称为营养。微生物的生长发育过程是依靠体内的酶，将周围环境中大分子营养物质分解成小分子化合物，再通过细胞膜的渗透作用，吸收这些小分子营养物质。微生物的六种营养要素包括碳源、氮源、能源、生长因子、无机盐和水。

（1）碳源

碳源是微生物生长代谢所必需的一类含碳化合物，是培养基的主要组成成分之一。碳源为微生物细胞的正常生长和分裂提供物质基础。碳源对微生物生长代谢的作用主要是提供细胞生命活动所需的能量，提供合成产物的碳架。

可供微生物利用的碳源种类很多，从简单的无机物 CO_2 到复杂的天然有机含碳化合物。碳源主要包括无机碳源和有机碳源，而根据微生物对其利用类型可分为自养型微生物和异养型微生物。以 CO_2 作为主要碳源合成碳水化合物，并转化为复杂的多糖、蛋白质和核酸等细胞物质的微生物称为自养型微生物。异养型微生物主要以有机碳化合物为碳源，其中糖类

（单糖、寡糖和多糖）是利用最广泛的碳源，有机酸、醇、脂类次之，异养微生物的碳源同时也作为能源。

根据微生物所产生的酶系不同，微生物可利用不同的碳源，常用的碳源有糖类、油脂、有机酸和有机酸酯及小分子醇。

① 糖类主要由葡萄糖、果糖、麦芽糖、蔗糖、淀粉、乳糖、纤维素等物质提供，且单糖能提供的营养优于双糖，淀粉优于纤维素；

② 有机酸主要由乳酸、柠檬酸、低级脂肪酸、氨基酸等物质提供，与糖类相比，效果相对较差，因为有机酸较难进入细胞，且进入细胞后会导致 pH 下降；

③ 醇类，在低浓度下酵母菌和醋酸杆菌可以利用乙醇作为碳源；

④ 一些脂肪、磷脂、石油、天然气、芳香族化合物、蛋白质和核酸等也可以在特定环境下被微生物分解作为碳源使用；

⑤ CO_2、碳酸盐等也可以作为自养型微生物的碳源使用。

实验室内常用的碳源主要有葡萄糖、蔗糖、淀粉、甘露醇、有机酸等。工业发酵中利用碳源主要是糖类物质，如饴糖、玉米粉、甘薯粉、野生植物淀粉，以及麸皮、米糠、酒糟、废糖蜜、造纸厂的亚硫酸废液等。

（2）氮源

能为微生物生长代谢提供所需氮元素的营养物质称为氮源。氮元素在细胞干物质的含量仅次于碳元素和氧元素。氮源主要用于合成细胞物质（如氨基酸、蛋白质、核酸等）及代谢产物中的含氮化合物，一般不提供能量。只有少数自养细菌，如硝化细菌能利用铵盐、硝酸盐作为氮源和能源。

微生物能够利用的氮源种类有分子态氮、氨、铵盐和硝酸盐等无机含氮化合物和尿素、氨基酸、嘌呤和嘧啶等有机含氮化合物。不同的微生物在氮源的利用上有差别，固氮微生物能以分子态氮作为唯一氮源，也能利用化合态的有机氮和无机氮。大多数微生物都利用较简单的化合态氮，如铵盐、硝酸盐、氨基酸等，尤其是铵盐几乎可以被所有微生物吸收利用。蛋白质需要经微生物产生并分泌到胞外经蛋白酶水解后才能被吸收利用。有些寄生性微生物只能利用活体中的有机氮化物作氮源。

氮化物中的氮主要是蛋白质的降解产物，都可以被菌体直接吸收利用，称为速效性氮源。如铵盐、硝酸盐、尿素等氮化物中的氮是水溶性的，玉米浆、牛肉膏、蛋白胨、酵母膏等有机氮化物中的氮也属于速效性氮源。饼粕中氮主要以蛋白质的形式存在，属迟效性氮源。速效性氮源有利于菌体的生长，迟效性氮源有利于代谢产物的形成。工业发酵中，将速效性氮源与迟效性氮源按一定的比例制成混合氮源加入培养基，以控制微生物的生长时期与代谢产物形成期的长短，提高产量。

实验室中常用的氮源有碳酸铵、硫酸铵、硝酸盐、尿素、牛肉膏、蛋白胨、酵母膏、多肽、氨基酸等。工业发酵中常用氮源是鱼粉、蚕蛹粉、黄豆饼粉、玉米浆、酵母粉等。

（3）能源

能源是指能为微生物的生命活动提供最初能量来源的营养物质或辐射能。化能异养型微生物的能源即碳源；化能自养型微生物的能源为 NH_4^+、NO_2^-、S、H_2S、H_2、Fe^{2+} 等还原态的无机化合物，能利用这种能源的微生物都是一些原核微生物，如亚硝酸细菌、硝酸细菌、硫化细菌等；光能营养型微生物的能源是辐射能。

辐射能是指作为能源时是一种单功能营养物。单功能营养物是指辐射能仅供给能源，是单功能的；一种营养物常有一种以上营养要素的功能。双功能营养物是指还原态无机养分如 NH_4^+、NO_2^-，既作能源又是氮源；三功能营养物则同时作能源、氮源、碳源。表1-6为微生物的能源谱。

表1-6 微生物的能源谱

辐射能	化学能
光能自养型和光能异养型微生物的能源	有机物:化能异养型微生物的能源（与碳源相同）
	无机物:化能自养型微生物的能源（与碳源不同）

绝大多数微生物都属于化能异养型，以有机化合物作为碳源，以有机物氧化产生的化学能为能源。有机化合物对这些菌来讲，既是碳源，又是能源。化能异养型微生物又可分为寄生和腐生两种类型。寄生是指一种生物寄居于另一种生物体内或体表，从而摄取宿主细胞的营养以维持生命的现象；腐生是指通过分解已死的生物或其他有机物，以维持自身正常生活的生活方式。

(4) 无机盐

无机盐是微生物生长代谢不可缺少的一类营养物质，其主要功能是构成菌体成分、作为酶的组成、调节培养基渗透压等。无机盐主要包括磷、硫、镁、钾、钠、钙、铁等物质元素的各种无机化合物，一般以盐酸盐、硫酸盐、磷酸盐、碳酸盐及硝酸盐形式存在。虽然微生物对无机盐需求量少，但是无机盐对微生物生长代谢却有着很大的影响。微量元素通常存在于天然有机物、无机化学试剂、自来水、普通玻璃器中，因此如果没有特殊要求，在配制培养基时没有必要另外加入微量元素。但是许多微量元素是重金属，一旦过量会对机体产生毒害作用，因此一定要按照合适的比例将培养基中微量元素的量控制在合理范围内。

磷酸盐：磷元素是组成细胞的无机盐中的含量最高的元素，它是合成核酸、磷酸、一些辅酶（NAD、NADP、CoA等）和磷酸化合物（ADP、ATP）的重要原料。此外，磷元素对环境中的pH起着重要的调节作用。微生物生长代谢所需要的磷元素主要来自无机含磷化合物，如 K_2HPO_4、KH_2PO_4 等。微生物对磷的需要量一般为 $0.005\sim0.01\text{mol/L}$，在培养基中主要起缓冲作用。工业生产上常用 $K_3PO_4\cdot3H_2O$、$NaH_2PO_4\cdot2H_2O$ 等磷酸盐。另外，玉米浆、糖蜜等原料中也有少量的磷。磷含量对谷氨酸发酵时有较大影响。当磷浓度过高时，菌体主要合成缬氨酸；而当磷含量过低，会影响菌体的生长。

硫酸镁：镁是一些酶（如己糖激酶、异柠檬酸脱氢酶、羧化酶和固氮酶）的激活剂，是光合细菌菌绿素的组成成分。镁还起到稳定核糖体、细胞膜和核酸的作用。缺乏镁就会导致核糖体和细胞膜的稳定性降低，从而影响机体的正常生长。微生物可以利用硫酸镁或其他镁盐。

(5) 生长因子

生长因子也被称为生长素，是微生物用于调节正常代谢所必需的，但细胞自身又无法合成的微量有机化合物。生长因子的主要功能是提供微生物重要化学物质（蛋白质、核酸和脂质）、辅因子（辅酶和辅基）的组分和参与代谢。各种微生物所需要的生长因子各不相同，有的需要多种，有的仅需要一种，有的不需要。一种微生物所需的生长因子也会随培养条件的变化而变化，如在培养基中是否有前体物质、通气条件、pH 和温度等条件都会影响微生物对生长因子的需求。生长因子一般包括维生素、氨基酸、嘌呤和嘧啶及其衍生物等，常见的部分微生物需要的生长因子种类和数量如表 1-7 所示。

能够为微生物提供生长因子的天然物质主要有酵母膏、蛋白胨、麦芽汁、玉米浆、动植物组织或细胞浸液及微生物生长环境的提取液等，也可以在培养基中加入各种复合维生素液。

表 1-7　部分微生物需要的生长因子种类和数量

微生物名称	生长因子种类	生长因子需要量/(μg/mL)
弱氧化醋酸杆菌	对氨基苯甲酸	0~0.01
	烟碱酸	3
金黄色链球菌	硫胺素	0.0005
白喉棒杆菌	β-丙氨酸	1.5
第Ⅲ型肺炎球菌	胆碱	6
破伤风芽孢杆菌	尿嘧啶	0~4

(6) 水

水是一切生物生存的基本条件。除休眠体（如芽孢、孢子和孢囊等）外，所有生物的生命活动都离不开水。水既是微生物细胞的重要组成成分，同时也是许多营养物质的溶剂，营养物质进入细胞和代谢废物的排出细胞均需要以水为媒介。水能维持生物大分子结构稳定和酶活性。细胞内的一切生化反应均在水介质系统中进行。微生物细胞内的水分有游离态和结合态两种形式，两者的生理功能不同。结合水不流动，不易蒸发，不冻结，不能作为溶剂，也不渗透，难以被利用。游离水则与之相反，微生物细胞内游离水与结合水的比例大约为 4∶1。

2. 培养基

培养基是人工配制的满足微生物生长繁殖或积累代谢产物的营养基质。任何培养基都应具备微生物生长所需要的六大营养要素。人们要认识微生物、研究微生物或者想要大量得到微生物代谢产物的前提就是要对微生物进行人工培养，即在适宜的条件下，利用培养基来培养微生物。多数微生物都可以在人工培养基上生长，但由于受到现有培养技术的限制，也存在部分不可培养的微生物。培养基用于微生物培养、分离、鉴别、研究和保存等，培养基必须保持一定的渗透压，维持适合 pH 值，呈现适当的物理和无菌状态。

(1) 培养基的配制原则

① 根据微生物的营养特点选择营养物质　配制培养基的基本原则是依据不同微生物的营养要求配制适宜的培养基。自养型微生物能将简单的无机物合成自身的有机物，因此培养自养型微生物的培养基可由简单的无机物组成。但是，培养异养型微生物的培养基需要添加无机物和有机物，而且不同类型的异养型微生物的营养要求差异很大。在实验室中，常用牛肉膏蛋白胨培养基培养细菌，用高氏 1 号培养基培养放线菌，麦芽汁培养基培养酵母菌，恰佩克培养基培养霉菌。

② 控制营养物质的浓度和比例　营养物质浓度过低不能满足微生物正常生长所需,太高则可能对微生物产生毒害,如高浓度的无机盐、重金属离子等会抑菌或杀菌。因此,营养物质合适的浓度是微生物生长发育的必要条件之一。在生产过程中,在不影响微生物的生理特性和代谢转化率的情况下,通常趋向在较高浓度下进行生产,以提高产物产量,并尽可能选育高渗透压的生产菌株。但是,培养基浓度太大会使培养基黏度增加和溶氧量降低。

营养物质之间应有适当的比例,尤其培养基中营养物质的碳氮比(C/N)在微生物培养中尤其重要。不同菌种、不同发酵产物所要求的碳氮比是不同的。菌体在不同生长阶段,对碳氮比的要求也不一样。氮源过多,则菌体繁殖旺盛,pH值偏高,不利于代谢产物的积累;氮源不足,则菌体繁殖量少,从而影响产量。碳源过多,则容易形成较低的pH值;碳源不足,菌体易衰老和自溶。从元素分析来看,酵母细胞中碳氮比约为100∶20,霉菌约为100∶10。一般发酵工业中培养基碳氮比为100∶(0.2～2.0),但在氨基酸发酵中,因为产物中含有氮,所以碳氮比就相对高一些。如谷氨酸发酵的碳氮比为100∶(15～21),若碳氮比为100∶(0.2～2.0),则会出现只长菌体,几乎不产谷氨酸的现象。

③ 控制酸碱度　各种微生物正常生长均有合适的pH值,一般霉菌(pH 4.0～5.8)和酵母菌(pH 3.8～6.0)比较适于微酸性环境,放线菌(pH 7.5～8.5)和细菌(pH 7.0～8.0)适于中性或微碱性环境。为此,当培养基配制好后,若pH值不合适,必须加以调节。当微生物在培养过程中改变培养基的pH值而不利于本身的生长时,应加入缓冲剂,以调节培养液的pH值。在合成培养基中,培养基成分中有磷酸盐组成的缓冲体系,一般不需再专门调pH值。例如,K_2HPO_4和KH_2PO_4组成的缓冲体系可以维持pH值处于6.4～7.2。但是,缓冲是有一定限度的,超出了缓冲能力,就不能有效地调节酸碱度。一般在培养产酸的微生物时,常在培养基中加入适量的$CaCO_3$,以中和不断产生的酸。

④ 控制氧化还原电位　不同微生物对氧化还原电位的要求不同,一般好氧型微生物氧化还原电位值大于+0.1V,最适值是+0.3～+0.4V,厌氧型微生物氧化还原电位值小于+0.1V。氧化还原电位的高低受氧气分压、pH值和微生物代谢产物的影响。通常增加通气量或加入氧化剂,可以增加氧化还原电位值,加入还原剂如抗坏血酸、硫化氢、谷胱甘肽等可降低氧化还原电位值。对大多数微生物来说,培养基的氧化还原电位一般对其生长的影响不大,但对于厌氧菌由于氧的存在对其有毒害作用,因而往往在培养基中加入还原剂以降低氧化还原电位。

⑤ 经济节约　在大规模生产中培养基用量很大,在保证微生物生长与积累代谢产物需要的前提下,选用培养基原料时应尽量选用价格便宜、来源方便的原料,降低成本。

⑥ 灭菌处理　培养基混有环境中各种杂菌,必须对培养基灭菌才能避免外来杂菌的干扰。培养基一般采用高压蒸汽灭菌法,在121℃下维持15～30min即可达到灭菌目的。在高压蒸汽灭菌过程中,长时间高温会使不耐热的糖类遭到破坏,形成氨基糖、焦糖,因此,含糖培养基常在115℃下进行灭菌或过滤除菌后再与已灭菌的成分混合使用。长时间高温还引起磷酸盐、碳酸盐与某些阳离子结合,形成难溶性复合物,因此,常在培养基中加入少量螯合剂(如EDTA)或将发生反应的物质分开灭菌后混合都可以避免产生沉淀。培养基中泡沫的存在也对灭菌极为不利,应在培养基中加入消泡剂,减少或避免泡沫的产生。

(2) 培养基的分类与应用

据不完全统计,微生物培养基的种类在1700种以上,而且随着生物科学的飞速发展,培养基的种类也将不断增加。通常根据培养基的成分、物理状态和用途进行归类，便于使用和学习。

① 根据其营养物质来源可分为天然培养基、合成培养基、半合成培养基。

a. 天然培养基是指其营养物质主要从动植物或微生物中直接提取而来，因此其各营养成分的含量并不完全清楚，如牛肉膏、蛋白胨、马铃薯、血清、麸皮等天然有机物。天然培养基的主要优点是营养丰富，取材广泛；缺点是成分不完全清楚，所以仅适用于实验室或工业生产中的一些基础培养基的配制。几种常见天然培养基原料物质来源及主要成分见表1-8。

表 1-8　几种常见天然培养基原料物质的来源及主要成分

营养物质	来源	主要成分
牛肉膏	牛肉汁浓缩而成的膏状物质	富含水溶性糖类、有机酸、有机氮化合物、无机盐、维生素等
蛋白胨	将各种肉、酪素或明胶用酸或蛋白酶水解后干燥而成的粉末状物质	富含有机氮化合物,也含一些维生素和糖类
酵母粉	酵母细胞水溶性抽提物浓缩而成的粉状物质	富含B族维生素,也含有机氮化合物和糖类
玉米浆	用亚硫酸浸泡玉米淀粉时的废水浓缩液,棕黄色,久置沉淀	含有可溶性蛋白质、氨基酸、B族维生素等
糖蜜	制糖厂除去糖结晶后的废液,棕黑色	富含糖分、氨基酸、有机酸、少量的维生素等

b. 合成培养基是指由多种化学试剂配制而成，各种成分和用量都确切知道的培养基，如高氏1号培养基等。其优点是营养物质成分及浓度清楚，重复性强；缺点是微生物一般生长缓慢且配制麻烦，价格较高。主要用于研究微生物的生理、代谢、菌种鉴定等。

c. 半合成培养基为在合成培养基中，加入某种或几种天然成分；或者在天然培养基中，加入一种或几种已知成分的化学药品。这种培养基应用广泛，主要是因为配制方便，价格低廉且大多数微生物都能在此类培养基上生长，因此实验室和工业生产中大多选择此培养基。

② 按培养基物理状态可分为固体培养基、液体培养基、半固体培养基。

a. 液体培养基为液态的，不加琼脂。这种培养基的成分均匀，微生物能充分接触和利用培养基中的养料，适于作生理生化等研究，由于发酵率高，操作方便，也常用于发酵工业。

b. 在液体培养基中加入1.5%～2%的琼脂就变成加热可熔化、冷却可凝固的固体培养基。固体培养基可分为琼脂平板和斜面，常用于微生物分离、鉴定、计数和菌种保存等方面。

c. 在液体培养基中加入0.2%～0.5%的琼脂，制备半固体培养基，容器倒放时不流动。可用于观察细菌的运动、鉴定菌种和测定噬菌体的效价等方面。

③ 根据成分或使用目的分为基础培养基、增殖培养基、鉴别培养基、选择培养基。

a. 基础培养基含有微生物生长代谢所需的基本营养物质。在基础培养基的基础上加入某种特定微生物所需的营养物质称为补充培养基，例如培养某种营养缺陷型菌株，先配制基本培养基，之后再加入营养缺陷型菌株需要的营养成分即可。凡可满足一切营养缺陷型菌株营养的培养基称为完全培养基。

b. 增殖培养基又称富集培养基或加富培养基。在基础培养基中加入血清、鸡蛋、动植物组织提取液或一些特殊的碳源、氮源从而满足一些需要特殊营养的微生物的生长。

c. 选择培养基是根据某微生物的特殊营养要求或其对某化学、物理因素的抗性而设计的培养基，具有使混合菌样中的劣势菌变成优势菌的功能，广泛用于菌种筛选等领域。

d. 鉴别培养基是一类在成分中加入能与目的菌的无色代谢产物发生显色反应的指示剂，从而达到只需用肉眼辨别颜色就能方便地从近似菌落中找出目的菌落的培养基。常用的鉴别培养基如表1-9所示。

表1-9 常用的鉴别培养基

培养基名称	加入的化学物质	微生物代谢产物	培养基特征变化	主要用途
酪素培养基	酪素	胞外蛋白酶	蛋白质水解圈	鉴别产蛋白酶菌株
明胶培养基	明胶	胞外蛋白酶	明胶液化	鉴别产蛋白酶菌株
油脂培养基	食用油、吐温、中性红指示剂	胞外脂肪酶	由淡红色变成深红色	鉴别产脂肪酶菌株
淀粉培养基	可溶性淀粉	胞外淀粉酶	淀粉水解圈	鉴别产淀粉酶菌株
H_2S培养基	乙酸铅	H_2S	产生黑色沉淀	鉴别产H_2S菌株
糖发酵培养基	溴甲酚紫	乳酸、乙酸、丙酸等	由紫色变成黄色	鉴别肠道细菌
伊红亚甲蓝培养基	伊红、亚甲蓝	酸	带金属光泽深紫色菌落	鉴别水中大肠菌群

④ 按培养基的用途分为孢子培养基、种子培养基和发酵培养基。

a. 孢子培养基主要是用于菌种繁殖孢子的固体培养基，要能促使菌体快速生长，并产生大量优质孢子，且不易引起菌种发生变异，如麸皮培养基、大米培养基、玉米碎屑培养基以及用葡萄糖、蛋白胨、牛肉膏和NaCl等配制成的琼脂斜面培养基。配制时要求营养不能过于丰富（尤其是有机氮源），不然不易产孢子；无机盐浓度要适量，否则会影响产生的孢子数量及颜色；要注意培养基的pH和湿度。

b. 种子培养基是指供孢子发芽、生长繁殖菌丝体，并最终成为生命力旺盛的"种子"的培养基，主要包括摇瓶种子和小罐种子培养基。因此，其营养成分要求比较丰富和完全，氮源和维生素的含量也要高于普通培养基，但总浓度以略稀薄为好，这样可达到较高的溶解氧，同时还要考虑pH。种子培养基的组成还要根据不同菌种的生理特性而定。

c. 发酵培养基是供菌种生长、繁殖和合成产物之用。它既要使种子接种后能迅速生长，达到一定的菌丝浓度，又要使长好的菌体能迅速合成所需产物。因此，发酵培养基的组成除有菌体生长所必需的元素和化合物外，还要有产物合成所需的特定元素、前体物质和促进剂等。

此外，病毒等寄生性微生物不能生长在普通培养基上，所以常用鸡胚或活细胞进行培养。

五、微生物的群体生长

微生物的生长与繁殖是两个不同，但又相互联系的概念。在适宜的条件下，微生物不断地从外界吸收营养物质，通过代谢作用获得营养和能量，合成菌体自身组分、原生质和其他组成成分，其结构有规律地不可逆地增加，致使菌体的质量增加，体积增大，这种现象称为微生物个体生长。微生物生长到一定阶段，由于细胞结构的复制与重建，并通过特定方式产生新的生命个体，即引起菌体数量增多的生物学过程称为繁殖。生长是一个逐步发生的量变过程，繁殖是一个产生新的生命个体的质变过程。生长是繁殖的基础，繁殖是生长的结果。

在高等生物里这两个过程可以明显分开，但在低等特别是在单细胞的生物里，由于个体微小，这两个过程是紧密联系很难划分的过程。单细胞微生物，如细菌，当细胞增长到一定程度时，一般以简单的二分裂法进行无性繁殖，形成两个基本相似的子细胞，子细胞又重复以上过程。多细胞微生物，如某些霉菌，细胞数目的增加如不伴随着个体数目的增加，只能叫生长，只有通过形成无性孢子或有性孢子，使菌体数目增加的过程才叫繁殖。当环境条件适宜时，生长与繁殖始终交替进行。这样，原有的个体已经发展成一个群体或培养物。微生物群体在生长过程中个体体积和质量的变化不易察觉，所以常以细胞数量的增加或以细胞群体的总质量的增加作为生长的指标。

1. 微生物的生长现象

微生物在固体培养基表面或内部，由单个细菌或孢子繁殖形成肉眼可见菌落。在固体培养基上，表面菌落连成一片称为菌苔。将细菌穿刺接种到半固体培养基中，经培养后，如是无动力的细菌，则可见到细菌仅沿穿刺线呈清晰的线形生长，周围培养基透明澄清；如是有动力的细菌，则细菌从穿刺线向四周培养基运动扩散，可见沿穿刺线呈羽毛状或云雾状浑浊生长。通过细菌在半固体培养基上的生长现象可判断该菌是否有动力，进而断定有无鞭毛的存在，是常用的鉴别细菌的方法之一，也可用于菌种的保藏。

微生物在液体培养基里可进行静置培养、摇瓶培养和发酵罐培养。液体培养常用于观察微生物的生长状况、检测生化反应和积累代谢产物等。静置培养是指在培养过程中，培养物始终保持静止状态的培养方法。多数需氧菌及兼性厌氧菌在液体培养基里呈现均匀浑浊的状态，如大肠埃希菌，由于菌量越多，浊度越大，从而用比浊法可以估计细菌的数量。专性需氧菌多生长在液体表面并形成菌膜，如枯草杆菌。能形成长链的细菌则在液体下部呈沉淀生长，如链球菌。

2. 细菌的生长曲线

大多数细菌通过无性二分裂法进行繁殖，繁殖速度很快。如大肠埃希菌在适宜的条件下，每20min左右分裂一次，如果始终保持这样的繁殖速度，在48h内，其子代总质量可达2.2×10^{31}g，约为地球质量的4000倍。然而，实际情况是不可能的。随着营养物的消耗，有害代谢产物积累，外界条件变化，生长就会中止。微生物在有限体系中的生长称为群体生长。在科研和生产中，接种是细菌的群体接种，接种后的生长是群体生长。那么，微生物群体生长规律如何呢？虽然对单个细菌来说，生长和繁殖是两个不同的概念，但是对于细菌群体来说，多以细菌的繁殖作为细菌群体生长的指标，细菌的繁殖亦视为群体生长。

将一定量的纯种单细胞微生物接种到适宜的定量液体培养基中，在适宜的条件下培养，每隔一定时间取样，测算菌数，以时间为横坐标，菌数的对数为纵坐标，可绘一条有规律的曲线，这就是微生物的典型生长曲线。生长曲线代表了细菌在适宜的环境中生长繁殖直至衰老全过程的动态变化。

生长曲线并不是一条阶段分明的直线，往往是一条缓慢上升以后又逐渐下降的曲线。培养物是逐步地从一个生长期进入到下一个时期,某一生长期的末尾时并不是所有的培养细胞均处于相同的生理状态,典型的生长曲线可分为延滞期、对数期、稳定期和衰亡期四个时期。研究生长曲线既可为研究营养和环境条件提供理论依据,又可用来调控微生物的生长发育。正确认识和掌握生长曲线各期的特点对指导发酵生产也是十分必要的。

(1) 延滞期

少量纯种细菌接种到适宜培养基后,适应新环境,数目不增加的一段时期称为延滞期,又称停滞期、适应期或调整期。延滞期是细胞分裂启动之前的恢复或调整,而不是生长的休眠或停留期。延滞期细胞的主要特征是代谢活跃,体积增大,从介质中快速吸收各种营养物质,大量合成细胞分裂所需的酶类、ATP 和其他细胞组分,为细胞分裂准备。

细菌接种到一个新的环境,暂时缺乏足够的能量和必需的生长因子,需要调整代谢,需要合成必需的酶、辅酶或某些中间代谢产物和菌种老化(即处于非对数生长期)或未充分活化以及接种时造成的损伤等均可造成延滞期的出现。此期的长短与菌种遗传特性、菌龄、接种量、移种到新鲜培养基前后所处的环境条件是否相同等因素有关,短的只需几分钟,长的可达几小时。繁殖速度较快的菌种接种时,其延滞期也较短,甚至检查不到延滞期;接种到同样组成的培养基比接种到组成不同的培养基中,其延滞期要短些;增大接种量可缩短甚至消除延滞期。

由于延滞期的长短能影响微生物的正常生长周期,在发酵工业生产中延长生产周期,会降低设备的利用率。因此,深入了解延滞期产生的原因,采取缩短延滞期的措施,在发酵工业上具有十分重要的意义。在生产实践中,通常采取的措施有增加接种量,在种子培养中加入发酵培养基的某些营养成分,采用最适种龄,即处于对数生长期的健壮菌种接种以及选用繁殖快的菌种等措施,以缩短延滞期,加速发酵周期,提高设备利用率。

(2) 对数期

一旦细菌细胞的生理修复或调整完成,延滞期即告结束,细胞开始进入快速分裂阶段。由于这一时期细胞数目的增加以几何级数进行,故称对数期,又称指数期。在此期内,如用菌数的对数与培养时间作图时,则该线呈一条直线。

对数期的菌数按几何级数增加,即 1 个细菌繁殖 n 代,产生 2^n 个细胞。对数期的细胞分裂速度最快、代时最短、代谢活动旺盛、酶活性高、对环境变化敏感,细胞大小比较一致,并且细胞内的核糖体等组分也像细胞数目一样以同样的对数生长速率增加,细胞合成核糖体以及蛋白质越多,其生长速率也越快。在此期中,细胞代谢活性最强,组成新细胞物质最快,所有分裂形成的新细胞都生长旺盛。

这一阶段代时稳定,细菌数目的增加与原生质总量的增加,与菌液混浊度的增加均呈正相关性。这时,细菌纯培养的生长速率也就是群体生长的速率,可用代时表示。所谓代时,即单个细胞完成一次分裂所需的时间,亦即增加一代所需的时间,也叫增代时间或世代时间。在此阶段,由于代时稳定,因此,只要知道了对数期中任何两个时间的菌数,就可求出细菌的代时。不同的细菌的对数期的代时不同,同一种细菌,由于培养基组成和物理条件的影响,如培养温度、培养基 pH、营养物的性质等,代时也不相同。

对数期的菌体代谢活跃,消耗营养多,生长速率高,个体数目显著增多。另外,群体中的细胞化学组成与形态、生理特征等比较一致,这一时期的菌种很健壮,因此,在生产上常用它作为接种的种子。实验室也多用对数期的细胞作为试验材料。通常对数期维持的时间较长，但它也受营养及环境条件所左右。

(3) 稳定期

在一定的培养液中，细菌不可能按对数期的高速率无限生长繁殖，这是由于对数期中细菌的活跃生长已经消耗了大量的营养物质，代谢过程中产生的废物甚至有害物质积累达到了抑制生长的水平，氧气消耗导致了厌氧环境的出现。所以，在对数期末，细菌生长速率逐渐下降，死亡率大量增加，以致使新增殖的细胞数与死亡的细胞数趋于平衡，因此活菌数保持相对的稳定，称为稳定期，又称恒定期或最高生长期。处于稳定期的微生物，新增殖的细胞数与老细胞的死亡数几乎相等，整个培养物中二者处于动态平衡，此时生长速度，又逐渐趋向零。

此阶段初期，细菌分裂的间隔时间开始延长，曲线上升逐渐缓慢。随后，部分细胞停止分裂，少数细胞开始死亡，致使细胞的新生速率与死亡速率处于动态平衡。这时培养物中细胞总数达到最高水平，接着死亡细胞数大大超过新增殖细胞数，曲线出现下降趋势。但此时细胞的许多功能，如能量代谢和某些生物合成过程还在继续进行，某些代谢产物特别是次生代谢产物主要就是在稳定期，特别是在对数期与稳定期转换阶段所产生的，这些产物包括抗生素和某些酶。由于微生物的生长改变了自身的生活条件，出现了不利于细菌生长的因素，如pH值、氧化还原电位等，致使大多数芽孢杆菌在这个生长阶段形成芽孢。

稳定期的微生物，在数量上达到了最高水平，代谢产物的积累也达到了高峰，人们要获得其代谢物质，可在这一时期提取。在此稳定期内，活菌数达到最高水平。如要得到大量菌体，也应在此期开始收获。稳定期的长短与菌种和外界环境条件有关，一方面稳定期持续时间长短取决于菌种的繁殖与衰亡的数量之比，另一方面环境条件对稳定期的长短也有影响，生产上常常通过补料、调节pH、调整温度等措施，延长稳定期，以积累更多的代谢产物。

(4) 衰亡期

如果处于稳定期的细菌继续培养，由于营养物质的耗尽和有毒代谢产物的积累，细胞的死亡率将逐渐增加，最终群体中活细胞数目将以对数速率急剧下降，此阶段便是衰亡期。此期细菌代谢活性降低，伴随着细菌细胞裂解或自溶可释放出一些代谢产物，如氨基酸、转化酶、外肽酶或抗生素等。菌体细胞也呈现多种形态，有时产生畸形，细胞大小悬殊，有的细胞内含很多空泡，革兰氏染色反应的阳性菌变成阴性反应。这个时期，细菌菌体常出现畸形和衰退型等多种形态，因此，此期的菌种不宜作种子。

六、微生物的培养

微生物无处不在，在肥沃的土壤中，每克土含有亿万个细菌、真菌、藻类和原生动物；人的一个喷嚏就可散布上万个微生物。为了从混杂的环境中分离得到所需的目的菌，科赫发明了固体培养基，建立了纯培养技术，为推动微生物学的发展作出了划时代的贡献。对环境微生物进行人工培养得到混合培养物，从混合培养物中分离得到单个微生物生长繁殖成的菌落，挑取单个菌落接种到新鲜培养基中，经培养就得到了该微生物的纯培养物。

1. 微生物纯培养获得的方法

纯培养是利用和研究微生物的第一步，是微生物工作中最重要的一个环节。常用的方法有稀释法、单细胞分离法和富集培养法。

(1) 稀释法

稀释法是通过一定的方法，使菌体浓度得到稀释，使微生物的细胞或孢子以单独的状态存在，在适宜的条件下形成菌落，常采用的方法有平板划线或平板涂布法、倾注倒平板法及液体稀释法。

① 平板划线和平板涂布法　用接种环无菌操作蘸取少许待分离材料，在平板表面进行连续划线或分区划线，在适宜的条件下培养，观察。划线开始部分，微生物往往连在一起，随着线划得越来越多，菌数逐渐减少，最后可能形成单个孤立的菌落，可获得纯培养物。用L形玻棒代替接种环，在培养基表面涂布称为平板涂布法，涂布适宜，微生物也能一一分散，可在平板表面得到单菌落。该法操作简便，所需设备少，是纯培养分离的常用方法。

② 倾注倒平板法　也是常用的纯培养分离法。先将待分离的材料用无菌水液体稀释，然后分别取不同的稀释液少许，与已熔化并冷却至45℃固体培养基混匀后，倾注倒平板，在适宜的温度下培养一段时间，如果稀释得当，在平面或培养基内部就可出现分散的单个菌落。挑取单个菌落或重复以上操作，即可获得纯培养。该法既可定性又可定量，应用十分广泛。

③ 液体稀释法　对于大多数细菌和真菌，可在固体培养基上生长良好，因此，用平板分离的方法通常是满意的，然而一些细胞较大的细菌、原生动物和藻类等不能在固体培养基上生长，需要用液体稀释法来获得纯培养。将待分离材料接种在培养液中进行顺序稀释，高度稀释后有可能在某一稀释度，大多数试管没有微生物生长，那么有微生物生长的试管中可能就是由一个微生物个体生长繁殖的结果，就是纯培养物。因此采用稀释法进行液体分离，必须在同一个稀释度有许多平行试管，且大多数表现为不生长。

(2) 富集培养法

混杂微生物群体中微生物的种类和数量并不均衡，很多微生物在混杂群体中的比例较少甚至非常少，采用一般的稀释方法几乎不可能分离到该种微生物。没有一种培养基或培养条件能满足群体中所有微生物生长的要求，采用一般的培养基和培养方法，无法分离某些特殊生理类型微生物，可"投其所好"或"取其所抗"选择适合某种微生物生长而限制其他微生物生长的选择培养基和培养条件使该菌在群落中的数量上升，再通过稀释法进行纯培养即为富集培养。

富集培养是生物学最强有力的技术之一，只要掌握某一微生物的特殊要求，就可通过营养和生理条件的无穷尽组合方式从自然界选择特定微生物，开发有益菌株，满足人们生产科研的需求。用于富集培养的主要是一些碳源和氮源，如纤维素可被用来富集纤维素分解微生物，石蜡油用来富集分解石油的微生物，或用于抑制其他生物的选择性抑制剂或理化因素。更多情况下，同时利用两方面的因素富集目的菌。例如要分离某种抗生素抗性菌株，可根据菌的多少采用选择培养基进行直接富集分离或先将样品和加有该抗生素的培养基培养一段时间，反复多次使目标微生物菌数大大增多，再分离纯化。此外，也可将混杂微生物进行适当的处理，以消除非目的菌。如分离产芽孢的菌，可将样品用100℃处理3min以去除非芽孢菌。又如分离结核杆菌，可将痰液接种至敏感动物，被感染动物的某些组织可含有纯培养的结核杆菌，再采用平板技术将病菌分离出来。

2. 实验室微生物培养的方法

在实验室培养微生物，如果用固体培养基常采用试管、平皿等容器；如果用液体培养基，常用试管、三角瓶或台式发酵罐。在实验室培养厌氧菌需要提供特殊的培养装置和特殊的培养基，培养基中需加入刃天青等还原指示剂，常用的厌氧培养技术主要有厌氧罐技术、厌氧手套箱技术、亨盖特厌氧试管技术。

(1) 固体培养的方法

将微生物菌种接种在固体培养基表面，使微生物获得充足的氧气，以利于其生长，根据所用器皿不同将其分为试管斜面培养、培养皿平板培养等。

(2) 液体培养的方法

液体培养法是将微生物菌种直接接种于液体培养基中，并不断振荡或搅拌，使微生物均匀地在液体培养基中生长繁殖。液体培养适用于好氧微生物，以迅速得到大量繁殖体为目的。通过不断振荡或搅拌，可使无菌空气不断通入容器中，使微生物与氧气和培养基充分接触而迅速繁殖。在实验室中常采用摇瓶培养，即将试管或三角瓶固定在恒温摇床上进行振荡培养，从而获得足够的菌体和代谢产物。摇瓶培养常用于微生物的生理生化实验、发酵和菌种筛选。台式发酵罐是实验室模拟生产实践的重要工具。实验室所用发酵罐一般体积为几升到几十升，大多都有自动控制和记录装置，配有溶解氧、pH、温度和泡沫检测电极，加热冷却装置，补料自动记录装置等。

3. 工业微生物培养的方法

工业生产上则利用发酵罐培养法，发酵罐培养是将摇瓶培养进一步放大，培养物可达数十立升，此时还需向深层液中通入无菌空气，因此也称通气培养法。

(1) 分批培养法

将微生物置于一定容积的培养基中，在适宜的条件下培养生长，一次收获，这种方式叫作分批培养或间歇培养。通常在研究细菌群体生长规律时采用分批培养，如生长曲线的研究。分批培养中营养物不断被消耗，有害产物不断积累，生长是有限制的，对数期维持时间较短。

分批培养应用在生产实践上，就称为分批发酵。分批发酵包括简单分批发酵、补料分批发酵和反复补料分批发酵三种类型。

① 简单分批发酵　将物料全部一次投入，经一定时间发酵后将发酵液一次放出。它以微生物的生长、各种营养物的消耗和代谢产物的合成都时刻处于动态之中为特征。简单分批发酵不能维持一定的菌体浓度，当基质耗尽后菌体将加速死亡，使活细胞含量迅速下降，不利于发酵生产。为克服简单分批发酵的缺点，设计了补料分批发酵。

② 补料分批发酵　指在开始时投入定量的基础培养基，到发酵过程的适当时期，开始连续补加碳源和其他必需基质，直至发酵液体积达到发酵罐最大操作容积后，将

发酵液一次全部放出。由于持续供给菌体维持和生长所需的营养，故保持发酵液中有较高的活菌体浓度，另外，不断的补料稀释，对降低发酵液黏度，强化需氧发酵液的供氧，也是十分有利的，因此，补料分批发酵目前已广泛用于各种发酵产品的工业生产中。补料分批发酵时发酵液体积不断增加，受发酵罐操作容积的限制，发酵周期只能控制在较短的时间内。如果通过降低初始发酵液体积来延长周期，则发酵罐平均容积利用率下降。

③ 反复补料分批发酵　在补料分批发酵的基础上，每隔一定时间按一定比例放出一部分发酵液，使发酵液体积始终不超过发酵罐的最大操作容积。反复补料分批发酵从理论上可以延长发酵周期，直至发酵产率明显下降，才最终将发酵液一次全部放出。这样既保留了补料分批发酵的优点，又避免了它的缺点，因而越来越被普遍应用工业发酵中。

（2）连续培养法

实验室研究和工业生产往往要求微生物能维持恒定的对数生长。连续培养能满足这一要求，使微生物生长长时间处于对数生长的稳定状态，达到平衡生长。连续培养是在研究典型生长曲线的基础上，采取有效措施，延长对数生长期。具体地说，就是在一个恒定容积的流动系统中培养微生物，一方面以一定的速度连续地加入新的培养基，并立即搅拌均匀；另一方面又以相同的速度流出培养物（菌体或代谢产物）。这样，培养系统中细胞数量和培养状态保持动态恒定。

连续培养如应用于生产实践上就称为连续发酵。我国早在20世纪60年代就采用了多级连续发酵法大规模生产丙酮、丁醇等有机溶剂等。连续发酵与分批发酵相比最大优点是高效，取消了分批发酵中各批之间的时间间隔，提高了设备的利用率，缩短了发酵周期。同时，连续发酵处于平衡状态，各项参数如基质浓度、溶氧浓度及细胞密度等可用各种仪表进行自动控制，降低动力、人力的消耗，产品质量较均一稳定，易于分期控制，选择优化条件进行多级连续发酵，提高产量。连续发酵也有其缺点，最突出的问题是易遭受杂菌的污染和菌种的退化。

（3）同步培养法

微生物的个体结构简单，多为单细胞，但是与其他个体一样，也有一个生长过程。不同时期细胞内发生着复杂的变化，而要研究单个细菌的变化，最直接的方法是采用电子显微镜观察细胞的超薄切片，但此法操作烦琐，受到许多实验条件的限制，对操作人员的要求较高。另一种是使用同步培养技术，它是使群体中不同步的细胞转变成生长发育在同一阶段的培养方法。通过同步培养方法使微生物群体细胞处于同一生长阶段，并同时进行分裂的生长方式称为同步生长。同步培养方法获得的培养物称同步培养物。此时，对同步培养物的生长测定就相当于对个体细胞的测定，是一种理想的材料。获得同步培养物的方法主要有选择法和诱导法两种。

① 选择法　通过物理学方法从随机的、不同步群体中选择出同步群体的方法。主要有根据细胞大小不同的过滤分离法、根据细胞体积或质量不同的区带密度梯度离心法和滤膜洗脱法。滤膜洗脱法是选择法中的经典方法，该法将非同步的细菌液体培养物通过硝酸纤维素滤膜的过滤器，细胞紧密吸附其上，将滤膜翻转，再以新鲜培养基滤过，洗去一些未粘牢的

细菌，然后将过滤器在适宜的条件下培养一段时间，再用培养基滤过，刚刚分裂的细菌由于不与滤膜接触，本身又附着液滴质量而下落，因此短时间内收集洗脱液，并接种新鲜培养基即可获得同步培养。

② 诱导法　根据细菌生长与分裂对环境条件如温度、光线和培养基等不同的原理来诱导同步性的方法。

a. 温度诱导法　最适生长温度和亚适生长温度交替变化，在亚适生长温度下培养物缓慢新陈代谢，生长稍受抑制，然后改换成最适生长温度即可使大多数细菌产生同步分裂。

b. 营养诱导法　将不同步的培养物在营养不足的条件下培养一段时间，可导致细菌生长缓慢直至生长停止，然后转入适宜培养基中则进入同步生长。如先将组氨酸缺陷型细菌在未加入组氨酸成分的培养基中培养，然后移入含有组氨酸的培养基中。

(4) 厌氧培养法

在微生物世界中，厌氧菌的种类相对较少，绝大多数种类都是需氧菌或兼性厌氧菌。但近年来已发现越来越多的厌氧菌，如巴氏梭菌、丙酮丁醇梭菌等。专性厌氧菌培养常采用物理或化学的方法。专性厌氧菌只能在很低的氧化还原电位的培养基中生长，因此，在配制培养基时除满足微生物的营养需求外，还要加入氧化还原指示剂和还原剂，如半胱氨酸盐酸盐、Na_2S或维生素C等。

① 深层培养　将固体或半固体厌氧培养基装入试管，制备成高层琼脂柱，以培养相应的厌氧菌，厌氧菌在试管底部生长。如液体培养基，则在分装时加大培养基的量，使用前煮沸数分钟，然后在培养基上面覆盖一层液体石蜡或凡士林隔绝空气。

② 烛罐法培养　将培养物放在密闭的容器中，点燃蜡烛，当氧气耗尽、火焰熄灭时，约有7% CO_2存留在空气中。本法较粗糙，仅供在没有厌氧培养的条件下使用。

③ 厌氧培养箱　抽去培养箱或罐中氧气，充入其他气体如氮气、氢气或二氧化碳等。

④ 厌氧手套箱　原理同厌氧培养箱，箱体结构严密、不透气，其内始终充满惰性气体，处于高度无氧状态。优点是培养材料、培养物均可通过密闭装置的交换室进出箱体，工作人员的双手戴塑料手套可进入手套箱操作，还可进行恒温培养。

七、菌种保藏

1. 菌种的保藏方法

菌种保藏的目的是保持优良的菌种生产稳定、不污染杂菌、不死亡。常用的菌种保藏方法除了斜面保藏法、液体石蜡保藏法和甘油冷冻保藏法，还有固体曲保藏法、砂土管保藏法、冷冻干燥法、液氮超低温保藏法。

(1) 固体曲保藏法

根据我国传统制曲原理加以改进的一种方法，适用于产孢子的真菌。该法采用麸皮、大米、小米或麦粒等天然农产品为产孢子培养基，使菌种产生大量的休眠体（孢子）加以保存。该法的要点是控制适当的水分。例如在采用大米孢子保存法时，先取大米充分吸收水膨胀，然后倒入搪瓷盘内蒸15min，使大米粒仍保持分散状态。蒸毕，取出搓散，稍冷，分装于茄形瓶内，蒸汽灭菌30min，最后抽查含水量，合格后备用。将要保存的菌种制成孢子悬浮液，取适量加入已灭菌的大米培养基中，敲散拌匀，铺成斜面状，在一定温度下培养，在培养过程中要注意翻动，待孢子成熟后，取出置冰箱保存，或抽真空至水分含量在10%以下，放在盛有干燥剂的密封容器中，低温或室温保存，可保存1~3年。

（2）砂土管保藏法

用人工方法模拟自然环境使菌种得以栖息，适用于产孢子的放线菌、霉菌以及产芽孢的细菌。砂土是砂和土的混合物，砂和土的比例一般为3:2或1:1，将黄砂和泥土分别洗净、过筛，按比例混合后装入小试管内，装料高度为1cm左右，经间歇灭菌2~3次灭菌后烘干，并作无菌检查后备用。将要保存的菌种斜面孢子刮下，直接与砂土混合；或用无菌水洗下孢子，制成悬浮液，再与砂土混合。混合后的砂土管放在盛有五氧化磷或无水氯化钙的干燥器中，用真空泵抽气干燥后，放在干燥低温环境下保存，保存期可达1年以上。砂土管保藏需将砂和土充分洗净，以防其中含有过多的有机物，影响菌的代谢或经灭菌后产生一些有毒物质。

（3）冷冻干燥法

在低温下迅速地将细胞冻结以保持细胞结构的完整，然后在真空下使水分升华。这样菌种的生长和代谢活动处于极低水平，不易发生变异或死亡，一般能保存5~10年。此法适用于各种微生物。具体的做法是菌种制成悬液，与脱脂牛奶或血清等保护剂混合，放在安瓿瓶内，用-15℃以下低温使之速冻，在低温下用真空泵抽干，最后将安瓿瓶真空熔封，低温保存。冷冻干燥所用的保护剂，有不少经过加热就会分解或变质的物质，如还原糖和脱脂乳，过度加热往往形成有毒物质，灭菌时应特别注意。冷冻干燥时，冷冻速度缓慢易导致细胞内形成较大的冰晶，对细胞结构造成机械损伤。真空干燥程度也将影响细胞结构，加入保护剂就是为了尽量减轻冷冻干燥对细胞结构的破坏。细胞结构的损伤不仅使菌种保藏的死亡率增加，而且容易导致菌种变异，造成菌种性能衰退。

以上介绍的几种菌种保藏方法，菌种在保藏过程中都有不同程度的死亡，特别是那些不产孢子的菌体保存效果不够理想。微生物在-130℃以下，新陈代谢活动停止，这种环境下可永久性保存微生物菌种。液氮的温度可达-196℃，用液氮保存微生物菌种已获得满意的效果。液氮超低温保藏法简便易行，关键是要有液氮装置。该方法要点是将要保存的菌种（菌液或长有菌种的琼脂块）置于10%甘油或二甲基亚砜保护剂中，密封于安瓿瓶内（安瓿瓶的玻璃要能承受很大温差而不致破裂），先将菌液降至0℃，再以每分钟降1℃的速度降至-35℃，然后将安瓿瓶放入液氮罐中保存。

2. 菌种的衰退和复壮

一个生产菌种生产多年以后，表现为生产性能衰退；某些在实验室小试发酵获得的菌种进行中试放大发酵试验却屡屡失败；氨基酸发酵过程中需采用种种措施稳定生产菌种的生产性能。以上这些宏观现象告诉我们，虽然生产菌种来自一个性状优良的微生物个体，但随着传代培养，使用的生产菌种是由众多的微生物个体组成的，其中有许多是已发生了变异的个体，其中使发酵产量降低的负变异的个体数目大大多于使发酵产量提高的正变异的个体。由于负变异的个体生长速度比具有高产性能原始菌种个体要快，随着传代培养的延续，上述现象将更加严重。这样总的表现是菌种生产性能衰退。菌种的生产能力决定于菌种的遗传特性和菌种的生理状态，菌种衰退的原因也包括这两个方面。

(1) 菌种的遗传特性改变

导致菌种遗传特性改变的遗传学机理有异核现象、自发突变和回复突变三个方面。

① 异核现象　某些菌丝在生长时会和邻近的菌丝细胞间发生融合，形成异核菌丝体（简称异核体），即在一条菌丝里含有几个遗传特性不同的细胞核，共同生活在细胞质里。异核体可以由遗传特性不同的菌丝融合后形成。异核体所产生的单核或多核的孢子具有不同的遗传特性和不同的生长繁殖速度，其结果是伴随着菌种的传代培养，菌种的遗传特性发生改变。

② 自发突变　由于 DNA 在复制过程中会出现偶然的差错，以及环境中某些物质和某些微生物自身的代谢产物对微生物有微弱的诱变作用，菌种以很低的频率发生自发突变，导致菌种遗传特性改变。

③ 回复突变　突变所产生的变种或杂交重组所形成的杂种往往不稳定，容易发生回复突变，以致在菌种这一群体中形成具有不同基因型的个体。

这些可能导致菌种衰退的变异，通过菌种所处的环境因素的影响得以表现。生产过程中，菌种传代的次数过多和菌种保藏条件不良均会导致菌种衰退性变异。生产菌种需要传代培养，虽然原始斜面菌种是由单菌落发育而来的，但斜面培养物的个体具有不同的遗传特性，所有菌种的性状实际上是菌种群体的特征。群体较纯的，传代后变异较少；群体不纯的，传代后变异多。菌种传代次数越多，菌种衰退变异越严重。

虽然基因突变具有不定向性，有减低产量的负变异，也有提高产量的正变异。但是对于一个产量较高的生产菌种而言，出现负变异的概率更高些，更重要的是传代培养具有某种富集负突变株的选择作用，导致整个菌种群体生产性能的衰退。生产中我们通常所说的菌种优良性状是和大量生产发酵产物有关的，高产菌株往往表现活力弱、生长繁殖速度慢的特点。高产菌种负变异出现概率高和生长繁殖慢的特点，使得传代培养实质上使菌种群体负变异个体增多，菌种的生产能力衰退。此外，菌种保藏过程中采用的一些方法，例如冷冻干燥，会对菌体细胞结构和 DNA 造成损伤，在修复这些损伤时，菌体可能发生变异。因此，菌种保藏条件不良也会使得菌种衰退性变异。菌种的遗传特性需要在一定条件下才能表现出来，菌种的培养条件对菌种的发酵量也会有重大影响。

(2) 菌种的生理状态变化

因培养条件不适当，使菌种处于不利于发酵生产的生理状况，其结果也表现为菌种衰退。菌种培养条件影响菌种发酵产量有以下三方面的原因。

① 菌种培养基的性质可影响菌落类型的比例，进而影响发酵产量　一个菌种不是单一的群体，而是由一些变异菌株混合组成的，这些变异菌株所占的比例决定该菌种的特性。由单菌落发育而来的菌种分离在固体培养基，可以长出许多形态培养特征各异的菌落。这些不同的菌落类型在代谢和生长繁殖速度等方面有一定差异。培养基的性质可以影响各变异株在培养物中的比例而改变菌种特性。最显著的实例是同一个菌种在不同的固体培养基上培养，所生长出来的单菌落，其形态培养特征有显著差异，各种类型菌

落所占的比例不同。灰色链霉菌在豌豆琼脂培养基上，有3～4种菌落类型，而在黄豆粉培养基上仅出现两种菌落类型。

② 菌种培养基通过影响菌种的生理状况而影响发酵产量　菌种培养基的营养过于丰富不利于孢子形成而不利于发酵。菌种培养基的营养贫乏也同样不利于发酵。因为菌种在营养贫乏的培养基中多次传代，会使菌体细胞内缺乏某些生长因子而衰老甚至死亡。因此，自然选育或菌种培养所用的培养基应选择具有传代后生产能力下降不明显、菌体不易衰老以及正常类型菌落丰富等优点的培养基。

③ 菌种培养基中含有诱导剂或阻遏物，使菌体的某些与发酵产量有关的基因处于活化状态或阻遏状态　这样一种生理状态的菌种，即使转移至发酵培养基中，其基因的活化状态或阻遏状态可能以类似生理性延迟或细胞分化的机制保持较长一段时间而影响发酵产量。

(3) 菌种的复壮

根据以上菌种衰退原因的分析，防止菌种衰退的主要措施如下：尽量减少菌种的传代次数、用单核细胞传代、优化菌种的培养条件、选择合适的菌种保藏方法。

恢复已衰退菌种优良特性的措施称为复壮，一般有如下三种方法。

① 分离纯化法　衰退菌种实际上是一个混合的微生物群体，采用单菌落自然分离方法，可获得性状优良的菌种。

② 淘汰法　采用低温或高温等条件淘汰已衰退的个体，留下未退化的健壮个体，从而达到复壮的目的。例如对大肠埃希菌产青霉素酰化酶斜面菌种采用80℃短时间处理，青霉素酰化酶产量有所提高。

③ 宿主体内复壮法　对于寄生性微生物的衰退菌株，可通过接种至宿主体内恢复其典型性状。例如肺炎链球菌经过多次人工培养基传代后，毒力减弱，经小白鼠体内传代，荚膜增厚，毒力增强。

任务实践一　准备培养器皿

【任务解析】

在微生物培养鉴定工作中，洗涤玻璃仪器不仅仅是一个简单的实验前预备工作，更是一个技术性的工作。操作不当或不按标准操作规范准备，会影响微生物培养的结果，甚至会导致失败。微生物培养用器皿的准备工作一般需要经过清洗、干燥、包扎和灭菌四个步骤。

1. 微生物培养用器皿的清洗

清洗玻璃器皿时可以采取用水刷洗、用洗涤剂刷洗和超声波清洗三种方法。水刷洗是指用各种毛刷，如试管刷、瓶刷、滴定管刷等蘸水刷洗仪器，用水冲去可溶性物质及刷去表面黏附灰尘。对于较脏的器皿，可用洗涤剂或去污粉水溶液进行刷洗，它们都有较强的去污能力，必要时可温热或短时间浸泡。超声波清洗仪用于一些有顽固污渍的器皿或吸管、容量瓶等细长的难以用刷子刷洗的器皿的清洗。

新的玻璃器皿应用2%的盐酸溶液浸泡数小时，中和玻璃的碱性物质，再用水充分洗干净。用过的器皿应立即浸泡,并及时洗涤。一般的器皿都可用去污粉、肥皂或5%的热肥皂水来清洗。油脂很重的器皿应先将油脂擦去。沾有焦油、树脂等物质时可用浓硫酸或40%氢氧化钠或洗液浸泡;沾有蜡或油漆物,可加热使之熔融后拭去,或用有机溶剂苯、二甲苯、汽油或丙酮等拭去。

2. 微生物培养用器皿的干燥

玻璃器皿经洗涤后,若内壁的水是均匀分布成一薄层,表示油垢完全洗净,若挂有水珠,则还需用洗涤液浸泡数小时,然后再用自来水充分冲洗,最后用纯化水冲洗3~5次,洗去自来水带来的杂质。

玻璃器皿洗净后需要干燥备用,干燥的方法有烘干法、自然晾干法和有机溶剂快干法。洗净的器皿控去水分,放在烘箱内烘干,烘箱温度一般设置为105~110℃,时间1h左右。烘干法适用于大多数器皿。不急用的器皿,可以在无尘处倒置控去水分,自然晾干。对于急用的器皿或不适于放入烘箱的较大器皿可用吹干的办法。通常是用少量乙醇倒入器皿中摇洗后倒掉,然后用电吹风机吹干。此法要求通风好,防止中毒,不可接触明火,以防爆炸。

3. 微生物培养用器皿的包装

为了灭菌后仍保持无菌状态,各种玻璃器皿均需包装。根据器皿的形状与用途,可以进行全包装或局部包装。洗净的培养皿烘干后,根据需要若干个放在一起,用牛皮纸包装,然后进行灭菌。洗净烘干后的吸管,在连接吸耳球的一头塞入少许脱脂棉,以防在使用时造成污染。每支吸管用一条宽4~5cm的纸条螺旋形卷起来,吸管的尖端在头部,另一端用剩余的纸条打成一个结,以防散开,标上容量。使用时,从吸管中间拧断纸条,抽出试管。

试管和三角瓶都需要塞合适的棉塞,棉塞的作用主要是防止杂菌污染和保证通气良好,并可减缓培养基水分的蒸发,所以好的棉塞应该形状、大小和松紧与试管口或三角瓶口完全适合。过紧不易塞入、妨碍空气流通;棉塞过小易掉进试管(或三角瓶)内;过松时,空气会毫无障碍地进入试管(或三角瓶)中,达不到灭菌的目的。棉塞的长度应该不小于管口(瓶口)直径的2倍,加塞时,棉塞长度的1/3在管口(瓶口)外,约2/3塞进管口(瓶口)。此外,液体培养中还经常用到通气塞,即8层纱布重叠而成,或在两层纱布间均匀铺一层棉花而成。对较粗的试管棉塞,若在其外再包上一层纱布可延长其使用寿命。目前,有条件的实验室已使用坚固的塑料试管帽或硅胶泡沫塞替代棉塞,所以试管和三角瓶也可以根据规格和试验要求来选用胶塞。棉塞或胶塞封口后,若干支试管外再包裹牛皮纸,或装入灭菌袋内,用棉绳扎紧。三角瓶加棉塞后,单个用牛皮纸包扎。

4. 微生物培养用器皿的灭菌

灭菌是指杀死或消灭一定环境中或物体上的所有微生物。微生物培养器皿的灭菌常用物理方法,即加热灭菌。加热灭菌包括湿热和干热灭菌两种。通过加热,高温使微生物细胞内的蛋白质凝固变性而达到灭菌的目的。细胞内的蛋白质凝固性与其本身的含水量有关,在菌体受热时，当环境和细胞内含水量越大，则蛋白质凝固就越快，反之含水量越少，凝固缓慢。在同一温度下，湿热的杀菌效力比干热好，其原因有三：一是湿热中细菌菌体吸收水分，蛋白质含水量增加后，较易凝固；二是湿热的穿透力比干热大；三是湿热的蒸汽有潜热存在。1g 水在 100℃ 时由气态变为液态时可放出 2.26kJ 的热量，这种潜热能迅速提高被灭菌物体的温度，从而增加灭菌效力。

高压蒸汽灭菌法用途广、效率高，是微生物学实验中最常用的灭菌方法。这种灭菌方法是基于水的沸点随着蒸汽压力的升高而升高的原理设计的。当蒸汽压力达到 $1.05kgf/cm^2$ 时，水蒸气的温度升高到 121℃，经 15～30min，可全部杀死物品上的各种微生物和它们的孢子或芽孢。一般培养基、玻璃器皿以及传染性标本和工作服等都可应用此法灭菌。

干热灭菌是通过干热空气杀灭微生物的方法。一般是把待灭菌的物品包装就绪后，放入电烘箱中烘烤，加热至 160～170℃ 维持 1～2h。干热灭菌法常用于空玻璃器皿、研钵、剪子和镊子等金属器具的灭菌。凡带有胶皮的物品、液体及固体培养基等都不能用此法灭菌。

【任务准备】

仪器：超声波清洗仪、电热恒温鼓风干燥箱、高压蒸汽灭菌器等。

用具：去污粉、纯化水、各种刷子、试管、培养皿、三角瓶、烧杯、吸管、涂布器、橡胶塞或脱脂棉和纱布、包装用牛皮纸、线绳、记号笔等。

【任务实施】

1. 清洗器皿

（1）新购入的玻璃器皿

先放入 2% 盐酸溶液中浸泡不少于 12h，取出后，用自来水冲洗 5 遍左右。接着放进去污粉的水溶液中，用刷子刷洗，用自来水冲洗干净。再用蒸馏水反复冲洗 5 遍左右，晾干或烘干，包扎，灭菌，备用。

（2）用过的微生物培养的器皿

① 培养皿、试管和三角瓶等，需要先用高压蒸汽灭菌，趁热将内含物倒掉后，放入去污粉溶液中浸泡，或及时刷洗，用自来水冲洗干净。再用蒸馏水反复冲洗 5 遍左右，晾干或烘干，包扎，灭菌，备用。

② 玻璃吸管使用后投入有自来水的大量筒内，以免干燥后不易清洗，再集中用自来水冲洗。

③ 用过的载玻片和盖玻片，如滴有香柏油，要先用纸擦去或浸在二甲苯内摇晃几次，使油垢溶解，再在肥皂水中煮沸 5～10min，用软布或脱脂棉擦拭，立即用自来水冲洗，然后在洗涤液中浸泡 0.5～2h，自来水冲去洗涤液，最后用蒸馏水冲洗数次，待干后浸于 95% 酒精中保存备用。使用时在火焰上烧去酒精。用此法洗涤和保存的载玻片和盖玻片清洁透亮，没有水珠。检查过活菌的载玻片或盖玻片应先在 75% 酒精中浸泡 24h，然后按上法洗涤与保存。

> **超声波清洗仪的使用**
>
> 1. 原理
>
> 人们能听到的声音频率是在20~20000Hz的声波信号,高于20000Hz的声波称之为超声波。超声波是以46000次/s的振动在液体中传导,由于超声波是一种压缩纵波,在推动介质的使用下会使液体中压力变化而产生无数微小真空气泡,造成空穴效应,当气泡受压爆破时,会产生强大的冲击力;同时超声波还有乳化中和作用,能更有效防止被清洗掉的油污重新附在被清洗物体上,达到清洗净化的目的。
>
> 2. 使用方法
>
> 使用超声波清洗仪时,先向清洗池内加入适量清水,液面高度以浸过将要清洗的零部件为准,一般不超过清洗池的四分之三。将要清洗的玻璃器皿装满水置于清洗筐内,倒入去污粉。打开超声波清洗仪的电源,启动电控加热开关,将水温调节旋钮上的白色刻度线指向适当的温度。清洗仪在使用过程中,最高温度不应超过70℃,水位不低于80mm,设置合适的清洗时间和功率,启动超声波清洗仪,开始清洗工作。
>
> 3. 注意事项
>
> 在使用时禁止先开机后倒入清洗液,这样会使机器损坏。采用清水或水溶液作为清洗剂,绝对禁止使用腐蚀性强或易燃、易爆的液体作为清洗液。清洗物品不要直接放在清洗槽底部,应用专用清洗筐,这样有利于提高清洗效果。尽量避免长时间连续工作,一般不超过30min为宜。在使用时,槽内清洗的溶液不要放入过少,一般在槽内2/3处最佳。使超声波清洗效果最佳的方式,超声波清洗槽的温度最好为30~50℃,根据不同的清洗对象正确选择清洗剂。清洗剂一般分为水清洗剂、有机溶剂清洗剂和化学反应清洗剂。使用最多的为水清洗剂,根据被清洗物的污染程度和污垢性质,选用不同的清洗时间。

2. 干燥器皿

(1) 晾干

对于不急用的玻璃器皿可在纯水刷洗后,在无尘处倒置晾干水分,然后自然干燥。晾干时,可用安有斜木钉的架子和带有透气孔的玻璃柜放置器皿。

(2) 烘干

洗净的玻璃器皿控去水分,放在电热鼓风干燥箱中烘干,烘箱温度为105℃,烘1h左右。硬质试管可用酒精灯烘干,要从底部烘起,把试管口向下,以免水珠倒流把试管炸裂,烘到无水珠时,把试管口向上赶净水汽。

(3) 吹干

对于急于干燥的器皿或不适合放入烘箱的较大器皿可用吹干的办法。将少量乙醇倒入已控去水分的仪器中摇洗，控净溶剂，然后用电吹风吹干，开始用冷风吹 1~2min，当大部分溶剂挥发后吹入热风至完全干燥，再用冷风吹残余的蒸汽，使其不再冷凝在容器内。

3. 包装器皿

（1）培养皿的包装

一般以 5~8 套培养皿作为一包，用包装纸包紧，包好后用干热或湿热灭菌；也可以将培养皿放入不锈钢金属筒内或铝饭盒内，进行干热灭菌。

（2）吸管的包装

准备好干燥的吸管，在粗头端塞入一小段棉花。将吸管尖端斜放在包装纸的近左端，与包装纸成 45°角，左端多余的一段覆折在尖头上，再将整根吸管卷入纸包装，右端多余的纸打个小结。包好的吸管再用一张大包装纸包好，干热灭菌。或一起装入专用吸管筒进行灭菌。如果一次可以用完，也可以将吸管直接装入筒内。尖端向内，使用时将筒平放在桌面上，手持粗端抽出。

（3）试管和三角瓶的包装

一般采用只包瓶口的局部包装法，试管管口和三角瓶瓶口塞以棉塞或橡胶塞，然后在外面用两层包装纸包好，并用线绳扎紧。若用铝箔纸更好，可以不用线扎。试管较多时，一般 7 支或 10 支一组，再用包装纸包扎。

（4）棉塞的制作方法

按试管或三角瓶口径大小，取适量市售棉花（不可用脱脂棉），将棉絮铺成近方形或圆形片状。若制成试管棉塞，则其直径 5~6cm，中间较厚，边缘薄而纤维外露，将近方形的棉花块的一角向内折叠，使此处棉花增厚，制成塞后为试管棉塞外露的"头"部位置，其形状显五边形状。用拇指和食指将五边形状的下脚折起，然后双手卷起棉塞成圆柱状，使柱状内的棉絮心较紧。在卷折的棉塞圆柱状基础上，将另一角向内折叠后继续卷折棉塞成形。这时稍竖起旋转棉塞，使塞外边缘的棉絮绕缚在棉塞柱体上，从而使棉塞外型光洁如幼蘑菇状态。正确的棉塞头较大，加塞时，应使棉塞长度的 1/3 留在试管口外，2/3 在试管口内，松紧适宜，紧贴管内壁而无缝隙。

（5）其他一些小用具的包装

涂布器、EP 管、移液枪头等，可以放入铝饭盒内，然后全包装铝饭盒，进行灭菌。

4. 灭菌器皿

（1）高压蒸汽灭菌

基本流程为：检查水位，放置灭菌物品，关盖密封，设置灭菌参数，排冷空气后关闭排气阀，开始升压、升温至设置温度，开始灭菌倒计时，灭菌结束后，等压力指示为零时，打开排气阀排尽残留热气，再开启灭菌器的盖，取出物品。

（2）干热灭菌

基本流程：装物品→关箱门→升温→恒温→降温→开箱取物。

一、高压蒸汽灭菌器的使用

高压蒸汽灭菌是生物培养中最主要的灭菌方法。将待灭菌的物品放在密闭的灭菌器内，通过加热，使灭菌器的水沸腾产生蒸汽，排出内部的空气，使蒸汽充满内部空间，待蒸汽急剧将冷空气从排气阀中驱尽，然后关闭排气阀，继续加热。此时因蒸汽不能逸出，增加了灭菌器的压力，从而使沸点增高，得到高于100℃的温度。此时，蒸汽与被灭菌的物体接触后，放出汽化潜热，随着锅内压力不断增加，温度随之增加，最终达到灭菌所要求的温度，使细菌的蛋白质和核酸等的化学结构遭到破坏，失去生物学活性，达到灭菌目的。微生物实验所需的一切器皿、器具、培养基（不耐高温者除外）、无菌水、工作服等物品都可用此法灭菌。

1. 仪器结构

高压蒸汽灭菌器是由金属制成的能耐一定压力的圆柱形或长方形密闭容器，有手提式、立式、卧式三种。在微生物实验室一般用手提式或立式高压蒸汽灭菌器，企业则多采用卧式灭菌器。灭菌器上装有温度计和压力表，用以指示灭菌器内温度和压力。压力单位用 kgf/cm^2 表示，温度单位用℃表示。此外，还有排气阀和安全阀，排气阀用于灭菌前排出冷空气和灭菌后排出残余热气。安全阀又称保险阀，它是利用可调弹簧控制活塞，如果压力超过一定限度，活塞的阀门便自动打开，放出过多的蒸汽，即自行放气减压，以保证在灭菌工作中的安全。灭菌器的外层锅装水并在加热过程中产生水蒸气，内层锅放置待灭菌物品。

2. 使用方法

加水装锅：检查水位，加入适量清水使水位高于电热管，至锅内底部隔板以下。将待灭菌物品，如培养基、缓冲液和包装好的培养皿等，放入灭菌筐内。对液体灭菌时，应将液体灌装在耐热的玻璃瓶中，以不超过3/4体积为宜。要用玻璃纸和纱布包扎瓶口，如用橡皮塞，应插入针头排气，不要使用未打孔的橡胶和软木塞。关严锅盖，然后将手轮旋紧，使盖与主体密合。

设置参数：启动电源开关，设定温度，数显窗内分别显示实际温度和设定温度。按控制面板上确认键，可设定所需温度，按移位键可将闪烁的光标进行移位。温度设定好后须按一下确认键进行确认完成设定。此时，红色数显随着灭菌器内温度上升而变化。温度设定完毕后，切换成时间定时状态，然后再按△增加键或▽减少键，设定所需的灭菌时间，定时器工作范围为0~99.99h。灭菌定时采用倒计时，当灭菌器内温度达到设定温度时，定时器才开始计时。设定定时完毕后，须按一下确认键进行确认。

排冷空气：开启放气阀，加热，自开始产生蒸汽后3~5min再关紧排气阀，此时蒸汽已将锅内的冷空气由排气孔排尽，温度随蒸汽压力增高而上升。

升压升温：关闭排气阀以后，锅内成为密闭系统，蒸汽不断增加，压力计和温度计的指针上升，待压力逐渐上升至所需压力时，控制热源，维持灭菌所需时间。

灭菌：当压力达到 0.105MPa，温度为 121℃，即灭菌开始，保证压力维持在 0.105MPa，20min 左右。

取出物品：灭菌完成时，电控装置自动关闭加热电源，并伴有蜂鸣提醒。此时，应将电源开关关闭，任其自然降压，当指针回到"0"时，打开排气阀，排去残余热气，才能将盖开启，取出物品。

3. 注意事项

高压蒸汽灭菌器不用时应保持清洁和干燥。橡胶密封垫使用较久会老化，应定期更换。

装入灭菌器内的各种包裹不应过大、器物也不要装得太满，以免妨碍蒸汽透入，影响灭菌效果。并且严禁堵塞安全阀的出气孔，必须留出空位保证其畅通放气，否则安全阀因出气孔堵塞不能工作，容易造成事故。

灭菌结束后，排气阀必须等压力表降到 0 时才能打开。不能过早打开，否则培养基因压力突降，温度没下降而翻腾冲到棉塞处，既损失培养基又污染了棉塞。

物品不要在灭菌器内久放，防止水蒸气凝结在锅盖和四壁上形成水滴，落到灭菌的物品上，弄湿包装纸，加大灭菌物品的染菌可能性。

物品在灭菌后可以置于干燥箱内干燥，使物品上残留水蒸气蒸发，再保存备用。

已灭菌的物品应作记号，以便识别，并需与未灭菌的物品分开放置，以免弄错。

二、电热鼓风干燥箱的使用

1. 原理

电热鼓风干燥箱可用于玻璃器皿清洗后的干燥，也可以用于干热灭菌。干热灭菌是利用高温使微生物细胞内的蛋白质凝固变性而达到灭菌的目的。细胞内的蛋白质凝固性与其本身的含水量有关，在菌体受热时，当环境和细胞内含水量越大，则蛋白质凝固就越快；反之含水量越少，凝固缓慢。因此，与湿热灭菌相比，干热灭菌所需温度要高，需要达到 160~170℃，时间要长，1~2h。但干热灭菌温度不能超过 180℃，否则包器皿的纸或棉塞就会烧焦，甚至起火。

2. 使用方法

如果是干燥玻璃器皿，可以倒置放在干燥箱的隔板上。如果要灭菌则需要包装好待灭菌物品再放入干燥箱内，关好箱门。物品不要摆得太挤，以免妨碍空气流通，灭菌物品不要接触电烘箱内壁的铁板，以防包装纸烤焦起火。

接通电源，按设置键，设定温度和时间，干燥玻璃器皿时一般温度为 105℃，30min。干热灭菌的温度一般为 160~170℃，2h。按启动键，温度逐渐上升，直至达到所需温度，保持一定的时间。干热灭菌过程，严防恒温调节的自动控制失灵而造成安全事故。

干燥或灭菌结束后，切断电源，自然降温。待电烘箱内温度降到 70℃以下后，打开箱门，取出灭菌物品。电烘箱内温度未降到 70℃，切勿自行打开箱门以免骤然降温导致玻璃器皿炸裂。

【注意事项】

① 清洗玻璃器皿时应该注意不能用有腐蚀作用的化学试剂，也不能使用比玻璃硬度大的物品来擦拭。强酸碱或琼脂等物质不能直接倒在洗涤槽内，必须倒在废物缸内。

② 带实心玻璃塞的及厚壁仪器烘干时要注意慢慢升温并且温度不可过高，以免破裂。称量瓶等在烘干后要放在干燥器中冷却和保存。量器不可放于烘箱中烘，以免影响其精密度。

③ 包装时一般用纤维长的棉花做棉塞，不用脱脂棉，因为脱脂棉易吸水变湿，造成污染，而且价格也贵。

④ 使用高压灭菌器应严格按照操作程序进行，避免发生事故；灭菌时，操作者切勿擅自离开；务必待压力降到零后，才可打开锅盖。

⑤ 干热灭菌时电烘箱中物品不要摆得太拥挤，以免阻碍空气流通而影响灭菌效果；灭菌物品不要与电烘箱内壁的铁板接触，以防包装纸烤焦。灭菌的玻璃器皿最好在短期内使用，否则就需要重新灭菌。

【数字资源】

观看准备微生物培养用器皿的相关视频和微课，请扫描下方的二维码：

| 超声波清洗仪的使用 | 鼓风干燥箱的使用 | 清洗与干燥玻璃器皿 | 高压蒸汽灭菌器的使用 | 玻璃器皿与用具的包装 |

任务实践二　配制培养基

【任务解析】

培养基是指人工配制的能满足微生物生长发育和合成各类代谢产物所必需的各类营养物质的组合，用以培养、分离、鉴定、保存各种微生物或积累代谢产物。由于微生物种类繁多，而每种微生物所需的营养物质不尽相同，且实验和研究的目的不同，所以培养基在组成原料上会略有不同。尽管如此，所有培养基中都应含有能满足微生物生长发育等生理过程所需的水分、碳源、氮源、无机盐、生长因子和某些微量元素等营养成分，以及适宜的酸碱度和一定的物理状态。

1. 培养基的配方

牛肉膏蛋白胨培养基是一种应用非常广泛的细菌基础培养基，也称为普通培养基。其中牛肉膏为微生物提供碳源和能源，蛋白胨主要提供氮源，而 NaCl 提供无机盐。细菌培养适宜的pH一般为中性或微碱性，所以配制培养基时，应将培养基的pH调到中性偏碱性，以利于细菌的生长繁殖。牛肉膏蛋白胨培养基配方：牛肉膏3g，蛋白胨10g，NaCl 5g，葡萄糖10g，蒸馏水1000mL。

高氏1号培养基是用来培养和观察放线菌形态特征的合成培养基。合成培养基的主要特点是含有多种无机盐，这些无机盐可能相互作用而产生沉淀。因此，混合培养基成分时，一般是按配方的顺序依次溶解各成分，甚至有时还需要将两种或多种成分分别灭菌，使用时再按比例混合。高氏1号培养基配方：可溶性淀粉20g，NaCl 0.5g，KNO_3 1g，$K_2HPO_4 \cdot 3H_2O$ 0.5g，$MgSO_4 \cdot 7H_2O$ 0.5g，$FeSO_4 \cdot 7H_2O$ 0.01g，琼脂15~25g，水1000mL，pH7.4~7.6。

马铃薯葡萄糖琼脂培养基（potato dextrose agar，PDA）是一种用于培养酵母菌、霉菌等真菌的培养基。PDA培养基一般不需要调pH。PDA培养基也可加入0.2g/L的氯霉素或土霉素，用以抑制细菌的生长。PDA培养基配方：马铃薯200g，葡萄糖20g，琼脂15~20g，水1000mL，pH值自然。

马丁培养基是一种用来分离真菌的选择性培养基。此培养基中葡萄糖主要作为碳源，蛋白胨主要作为氮源，KH_2PO_4、$MgSO_4 \cdot 7H_2O$作为无机盐，为微生物提供钾、磷、镁离子。马丁培养基中加入的孟加拉红和链霉素能有效抑制细菌和放线菌的生长，而对真菌无抑制作用，因而真菌在这种培养基上可以得到优势生长，从而达到分离真菌的目的。马丁培养基配方：KH_2PO_4 1.0g，$MgSO_4 \cdot 7H_2O$ 0.5g，蛋白胨5.0g，葡萄糖10.0g，琼脂15~20g，水1000mL，10g/L的孟加拉红水溶液3.3mL，pH自然。临用前加10g/L的链霉素0.3mL使终浓度为30μg/L。

2. 培养基的pH值

不同微生物对pH要求不一样，配制培养基时，称量溶解之后要测定培养基的pH值，并根据需要进行调节。如果培养基偏酸或碱可用1mol/L的NaOH或1mol/L的HCl溶液进行调节。调节时，应逐滴加入NaOH或HCl溶液，防止局部过酸或过碱破坏培养基成分。

3. 培养基的灭菌

由于配制培养基的各类营养物质和容器等含有各种微生物，因此，已配制好的培养基必须立即灭菌。如果来不及灭菌，应暂存冰箱内，以防止其中的微生物生长繁殖而消耗养分，改变培养基的酸碱度。培养基一般采用高压蒸汽灭菌法进行灭菌。

4. 斜面和平板培养基

固体培养基是指在液体培养基中加入凝固剂琼脂，使之成为固体的培养基。琼脂的一般加入量在1.5%~2.0%之间。琼脂加入量在0.2%~0.7%之间则形成半固体培养基。琼脂在常用浓度下96℃时熔化，一般实际应用时在沸水浴中或下面垫以石棉网煮沸熔化，以免琼脂烧焦。琼脂在40℃时凝固，通常不被微生物分解利用。固体培养基为微生物生长提供一个营养表面，微生物在这表面上可以形成菌苔或单个菌落。斜面与平板培养基是常用的琼脂固体培养基。试管斜面扩大了培养面积，增加了在一个试管内培养的微生物数目，而且试管斜面培养基密闭效果比平板好，不容易进入杂菌，经常用于菌种培养、细菌的短期保存。培养平板是将熔化后的无菌固体培养基倒入无菌平皿，冷却凝固后形成的。平板培养基常用于分离菌种、菌落计数、测定菌丝生长速度、菌落形态观察及菌种鉴定等。

5. 配制培养基的流程

制备培养基的一般流程为：配方→计算→称药品→溶解→调 pH 值→熔化琼脂→过滤→分装→包扎标记→灭菌→摆斜面或倒平板→无菌检查。

【任务准备】

仪器：电子天平、微波炉、高温电炉、高压蒸汽灭菌器。

用具：试管、培养皿、三角瓶、烧杯、量筒、玻璃棒、漏斗、pH 试纸、胶头滴管、牛角匙、棉花、牛皮纸、记号笔、纱布、麻绳等。

试剂：牛肉膏、蛋白胨、NaCl、琼脂、蒸馏水、可溶性淀粉、葡萄糖、KNO_3、NaCl、$K_2HPO_4 \cdot 3H_2O$、KH_2PO_4、$MgSO_4 \cdot 7H_2O$、$FeSO_4 \cdot 7H_2O$、马铃薯、孟加拉红、链霉素、1mol/L NaOH、1mol/L HCl。

【任务实施】

1. 称量溶解

（1）配制牛肉膏蛋白胨培养基

按培养基配方依次准确地称取蛋白胨、NaCl 放入烧杯中。牛肉膏常用玻棒挑取，放在小烧杯中称量，用热水溶化后倒入烧杯，也可放在称量纸上称量，然后放入热水中溶化，牛肉膏与称量纸分离后，立即取出纸片弃去。将蒸馏水加入到上述烧杯中使各种成分溶解，加水补足加热蒸发的水量。

（2）配制高氏 1 号培养基

按配方先称取可溶性淀粉，放入小烧杯中，并用少量冷水将淀粉调成糊状，再加入少于所需水量的沸水，继续加热，使可溶性淀粉完全溶化。然后再称取其他各成分，并依次溶化，对微量成分 $FeSO_4 \cdot 7H_2O$ 可先配成高浓度的贮备液，按比例换算后再加入。待所有试剂完全溶解后，补充水分到所需的总体积。

（3）配制马铃薯葡萄糖琼脂培养基

按培养基配方称取去皮马铃薯 200g，切成小块放入锅中，加水 1000mL，在加热器上加热至沸腾，维持 20～30min，用 2 层纱布趁热在量杯上过滤，滤渣弃去。向滤液中加入琼脂 15～20g，煮沸熔化后，补充水分到 1000mL，再加入葡萄糖 20g 即可。

（4）配制马丁培养基

按培养基配方，准确称取各成分，并将各成分依次溶化在少于所需要的水量中。将各成分完全溶化后，补足水分至所需体积。再将孟加拉红配成 10g/L 的溶液，在 1000mL 培养基中加入孟加拉红溶液 3.3mL。用无菌水将链霉素配成 10g/L 的溶液，在培养基中加链霉素液 0.3mL，使每升培养基中含链霉素 30μg。

2. 调节 pH 值

先用精密 pH 试纸测量培养基的原始 pH 值。pH 试纸使用方法为用洁净干燥的玻璃棒沾一点培养基滴在试纸上，立即与比色板比较。对于有些要求 pH 值较精确的微生物培养基可用酸度计测量 pH。

如果 pH 偏酸，用滴管向培养基中逐滴加入 1mol/L NaOH，边加边搅拌，并随时用 pH 试纸测其 pH 值，直至达到所需 pH 值。如果 pH 偏碱，则用 1mol/L HCl 进行调节。

3. 分装灭菌

(1) 分装于试管

半固体培养基，或用于制作斜面的固体培养基，须分装于试管中。固体培养基的分装量在试管高度的 1/5 左右，灭菌后制成斜面。半固体培养基以试管高度的 1/3 为宜，灭菌后垂直待凝。

(2) 分装于三角瓶

用于制作平板的固体培养基，可装入三角瓶内，量以不超过其容积的 1/3 为宜。液体培养可以根据微生物培养的需要分装入三角瓶或试管中，装入三角瓶的液体培养基一般为其容积的 1/3 为宜。分装于试管的液体培养基一般为试管高度的 1/4 左右。分装时可用漏斗以免培养基沾在管口或瓶口上造成污染。

(3) 包扎标记

培养基分装后，进行包扎，并用记号笔注明培养基名称和配制日期。试管及三角瓶用橡皮塞塞紧，防止高压蒸汽灭菌时管内压力过大冲开。试管每 5~10 支扎一捆，胶塞外面包裹牛皮纸，用麻绳捆扎好。三角烧瓶加塞后，外包牛皮纸，用麻绳以活结形式扎好，使用时容易解开。

(4) 灭菌

培养基分装后应立即灭菌，至少应在 24h 内完成灭菌工作。灭菌时一般是在 0.105MPa 压力下，温度 121℃，灭菌 15~30min 即可。有些含糖的培养基则需要稍低的温度 115℃，灭菌 15~30min。

4. 搁置斜面与倒平板

(1) 搁置斜面

分装于试管中的培养基灭菌后，趁热将其置于一支撑物上，使试管与桌面约成 30°倾斜，以试管中的培养基斜面约占试管长度的 1/2 为宜，待培养基凝固后，形成斜面培养基。

(2) 倒平板

倒平板时，需要提前将灭菌的培养皿等用具置于超净工作台内，打开紫外灯灭菌，同时打开无菌室内的紫外灯消毒灭菌。紫外灭菌结束后，打开风机吹 5~10min 后，操作者进行清洁和消毒后制作平板。

倒平板操作：点燃超净工作台内的酒精灯，将灭菌过的培养皿放在火焰旁的桌面上，右手拿装有培养基的三角瓶，左手拔出棉塞。右手拿三角瓶，使瓶口迅速通过火焰；用左手将培养皿打开一条稍大于瓶口的缝隙，右手将三角瓶中的培养基倒入培养皿，装量以刚覆盖整个培养皿底部为宜，约 10~20mL，左手立即盖上培养皿的皿盖，轻轻摇匀，大约 5~

10min 凝固后即成平板。

5. 无菌检查

制作好的斜面和平板置于 37℃ 培养箱中培养 24h，进行无菌检查，若无菌生长可保存备用。

【注意事项】

① 称试剂时严防药品混杂，一把牛角匙用于一种试剂，或称取一种试剂后，洗净擦干，再称取另一试剂，试剂瓶的瓶盖也不要盖错。

② 制备固体培养基，加热熔化琼脂时要不断搅拌，避免琼脂糊底烧焦，最后补充所损失的水分。熔化琼脂时注意控制火力，不要使培养基溢出或烧焦。

③ 注意 pH 值不要调过，以避免回调，否则，将会影响培养基内各离子的浓度。

④ 固体培养基琼脂的用量一般为 1.5%，用作保藏菌种的培养基琼脂用量可提高至 2.5%，以增加持水性。冬季的气温低，琼脂用量可适当减少。

⑤ 配制马丁培养基时，由于链霉素受热容易分解，所以临用时，将培养基熔化后待温度降至 45~50℃ 时才能加入。

⑥ 培养基灭菌的时间不宜过长，也不能超过规定的压力范围，否则有机物质特别是维生素类物质会在高温下分解，失去营养作用，也会使培养基变质、变色。

⑦ 倒平皿时培养基的温度不能太高，否则，培养皿盖上会有许多冷凝水，易造成污染。

⑧ 放置平板时，需要将平板倒过来放置，使皿盖在下，皿底在上，避免冷凝水污染培养基。

【数字资源】

观看配制培养基的相关视频和微课，请扫描下方的二维码：

配制牛肉膏蛋白胨培养基	配制高氏Ⅰ号培养基	配制沙氏葡萄糖培养基
配制马铃薯糖琼脂培养基	灭菌与制作斜面	制备平板与无菌检查

任务实践三 接种与培养

【任务解析】

1. 菌种的复苏

菌种取出后需进行活化、复壮和传代培养。菌种复苏一般指将保藏在冻干管等器皿的菌种取出活化的过程。微生物的种子一般可以从中国医学细菌保藏管理中心或中国药学微生物菌种保藏管理中心购买。

微生物实验室购买的生产菌种和质量控制对照菌种一般采用冻存的方式保存或运输。冻干保藏菌种的优点是密封好、存活时间长,一般菌种可保存5年以上,有的可保存15年以上不发生变异,还具有体积小、不易污染、便于运输的优势。使用冻存的菌种时,需要活化菌种。菌种活化就是将保存状态的菌种放入适宜的培养基中培养,逐级扩大培养得到纯而壮的培养物,即获得活力旺盛的、接种数量足够的培养物。菌种发酵一般需要2~3代的复壮过程,因为保存时的条件往往和培养时的条件不相同,通过活化让菌种逐渐适应培养环境。

2. 微生物的接种

接种是指在无菌条件下,将一定量的纯种微生物菌转移至另一个已灭菌,且适宜于该菌生长繁殖所需的培养基上的过程。在微生物学实验室,无菌条件一般是利用无菌室、超净工作台和酒精灯火焰来实现的。大规模工业生产中发酵罐的接种,通常在灼烧的火焰旁进行。微生物接种的方法包括平板的划线法、涂布法和倾注法,斜面的划线接种,半固体培养基的穿刺接种和液体接种等。

(1) 平板接种

平板划线法可以采取分区划线或连续划线的方式进行接种。平板划线接种主要用于菌种分离纯化,获得单菌落,其优点是可以观察菌落特征,对混合菌进行分离,但是不能用于菌落计数。平板涂布法和倾倒法接种用于菌落总数计数,也可以观察菌落特征。涂布法和倾倒法接种,在接种前都需要对菌悬液进行梯度稀释,培养基对菌悬液吸收量较少,平板干燥效果不好,容易蔓延生长。此外,用于观察霉菌和酵母时,还可以采用点种法,取菌种轻点在平板的表面,曲霉和酵母可点3~4点。

(2) 斜面接种

试管斜面划线接种法主要用于短期保藏菌种。试管内还可以进行半固体培养基的穿刺接种,穿刺接种技术是指用接种针从菌体斜面上挑取少量菌体并把它垂直插入到固体或半固体的深层培养基中的接种方法。穿刺接种是检查细菌运动能力的方法,同时接种后的菌种也是菌种保藏的一种形式。

(3) 液体接种

液体接种法是用无菌吸管或接种环等接种工具,将菌液移接到液体培养基的方法。此法主要用于观察微生物的生长特性、生化反应、菌种的扩大培养等。

不同的接种方法,常采用不同的接种工具。接种工具是微生物分离、移接时所用的工具,如接种环、接种针、涂布器、吸管等。接种针用于挑取细小菌落和从菌褶中挑取孢子。接种环用于蘸取孢子悬液在斜面和平板上划线分离菌种。接种圈是用于蘸取孢子,抖落于斜面或平板上。接种刀用于纵切斜面菌种和挑取菌丝体转管,也可用于组织分离时切割、移接组织块。接种耙用于横切斜面菌种或直接切断母种斜面移接入二级菌种料瓶内。玻璃涂棒用于菌种分离,把稀释菌液在平板上涂布均匀以获得单菌落。

3. 微生物的培养

微生物的生命活动都是由一系列生物化学反应组成的,这些反应受温度的影响极为明显,因此,温度是影响微生物生长极为重要的因素之一。适宜的温度能刺激微生物的生长,不适的温度会改变微生物的形态、代谢、毒力等,甚至导致死亡。

根据微生物的最适生长温度不同,可将其分为低温微生物、中温微生物和高温微生物。低温微生物又称嗜冷微生物,可分为专性嗜冷和兼性嗜冷微生物。专性嗜冷微生物最低生长温度0℃以下,最适生长温度15℃左右,最高生长温度20℃左右,大多生长于两极地区和海洋深处。兼性嗜冷微生物最适生长温度为25~30℃,最高温度为35℃左右的微生物,常见于冷水、土壤及冷藏食品中。

中温微生物又称嗜温微生物,是一类最低生长温度为10℃左右,最适生长温度为20~40℃,最高生长温度45℃左右的微生物。自然界中大多数微生物属于此类微生物。

高温微生物又称嗜热微生物,可分为兼性嗜热微生物、专性嗜热微生物和极端嗜热微生物,多分布于温泉、堆肥等地。兼性嗜热微生物的最高生长温度为40~50℃,但最适生长温度仍在中温范围内。专性嗜热微生物的最适生长温度为40℃以上,低于此温度则生长较缓慢,甚至不生长。极端嗜热微生物则是一类最适生长温度高于65℃,最低生长温度40℃的微生物。嗜热微生物能够产生多种活性物质,在医药行业具有广泛的应用前景。

在一般的微生物实验室培养中温微生物时,细菌一般置于30~37℃恒温培养箱内,根据需要培养18~24h。真菌置于20~25℃恒温培养箱内,根据需要培养5~7d。平板需要倒置培养,试管内若是液体培养基可以置于大烧杯内,试管斜面横放于培养箱内培养即可。

【任务准备】

仪器用具:无菌室、超净工作台、培养箱、摇床、试管斜面、平板、镊子、砂轮、酒精灯、接种环、滴管、微量移液器、EP管等。

菌种:金黄色葡萄球菌菌种标准菌株[CMCC(B) 26003]、大肠埃希菌菌种标准菌株[CMCC(B) 44102]、链霉菌标准菌株[AS 4.1428]、酿酒酵母菌标准菌株[ATCC 9080]、橘青霉标准菌株[ATCC 1109]。

培养基:牛肉膏蛋白胨琼脂培养基、高氏1号培养基、马丁培养、PDA培养基。

试剂:75%酒精等。

【任务实施】

1. 复苏菌种

(1) 制备菌悬液

从液氮罐中取出安瓿管或塑料冻存管,立即放置在38~40℃水浴中快速溶解,并适当摇动,直到内部结冰全部溶解为止,一般约需50~100s。移入超净工作台内,用75%酒精棉消毒菌种外壁,开启菌种。如果是安瓿瓶,可以在距离管头两指处用砂轮划开,划痕与拇指相对,直接掰开,或包上灭菌的牛皮纸掰开。吸取适量的液体培养基注入启开的菌种管中并振荡,使冻干菌种溶解成菌悬液。

一、超净工作台的使用

1. 原理

超净工作台利用鼓风机驱动空气通过高效过滤器除去空气中的尘埃颗粒，使空气得到净化。净化空气徐徐通过工作台面，使工作台内空气构成无菌环境。风速0.32m/s，处理40min，工作台内即可形成高洁净的工作环境。此外，工作台侧面配有紫外杀菌灯，可杀死操作区台面的微生物。

2. 使用方法

在超净工作台内进行相关操作前，需要将用品摆放在台面上，照射紫外线灭菌。用品摆放以取用方便，双手动作幅度最小为原则。一般，常用的试管架、接种环、记号笔、火柴、酒精棉和镊子等置于右手一侧，酒精灯居中放置，当次实验用到的平板、三角瓶等置于酒精灯周围10cm范围内，废液缸置于左手边。用品备齐，摆好后，打开电源键，打开紫外灯，灭菌约30min，此时不要开启风机和玻璃罩门。紫外灭菌结束后，关闭紫外灯，开启风机吹5min左右，人员再开始操作。人员操作时，开启照明灯，保持风机的开启状态，玻璃罩门不要开启过高，能伸进去双手就可以，双手要用75％酒精消毒。在超净工作台内，双手的移动幅度不要太大，主要操作在酒精灯火焰10cm范围内为宜。

3. 注意事项

超净工作台宜安装在清洁房间（无菌室）内，尘土过多易致过滤器阻塞，降低其净化作用，并影响高效滤器寿命。定期（一般1周）对环境进行清扫和灭菌工作。

必须经常注意工作区上方微压表的指示。当指针从绿色区进入红色区时说明高效空气过滤器的尘量趋于饱和，一旦感到气流变弱，如酒精灯火焰不动，加大电机电压仍未见情况改变则说明过滤器已被阻塞，应及时更换。一般情况下，高效过滤器三年更换一次。更换高效过滤器应请专业人员操作，以保持密封良好。

经常使用沾有酒精等有机溶剂的纱布擦拭紫外杀菌灯表面，保持其表面清洁，否则影响杀菌效果。

超净工作台内不应存放不必要的物品，以保持洁净空气流通不受干扰。

超净工作台应定期进行功能测试，检查工作台各项指标是否达到要求，例如进行无菌试验，定期核查台面空气的洁净度是否达标。

二、恒温水浴箱的使用

恒温水浴箱也叫恒温水槽，是在水浴锅的基础上增加了水循环和冷却功能，可提高控温的精度和温度的稳定性。高于100℃主要以硅油作为浴液，室温至100℃之间以水作为浴液。

使用方法：在水浴箱内加入清水至总高度1/2～2/3处。接通水浴箱电源，打开开关，温控仪面板有数字显示，即电源接通；把温度控制器的温度按钮按下，此时数字显示的温度为实际测定温度，同时旋转温度调节旋钮，观察显示数值，选择所需工作温度；当温度显示所测物品的整数值时，将物品放入水浴箱内，盖好盖子；再次按设定按钮，此时数字显示的温度控制状态。工作结束后，将温控旋钮置于最小值，切断电源。将水浴箱内的水排出，用软布擦干净并晾干。

（2）接种固体培养基

以下三种方法可以选取一种，进行接种。①取 $50\mu L$ 菌体悬液，滴于平板的某一边缘附近，以划线法接种在平板上。②取 $50\mu L$ 菌悬液，按平板涂布接种法用涂布器均匀涂布。③取菌悬液接种到营养琼脂斜面上，一般接种 3 管斜面。接种到固体培养表面的菌液一般需要放置 $5\sim10min$，待菌液被充分吸收后，再培养。

（3）接种液体培养基

将剩余的菌悬液全部吸出，接种于液体培养基中。接种完毕，将菌种管投入消毒液中，或将菌种管在酒精灯上烧灼至沸腾。

（4）培养

接种后，置于培养箱中，细菌于 $35\sim37℃$ 培养 $18\sim24h$，次日观察菌种的生长情况，如菌种未生长，应继续培养至 $72h$。

（5）观察

取出培养物，先观察其是否具有典型的菌落形态，如菌落特征不明显，应挑选单一的纯菌落，进行革兰氏染色镜检和生化试验鉴定。确定菌种的纯度后，转种 3 代即可应用。

2. 接种

（1）平板分区划线接种

取普通琼脂平板一块，于培养皿底部玻璃上贴标签注明接种菌名、日期。右手握持接种环通过火焰灭菌，冷却后，用接种环取菌液一环。左手持琼脂平板，在火焰旁打开，平皿盖半开约 $45°$ 角，然后将沾有菌液的接种环在平板培养基的一边，做第一次平行划线 $2\sim3$ 条。划线时，使接种环环面与平板表面约成 $30°\sim45°$ 角，以指腕关节协同用力在平板表面行轻快的滑移动作，注意勿使培养基表面划破。转动培养皿约 $70°$ 角，烧灼接种环，以杀死环上剩余细菌，冷却后，通过第一次划线结尾部分，做第二次平行划线。用同法通过上一次平行划线的结尾，做第三次和第四次平行划线。划线完毕，盖上皿盖，倒置于 $37℃$ 培养箱中培养。

（2）平板涂布接种

首先进行菌液的稀释，吸取菌液 $100\mu L$，移入装有 $900\mu L$ 无菌生理盐水的 EP 管中，吹吸三次，使菌液混匀，即得 10^{-1} 的稀释液；再吸取 10^{-1} 的稀释液 $100\mu L$，移入另一支装有 $900\mu L$ 无菌生理盐水的 EP 管中，吹吸三次，使菌液混匀，即得 10^{-2} 的稀释液；以此类推，制得 10^{-3}、10^{-4}、10^{-5}、10^{-6}、10^{-7} 等一系列稀释菌液。

吸取 $0.1mL$ 菌液接种在已凝固的琼脂平板上，右手持无菌涂布棒，左手拿培养皿，并用拇指将皿盖打开一缝，在火焰旁右手持涂布棒与培养皿平板表面将菌液自平板中央均匀向四周涂布扩散。将涂抹好的平板平放于桌上10~20min，使菌液渗透入培养基内，然后将平板倒置，保温培养，至长出菌落后即可计数。

(3) 斜面接种

在将要接种的斜面试管上部的标签上注明菌名、日期。然后将菌种斜面置于左手，菌种管口在外方，斜面稍朝上。先将硅胶泡沫塞用右手扭转松动，以利接种时拔出。右手拿接种环末端，使其垂直于火焰中，烧红灭菌。以火焰灼烧菌种管口，用右手小指、无名指和手掌拔掉菌种管胶塞。再次灼烧管口，烧时应不断转动试管口，使试管口沾染的少量杂菌得以烧死。将烧过的接种环伸入菌种管内，先将环接触没有长菌的培养基部分，使其冷却，以免烫死菌体，然后轻轻接触菌体，取出少许，慢慢将接种环抽出试管。迅速将接种环在火焰旁伸进欲接种试管，在培养基上轻轻划蛇形线。火焰灼烧试管口，并在火旁将塞塞上。将接种环在火焰上再烧红灭菌，放回试管架上。

(4) 液体接种

液体接种分为斜面菌种接种液体培养基和液体培养物接种液体培养基两种情况。

斜面菌种接种液体培养基时，接种量小时，左手手心向上，握持菌种及待接种液体培养基管。接种环经火焰灭菌并冷却，挑菌苔少许，将沾有细菌的接种环移至液体培养基管内，此时试管需倾斜，在接近液面的试管管壁上轻轻摩擦，使细菌黏附于管壁上，管口通过火焰，盖回管口盖，并将培养基管直立，细菌接种点在液面下，摇动液体，使菌体分散。接种量大时，在斜面菌种管中注入一定量无菌水，用接种环将菌苔刮下研开制成菌悬液，再吸取菌悬液接入液体培养基中。

液体培养物接种液体培养基时，按无菌操作，将液体培养物直接倒入液体培养基中或用无菌吸管吸取菌液注入液体培养基中；利用发酵罐培养时，可以利用压力差将液体培养物推入液体培养基中或者利用高压无菌空气通过特制的移液装置把液体培养物注入液体培养基。

(5) 放线菌连续划线接种并插片培养

用接种环，在酒精灯上灼烧2遍，然后无菌操作从斜面培养基中取菌，接着在倒好的平板上连续划线，划线要密集。完成后，用记号笔在培养皿底上做一下标记，记录划线方向。

用消毒镊子夹取盖玻片，可以平行边缘夹其一端，在酒精灯旁边打开培养皿，用镊子均匀用力沿垂直划线方向插入盖玻片，盖玻片和培养基表面夹角约为45°角。每一个培养皿中插入3~5个盖玻片，均匀分布。将插好盖玻片的培养基倒置，放置在28℃的恒温箱中培养7d。

(6) 霉菌的三点法接种

在平板底标记等距离的三点，平板与火焰平行相距2~5cm，半开启，接种针灭菌冷却后，取孢子轻柔点接在平板表面，28℃倒置培养7d。

(7) 半固体培养基穿刺接种

操作方法和斜面接种基本类似，区别如下：采用接种针接种；接种时有水平法和垂直法两种手持操作法。穿刺时接种针需笔直，将接种针自培养中心垂直地刺入培养基，操作时要求动作轻巧快速、手稳、将接种针穿刺到接近试管底部，最后沿着接种线将针拔出，将接种后的试管直立于试管架，恒温培养。

(8) 倾注接种

按平板涂布接种法中菌液的稀释方法进行菌悬液的稀释。用1mL的无菌吸管吸取1mL稀释的菌液注入无菌的培养皿中，每个稀释度各接种2~3个培养皿，标记浓度。将配制好的培养基倒入培养皿中，每个培养皿约倒15mL，立即平面旋摇使菌液和培养基混合均匀，盖上培养皿盖子，等待凝固。

3. 培养

细菌一般置于30~37℃恒温培养箱内，根据需要培养18~24h。真菌置于20~28℃恒温培养箱内，根据需要培养5~7d。平板需要倒置培养，试管内若是液体培养基可以置于大烧杯内。斜面横放培养即可。

【注意事项】

① 接种过程严格按无菌操作技术要求进行。即在接种前，用到的一切物品和用具都需要采取一定的方法进行灭菌，在接种操作过程中避免再次污染杂菌。

② 用于划线的接种环，环柄宜长些（约10cm），环口应十分圆滑，划线时环口与平板间的夹角应小些，动作要轻，以防划破平板。

③ 用于划线的培养基，琼脂含量宜高些，2%左右；平板不宜太薄，每皿约倾倒20mL培养基，厚薄应均匀，表面光滑。为防平板表面产生冷凝水，倒平板前培养基温度不能太高。

④ 平板划线完毕，盖上皿盖，并使培养皿倒置于培养箱内培养，可避免培养过程中凝结水自皿盖滴下，影响菌落性状。

⑤ 平板涂布时，切忌用力过猛将菌液直接推向平板边缘或将培养基划破。

⑥ 试管斜面划线时，要由底部到顶部，由下而上，但不要把培养基划破，也不要使菌种污染管壁。

【数字资源】

观看微生物接种培养的相关视频和微课，请扫描下方的二维码：

| 平板分区划线接种 | 斜面划线接种 | 平板涂布接种 | 放线菌的插片培养 |
| 霉菌的三点法接种 | 液体培养基接种 | 恒温培养箱的使用 | 摇床的使用 |

任务实践四　菌种保藏

【任务解析】

菌种是从事微生物学及生命科学研究的基本材料，例如诊断制品的制备、疫苗的生产、微生物致病性研究、药物的抑菌试验和药品微生物检验等都有一套完整的菌种。微生物具有生命活力，在传代过程中易发生变异甚至死亡，因此菌种保藏是微生物学基础工作的一项重要内容，也是药品微生物工作中的一项常用技术。如药品中的控制菌检查使用的阳性对照菌须防止因多次传代而使其典型生物学特征发生变化及菌株死亡，保证达到菌种长期正常的形态。

为保持微生物菌种各种优良特征及活力，使其存活过程中不污染，不发生变异，菌种保藏主要是根据菌种的生理生化特性，人工创造条件使菌体的代谢活动处于休眠状态。保藏时，一般利用菌种的休眠体（孢子、芽孢等），创造最有利于休眠状态的环境条件，如低温、干燥、隔绝空气或氧气、缺乏营养物质等，以降低菌种的代谢活动，减少菌种变异，达到长期保存的目的。一个好的菌种保藏方法，应能保持原菌种的优良特性和较高存活率，同时也应考虑到方法本身的经济、简便。由于微生物种类繁多，代谢特点各异，对各种外界因素的适应能力不一致，一个菌种选用何种方法保藏较好，要根据具体情况而定。常用的保藏法包括斜面低温保藏法、石蜡保藏法、甘油冷冻保藏法、冷冻干燥保藏法、砂土管保藏和固体曲保藏法等。这些保藏方法大多不需要特殊实验设备，操作简便易行，应用广泛。

常规转接斜面低温保藏法和半固体穿刺保藏法是将在斜面或半固体培养基上已生长好的培养物置于 4~5℃ 冰箱中保藏，并定期移植。保存期一般 1~3 个月。这两种方法都是利用低温抑制微生物生长繁殖，从而延长保藏时间。保存期间冰箱的温度不可波动太大，不能在 0℃ 以下保存，否则培养基会结冰脱水，造成菌种性能衰退或死亡。该方法简便，对大多数微生物都适用，缺点是保存期太短，传代次数多，易发生变异及污染。影响斜面菌种保藏时间的重要原因是斜面培养基中水分的蒸发使培养基营养基质浓度增大，造成"盐害"，还有就是脱水后培养基表面收缩，造成板结，菌种受到机械损伤而死亡。

液体石蜡保藏法是在新鲜的斜面培养物上，覆盖一层已灭菌的液体石蜡，再置于 4~5℃ 冰箱中保藏。液体石蜡主要起隔绝空气的作用，使外界空气不与培养物直接接触，从而降低对微生物氧的供应量。培养物上面的液体石蜡层也能减少培养基水分的蒸发，故此法是利用缺氧及低温双重抑制微生物生长，从而延长保藏时间。本方法简便易行，是实验室常用的一种菌种保藏方法。石蜡低温保藏菌种适用于保存部分霉菌、酵母菌和放线菌，对细菌保存效果较差。石蜡的用量以高出斜面 1cm 为宜，使菌种与空气隔绝，试管直立，置于 4℃ 冰箱保存期 1 年。此法适用于不能以石蜡为碳源的菌种。液体石蜡采用蒸汽灭菌，灭菌后的石蜡在 40℃ 烘箱中烘去水分备用。

菌种冷冻保存时，菌液会被冻起来，菌体细胞内部产生的"冰晶"会使细胞破裂。甘油能够提高水体的黏稠度，使其冰点提高，防止细胞内部产生冰晶造成细胞的损害；保护剂甘油能透入细胞，降低细胞的脱水作用。甘油冷冻保藏法是在液体的新鲜微生物培养物中加入10%～15%已灭菌的甘油，然后再置于－20℃或－80℃冰箱内降低细胞代谢水平，但却仍能维持生命活动状态，达到延长保藏时间的目的。本方法适合于中长期菌种保存，菌种管置于－20℃的冰箱内，可以保存一年左右，若置于－80℃的超低温冰箱内，可以保存二年以上。

【任务准备】

仪器：干燥箱、高压蒸汽灭菌器、普通冰箱、超低温冰箱。

用具：吸管、三角瓶、烧杯、涂布器、脱脂棉、纱布、包装用牛皮纸、线绳、记号笔等。

试剂：菌种斜面、菌种液体培养物、化学纯的液体石蜡、甘油、菌种保藏管等。

【任务实施】

1. 斜面低温保藏菌种

(1) 取菌种

左手握菌种斜面，管口靠近火焰旁。右手拿接种环后端，接种环烧红30s，金属部分在火焰上烧灼往返通过3次。左手将管口在火焰上旋转烧灼，拨开棉塞，将接种环伸入管内先在近壁的琼脂斜面上靠一下，稍冷却再移至菌苔上，刮少量菌苔，取出接种环，将菌种管口移至火焰旁。堵上棉塞，将菌种管放下。

(2) 接种

取营养琼脂斜面1支，照上述操作打开棉塞，将接种环伸入管内至琼脂斜面的底部，由底向上，将接种环轻贴斜面的表面曲折移动，使细菌划在斜面的表面上。取出接种环，在火焰旁将培养基管棉塞堵上。将接种过细菌的接种环在火焰上烧灼灭菌。

(3) 培养

细菌37℃恒温培养18～24h，酵母菌于28～30℃培养3～5d，放线菌和丝状真菌置于28℃培养5～7d。

(4) 保藏

置于4℃冰箱内保藏。

2. 液体石蜡保藏菌种

(1) 接种培养

将菌种接种于斜面培养基中，培养好备用。

(2) 灭菌石蜡

取化学纯的液体石蜡装在试管中，每管10～15mL，加棉塞，瓶口包上纸，121℃高压灭菌30min。取出置37℃温箱或110～170℃烤箱中1～2h除去液体石蜡中的水分。

(3) 加入石蜡

将上述液体石蜡加入培养好的菌种保藏管内，液体石蜡液面以高出培养基最上端1cm为宜。

(4) 保藏

将试管直立，放入4℃冰箱中保藏。

3. 甘油冷冻保藏菌种

(1) 准备甘油

配制30%甘油，121℃高压灭菌20min，常温保存，一般都是现配现用。

(2) 准备菌种

用火焰灭菌的接种环取斜面菌种在平皿上划线分离单菌落。平皿倒置于37℃恒温培养箱，培养24~48h，至单菌落的大小为3mm左右。挑取一个单菌落，接种于50mL培养基的三角瓶中，37℃振荡培养10~15h，至菌密度OD_{600}为1.0~1.5（肉眼见培养体系内浑浊即可）。用火焰灭菌的接种环取少量种子液，涂片后，作革兰氏染色，在显微镜下观察菌体的形态及是否有杂菌。

(3) 混合甘油和菌种

按30%甘油，按种子液与无菌甘油的体积比为1:1的量加入无菌甘油，甘油终浓度为15%。混合后分装至事先灭菌的菌种保藏管中，1~2mL/管。

(4) 保藏

置于-80℃冰箱保存。

【注意事项】

① 菌种在保藏前所处的状态。绝大多数微生物的菌种均保藏其休眠体，如孢子或芽孢。保藏用的孢子或芽孢等要采用新鲜斜面上生长丰满的培养物。菌种斜面的培养时间和培养温度影响其保藏质量。培养时间过短，保存时容易死亡，培养时间长，生产性能衰退。一般以稍低于生长最适温度培养至孢子成熟的菌种进行保存，效果较好。

② 菌种保藏所用的基质。斜面低温保藏所用培养基，碳源比例应少些，营养成分贫乏比较好，否则易产酸，或代谢活动增强影响保藏时间。

③ 低温斜面保存各类菌种时，一般用最适宜的培养基，并定期传代。细菌多用营养琼脂培养基，芽孢杆菌每3~6个月需要传代，其他细菌每个月都需要传代。酵母菌可以用麦芽汁琼脂培养基，丝状真菌用马铃薯琼脂、蔡氏琼脂或麦芽汁琼脂培养基等，一般3~6个月移植一次。培养基应新鲜制备，如斜面已无冷凝水者，不宜再使用。斜面接种时细菌和酵母菌宜采用对数生长期的细胞，而放线菌和丝状真菌宜采用成熟的孢子。

④ 石蜡低温保藏菌种时用新鲜培养物接种，应检查纯度和特征后，方可进行保存。制备无菌液体石蜡时，每管装量不能太多，否则分装到菌种培养基中易造成污染。液体石蜡在菌种保藏管中高出培养基的高度要严格控制，如太多，会影响菌种交换气体，保存效果不好；如太少，斜面容易干燥，将缩短保存期。一般以高出斜面1cm为宜。使用菌种时，先将菌种保藏管倾斜，使液体石蜡流至一边，再用接种针挑取培养物接种到新鲜斜面上培养，待长出新培养物后，再移种一次到新斜面上即可使用。接种完毕，将沾有少量液体石蜡的接种针浸于95%酒精中片刻，再烧灼灭菌，以免直接在酒精灯下烧灼时，液体石蜡四溅，引起污染。

⑤ 甘油冷冻保藏菌种时，保藏菌种用的甘油一般用纯化水预先稀释成30%的浓度，并采用高压蒸汽灭菌法进行灭菌处理。一般使用甘油的终浓度在10%~20%，过高或过低的甘油的浓度会对细胞产生毒性，尤其采用此法保存基因工程用菌株时，过高或过低的甘油的

浓度会导致质粒容易丢失。甘油冷冻保存的菌种使用前需要活化,方法是将菌种冻存管置于水浴熔化后,接种到固体培养基上培养。

【**数字资源**】

观看菌种保藏的相关视频,请扫描下方的二维码:

斜面低温保藏菌种	液体石蜡低温保藏菌种	甘油冷冻保藏菌种

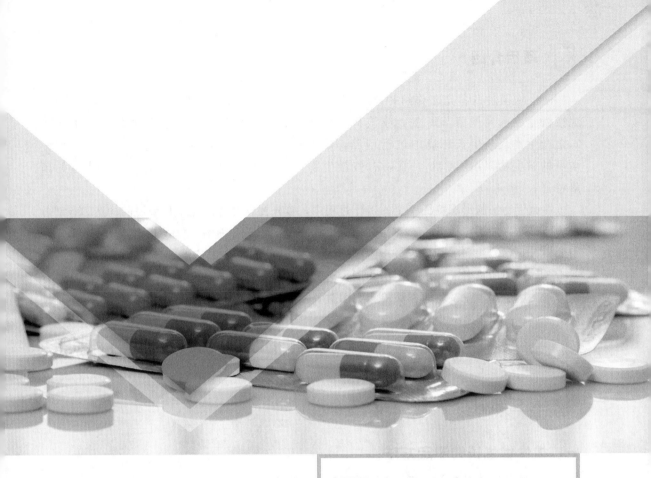

项目二

鉴定细菌和真菌

> **课程思政与职业素养**
>
> ◎ 强国有我：中国抗生素事业奠基人
>
> 抗生素是人类科技史上最伟大的发明之一，在临床防治各类感染性疾病方面有着无比重要的地位。
>
> 中华人民共和国成立之初，张为申先后完成青霉素进口原料的代用品研究和国产土霉素、链霉素、红霉素的研制，惠及全国亿万人民。他培养了国内第一代抗生素科研人才，主导我国早期的抗生素研究，成功建立起我国的抗生素研制体系，被誉为"中国抗生素事业奠基人"。

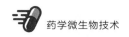

项目介绍

微生物菌种的鉴定工作可以从菌落形态、细胞形态和生理生化三个方面着手进行。观察微生物的典型菌落形态，应该将微生物接种在该微生物最适生长的培养基上、放入该微生物最适生长环境中进行培养，培养时间应视微生物的生长速度而定，大部分常见的微生物以培养24h为宜，有些微生物需要更长时间的培养才能显现出典型的菌落特征。

在微生物细胞形态特征鉴定的工作过程中，首先要学习普通光学显微镜的构造和各部分的功能，熟练使用显微镜。熟悉常用的微生物染色剂，学会细菌、放线菌、酵母菌和霉菌常用的染色观察方法和酵母菌数量、大小的测定方法。

各种细菌所具有的酶系不尽相同，对营养基质的分解能力也不一样，因而代谢产物存在差别。用生理生化试验的方法检测细菌对各种基质的代谢作用及其代谢产物，从而鉴别细菌的种属，就是细菌的生理生化反应鉴定。

为了更好地鉴定细菌和真菌，还需要掌握以下必备知识：掌握微生物测定的方法，熟悉微生物的代谢过程。

必备知识

一、微生物生长的测定方法

微生物的群体是指单一纯培养物的群体。微生物特别是单细胞微生物，体积很小，个体生长很难测定且没有实际应用价值。因此，群体生长的测定更具有科研和生产上的意义。微生物群体在生长过程中个体体积和质量的变化不易察觉，常以细胞数量的增加或以细胞群体总质量的增加作为生长指标，直接或间接测定微生物的数量、质量和生理指标，主要方法有计数法和细胞质量测定法。

1. 计数法

（1）显微镜直接计数法

微生物计数法发展迅速，现有多种多样的快速、简易、自动化的仪器和装置等方法。显微镜计数法是一种常用的方法，适用于单细胞微生物或丝状微生物所产生的孢子。用血细胞计数板在显微镜下直接计数，测定方法简单、速度较快、需要设备少，同时可观察细胞形态，过浓的菌液稀释后也能计数。此法计数结果包括活菌和死菌，又称全菌计数法。

（2）平板计数法

在多数情况下，人们更关心的是计算活菌数，平板计数法是一种常用的活菌计数法。依据每个活的、分散的微生物在适宜的培养基和培养条件下能形成菌落的原理，取一定量的稀释菌悬液与培养基在其凝固前混匀制备混菌平板或涂布于凝固的培养基表面制备涂菌平板，经培养后测定计算每毫升菌落形成单位（colony forming unit，CFU）。此法设备要求不高，较为准确，广泛应用于教学、生产和科研中，不仅适用于水、土壤、食品、药品等各种材料的细菌检验，而且即使样品中含菌量极少也可以测出。但在操作时有较高的操作要求，操作者需要有熟练的无菌操作技术，并准确掌握好菌液的浓度。菌落计数以每平板（直径90mm）中有30~300个菌为宜，过多过少均影响结果准确性；要注意菌悬液的分散度，如聚集成簇或成链会使计数偏低。此外，此法所需时间较长且仅限于形成菌落的微生物。

如果测定空气、水等量大而含菌浓度很低的样品中活菌数时，可将待测样品通过微孔膜滤器，由于细菌不能滤过被截留在滤膜上得到富集，因此可将滤膜放在培养基上或浸透了培养基的支持物表面进行培养，根据菌落数推知样品含菌数。

（3）最可能数法

最可能数法（most probable number，MPN）是将待测样品做10倍系列稀释，直到该稀释液的少量（一般取1mL）接种到新鲜液体培养基中没有或极少出现生长繁殖（在同一稀释度的许多平行管中，一般应超过95%表现为不生长）。选择3个适宜的连续10倍稀释的样品液，按每支试管1mL接种，每个稀释度接种3~5管，培养后，将有细菌生长的稀释度中出现细菌生长的管数作为数量指标，然后由MPN数检索表查出近似值，再乘以稀释倍数，就可计算出原液的活菌含量。此方法只在因某种原因不能使用平板菌落计数时才采用，例如食品中大肠菌群的计数。

（4）比浊法

比浊法是测定微生物生长的快捷方法，其原理是菌体不透光，光束透过菌悬液时可引起光的散射或吸收，降低透光率。在一定范围内，菌悬液中细胞浓度与混浊度成正比，菌越多，越显混浊，因此测定菌悬液的吸光度或透光率可以反映出细胞的浓度。比浊法比较简单，但使用时注意测得结果包括活菌和死菌；样品颜色不宜太深；样品中不应含有杂质，否则不能使用；在可见光波长较短时，测定较灵敏；同时，菌悬液浓度必须在10^7cfu/mL以上时才能显示出可信的浑浊度。

比浊法可以利用其他测定方法（如细胞称重法、细菌数等）与浑浊度的相互关系绘制标准曲线求出相应菌的质量或菌数。灵敏的仪器，如分光光度计在可见光450~650nm波段内可以精确地测定菌悬液的浑浊度。将未知菌数的悬液与已知菌数的悬液相比，就可以求出未知悬液所含的菌数。现在可以采用试管或不必取样的侧臂三角瓶来对某一培养物的菌体生长做定时跟踪，避免取用菌液造成的污染和误差。

2. 细胞质量测定法

尽管微生物个体微小，但仍有一定质量，因此测定细胞质量可用于对单细胞、多细胞及丝状物生长的测定。细胞质量一般包括湿重和干重。将一定体积的培养物通过离心或过滤将菌体分离，经洗涤再离心后直接称重即为湿重。丝状体微生物过滤后用滤纸吸去菌丝之间的水分，再称湿重。单位体积培养物中，细胞的干重可用来表示菌体的生长量，可用离心法或过滤法测定干重。离心法是将单位体积培养物的菌体经离心后以清水洗净，加热烘干（105℃）或在较低的温度（40℃或80℃）真空干燥至恒重，冷却后称重即为干重。过滤法是将丝状真菌用滤纸过滤，细菌用醋酸纤维素膜等滤膜进行过滤。过滤后菌体用少量清水洗涤，然后在40℃下真空干燥，称干重。如果要测定固体培养基上生长的放线菌或丝状真菌，可先将其加热至50℃，使琼脂熔化，过滤得菌丝体，用50℃生理盐水洗涤菌丝，再用上述方法测其湿重或干重。一般来说，菌体的干重约为湿重的 20%～25%，即 1mg 的干菌体＝4～5mg 的湿菌体＝$4×10^9$～$5×10^9$ 个菌体。此法直接可靠，适用于菌体浓度较高的样品，但要求样品中不含非菌体的干物质。

氮是细胞的主要物质，大多数细菌的含氮量为其干重的 12.5%，酵母菌为 7.5%，霉菌为 6.0%。根据其含氮量再乘以 6.25，即可推知其粗蛋白的含量。测定细胞总氮量的方法很多，如凯氏定氮法等。此法适用于浓度较高的样品，但是操作较麻烦，主要用于科学研究。

DNA 是微生物重要的遗传物质，每个细菌的 DNA 含量平均为 $8.4×10^{-5}$ ng，相当恒定，因此提取一定体积培养物的 DNA，测 DNA 含量，可直接反映菌体物质的量变并可计算出菌体的数量。

微生物新陈代谢的结果，必然要消耗或产生一定量的物质导致生理指标如呼吸强度、耗氧量、酶活性、生物热、发酵糖产酸量等发生变化，可借助特定的仪器测定相应的指标。这是一种间接方法，主要用于科学研究、分析微生物生理活性等。

二、微生物的代谢

代谢是生命的最基本特征之一。微生物的代谢，是指微生物从外界环境中摄取营养物质，通过体内的一系列变化，转变为微生物细胞物质，以维持其正常生长和繁殖的过程。研究微生物代谢的规律及特点，不仅可以在理论上揭示代谢和生命的本质，而且可以指导人们在生产实践中有的放矢地开发、利用微生物资源和防止微生物的危害。

1. 微生物代谢的类型

微生物代谢包括物质代谢和能量代谢两个方面。物质代谢又分为分解代谢与合成代谢，能量代谢分为产能代谢与耗能代谢。在微生物细胞内，四种代谢类型在一个调节系统的控制下协调进行，以完成生命活动的各个过程。

（1）物质代谢

在微生物细胞中蛋白质、核酸、糖、脂类等物质的变化过程称为物质代谢。物质代谢包括分解代谢和合成代谢。分解代谢是指微生物将各种营养物质由相对复杂的大分子降解为相对简单的小分子的过程；合成代谢则是生物将相对简单的小分子合成细胞组成物质的过程。分解代谢往往伴随能量的产生，合成代谢往往需要消耗能量。物质代谢和能量代谢是密不可分的。

在微生物细胞中，分解代谢与合成代谢同时存在、相互关联又存在明显差异。如微生物在自然界吸收了葡萄糖或其他糖类后可经异构、裂解、还原、化合等反应过程将其转化成五碳、四碳、三碳和二碳等物质，为细胞物质的合成提供了前体骨架，如核糖中的戊糖碳架、嘌呤和嘧啶中的杂环、氨基酸和脂肪酸中的碳链等，从而为核酸、蛋白质、脂类和糖类的合成打下基础，这就是分解代谢的过程；而与此同时，微生物以这些简单的有机和无机化合物为基础，消耗能量合成细胞组成物质，使自然界的无机物质转化为有机物质，或使简单的有机物质转化为复杂的有机物质，这一过程就是合成代谢。如微生物可以利用含 NH_4^+ 或含 NO_3^- 的无机氮化物作为氮素营养，有些固氮微生物甚至能利用空气中的分子氮（N_2）为氮源，用以合成氨基酸等含氮有机物。合成代谢的结果又为分解代谢提供了物质基础。

根据代谢产物的用途又可分为初级代谢与次级代谢。微生物通过一些相同的代谢途径合成细胞生长和繁殖所需的化合物的过程，称为初级代谢。初级代谢产物包括氨基酸、核酸、维生素等对代谢起重要作用的小分子、单体及某些多聚物。而微生物在代谢过程中产生的，但对微生物自身的生长、繁殖无显著功能的化合物，称为次生代谢产物，次生代谢产物主要有抗生素、生长激素、色素等。产生次生代谢产物的过程称为次生代谢。一般认为，初级代谢是微生物在生命活动中所不可缺少的代谢活动，任何一种初级代谢产物的合成障碍必定影响微生物细胞的生长和繁殖，甚至导致细胞死亡；而次生代谢则不然，它们的代谢产物产生与否对微生物生长繁殖影响不大，合成途径受到阻碍往往只影响次生代谢产物的产量，而不影响细胞的正常生长。此外，初级代谢存在于所有不同种类的微生物细胞中，且代谢途径和产物基本相同，并伴随微生物生长至死亡的整个生命过程；而次生代谢仅存在于某些微生物中，不同微生物其代谢途径不同，产物也不同，而且产物是菌体生长到一定阶段（对数期后期、稳定期）在体内产生的。微生物细胞对初级代谢调节能力强，代谢途径稳定，即便是用理化因素处理细胞，它的变化也比较小；而次生代谢不同，菌体对它的控制能力较弱，用理化因素处理很容易使其产生某种代谢物的性能发生变化（提高、降低或丧失），这也是我们用理化因素诱变筛选某种代谢产物的高产菌种的理论基础。

（2）能量代谢

化学能、光能等能量在微生物细胞内的相互转化和代谢变化称为能量代谢。微生物的能量代谢是伴随着物质代谢进行的，二者是不可分割的整体。能量代谢包括能量的产生与消耗。微生物可以通过分解代谢和光能转换产生能量，产生能量用于合成代谢、营养物质运输、细胞的生长繁殖、维持细胞生命状态等。

不同的微生物有不同的产生能量的方式：有的是利用光能作为能源，有的则利用化学物质分解产生的化学能为能源。后者即化能营养微生物，利用无机物作为能源的是化能自养微生物，而利用有机物为能源的是化能异养微生物。但不论微生物以哪种物质产生能量，其产能反应均为生物氧化的氧化反应。

2. 微生物的分解代谢途径

分解代谢是指微生物吸收、利用环境中的营养成分，将各种相对复杂的有机物质降解为相对简单的小分子，同时将产生的能量储存起来的过程，因此分解代谢往往也是产能代谢的过程。不同种类的微生物，进行生物氧化的营养基质不同，氧化反应中的电子传递体系不同，产生的能量也大不相同。一般而言，可以将分解代谢分为3阶段：将蛋白质、多糖以及脂类等大分子物质降解为氨基酸、单糖及脂肪酸等小分子物质；上述小分子进一步降解为丙酮酸、乙酰辅酶 A 等小分子中间体；将这些小分子中间体分解为二氧化碳。后两个阶段伴随着腺嘌呤核苷三磷酸（ATP）、还原型烟酰胺腺嘌呤二核苷酸磷酸［NAD(P)H］及还原型黄素腺嘌呤二核苷酸（$FADH_2$）的产生。分解代谢产生的 NAD(P)H 及 $FADH_2$ 的 H 和电子通过电子传递链被氧化，产 ATP。

在微生物制药工业中，化能异养微生物是一类重要的菌种资源，因此它的产能代谢也是我们讨论的重点。化能异养微生物以有机物作为能源，最常利用的有机碳源是葡萄糖，在葡萄糖的分解氧化过程中，微生物首先将葡萄糖转变为丙酮酸，同时产生少量 ATP 和还原力

NADH 或 NADPH。根据 NADH 或 NADPH 中氢（或电子）去处的不同，可以将能量产生的方式分别命名为呼吸和发酵。若是 NADH 或 NADPH 通过电子传递链将氢（或电子）转移给氧，同时产生大量能量，这一过程称为有氧呼吸；若是将氢（或电子）转移给无机物，则为无氧呼吸；另外，它们还可将反应生成的 NADH 或 NADPH 直接用来还原有机物，积累代谢产物，这一过程称为发酵。化能异养微生物分解葡萄糖产生丙酮酸后是进行呼吸还是发酵，依微生物的种类和环境条件所决定。

（1）葡萄糖分解途径

丙酮酸是微生物新陈代谢最重要的中间化合物。目前已知微生物可通过五条途径将葡萄糖分解为丙酮酸：糖酵解途径（EMP 途径）、戊糖磷酸途径（HMP 途径）、ED 途径、磷酸酮解途径（PK 途径）和直接氧化途径。前三种途径普遍存在于微生物代谢中，但对于某一种微生物来讲，以其中一条途径为主。

（2）发酵

发酵是厌氧微生物和兼性厌氧微生物在无氧条件下产生能量的一种重要方式。发酵的特点是不消耗氧。现代发酵的概念是广义的，泛指一切用微生物，无论厌氧或需氧，生产有用代谢产物的过程。而严格按照微生物生理学的定义，发酵是以有机物为基质，以其降解的中间产物为最终电子（或氢）受体的氧化过程。根据微生物发酵葡萄糖所获得的主要产物类型不同，可将发酵分为不同的类型，通常以发酵的终产物来命名。例如酵母菌的乙醇发酵、细菌的乳酸发酵、丁酸发酵、混合酸发酵等。

（3）呼吸作用

呼吸作用是微生物分解利用营养基质时，通过氧化作用放出电子，电子经过电子传递链交给外源电子受体，并伴随能量产生的过程。根据外源电子受体性质不同，可将呼吸分为有氧呼吸与无氧呼吸两种类型。

① 有氧呼吸是指以分子氧作为最终电子受体的生物氧化过程，它的最终产物是 CO_2 和 H_2O。由于 CO_2 是碳的最高氧化形式，故有氧呼吸达到能量释放的最大值。有氧呼吸是需氧微生物获得能量的主要途径，例如细菌中的芽孢杆菌、根瘤菌、固氮菌、硝化细菌以及霉菌、放线菌等在有氧环境中都吸收分子氧进行呼吸作用。兼性厌氧微生物在有氧条件下，氧阻遏发酵作用，促进呼吸作用，也通过有氧呼吸获得生命活动所需的能量，如三羧酸循环和氧化磷酸化。

② 无氧呼吸是指微生物在没有分子氧存在的情况下进行的生物氧化过程，无氧呼吸是兼性厌氧微生物或厌氧微生物获得能量的一种方式。作为无氧呼吸的氧化基质仍然是葡萄糖等有机物，氧化过程释放的电子通过电子传递链最终交给氧以外的电子受体，一般是无机物，如硝酸盐、硫酸盐、CO_2 等，或者极少数有机物，如延胡索酸等。进行无氧呼吸的微生物大多数是细菌。根据用作末端氢（电子）受体的化合物种类的不同可以区分为多种类型的无氧呼吸，如硝酸盐呼吸、硫酸盐呼吸、硫呼吸和碳酸盐呼吸等。

3. 微生物的分解代谢产物

外界环境中分子量较小的有机物能够被微生物直接吸收，而分子量较大的有机物必须经过微生物分泌的胞外酶分解后才能被吸收利用。由于不同的微生物含有不同的酶类，故对自然界中各种有机物质的分解能力不同。其中较易被微生物分解的有含碳有机物中的淀粉、纤维素、半纤维素、果胶物质等的分解；对含氮有机物质中的蛋白质、几丁质和尿素的分解以及对含硫、含磷有机物的分解。研究微生物的分解代谢，一方面使我们对微生物如何利用大分子物质有所了解，另一方面使我们明确微生物所产生的分解代谢产物，对微生物的分类、鉴定有十分重要的意义。

多糖是由己糖、戊糖或这些糖的衍生物聚合成的大分子化合物。自然界中广泛存在的多糖有淀粉、纤维素、半纤维素、几丁质等多聚物。因多糖一般不溶于水，所以不能直接透过细胞膜被微生物吸收。微生物首先分泌胞外酶，将其水解成双糖或单糖后，才将其吸收利用。现仅以淀粉、纤维素为例讨论微生物分解多糖的过程。

(1) 淀粉的水解

淀粉是葡萄糖单体通过糖苷键连接而成的多聚物，根据连接后的结构将淀粉分为直链淀粉和支链淀粉。前者是由 α-1,4-糖苷键连接的直链分子。后者是在直链分子的基础上，还有许多分支，分支点由 α-1,6-糖苷键连接。一般天然淀粉中，直链淀粉占 10%～20%，支链淀粉占 80%～90%。二者均易被微生物产生的胞外淀粉酶分解成双糖与单糖，然后被微生物吸收利用。能分解淀粉的微生物种类很多，常见的有枯草杆菌、放线菌和霉菌的一些种。催化淀粉水解成葡萄糖的酶不是单一酶，而是一类密切相关的酶。根据作用方式可以分为 α-淀粉酶、糖化淀粉酶（β-淀粉酶、葡萄糖淀粉酶和淀粉-1,6-转葡糖苷酶）两类。

(2) 纤维素的降解

纤维素也是一种由许多葡萄糖分子通过糖苷键连接起来的大分子聚合物。与淀粉不同，它是葡萄糖经 β-1,4-糖苷键相连，分子量比淀粉大得多，由 200～1000 个葡萄糖亚基组成，更不溶于水，不能被人和动物消化吸收。但许多微生物能分解利用纤维素，其中分解能力较强的主要是真菌（如木霉、根霉、黑曲霉、青霉等）、细菌（如纤维素黏菌、纤维杆菌等）和放线菌（如黑色螺旋放线菌、纤维放线菌等）。

微生物分解纤维素是由纤维素酶催化完成的，纤维素酶是一类能够降解纤维素生成葡萄糖的复合物，称之为纤维素酶系，根据其中各酶功能的差异，可将其分为内切葡聚糖酶、外切葡聚糖酶和 β-葡萄糖苷酶三大类。纤维素占植物干重的 35%～50%，是地球上分布最广、含量最丰富的糖类，它是自然界中数量最大的可再生性物质，它的降解是自然界碳循环的中心环节。纤维素的利用与转化对于解决世界能源危机、粮食短缺、环境污染等问题具有十分重要的意义，对它的研究和生产是人类生存环境改善和可持续发展的重要前提之一。

(3) 蛋白质、核酸和脂肪的降解

蛋白质是由许多氨基酸残基通过肽键连接起来的大分子物质。微生物必须将它们分解成小分子后才能被吸收利用，微生物种类不同，分解蛋白质的能力也不相同。如真菌分解蛋白质的能力很强，而且能利用天然蛋白质；而细菌对蛋白质的分解能力差异较大，大多数细菌不分解天然蛋白质，如大肠埃希菌与其他肠细菌不利用蛋白质，但芽孢杆菌、变形杆菌等分解蛋白质的能力强。所以，微生物利用蛋白质的能力可以作为菌种分类依据之一。

微生物分解蛋白质时首先分泌胞外酶，将复杂的蛋白质分解为短肽（或氨基酸），短肽（或氨基酸）透入细胞，再由胞内酶将短肽分解为氨基酸。

核酸多以核蛋白的形式存在，核酸在核酸酶的作用下，水解为寡核苷酸或单核苷酸，单核苷酸可进一步降解为碱基、戊糖和磷酸。这也是微生物利用核酸的步骤。核酸分解的第一步是水解核苷酸之间的磷酸二酯键，不同来源的核酸酶，其专一性、作用方式都有所不同。有些核酸酶只能作用于RNA，称为核糖核酸酶（RNase），有些核酸酶只能作用于DNA，称为脱氧核糖核酸酶（DNase），有些核酸酶专一性较低，既能作用于RNA也能作用于DNA，因此统称为核酸酶。微生物利用脂肪是通过脂肪酶的作用。脂肪酶可作用于三酰甘油（甘油三酯）的酯键，使甘油三酯降解为二酰甘油（甘油二酯）、单酰甘油（单甘油酯）、甘油和脂肪酸。脂肪酶在微生物中有广泛的分布，其产生菌主要是霉菌和细菌。

4. 微生物的合成代谢

微生物的生长过程包括营养物质的吸收利用与细胞物质的合成。营养物质的吸收利用是微生物将外源大分子物质降解成小分子物质，转运到细胞内，再降解成小分子前体，同时产生能量的过程。细胞物质的合成则是利用分解代谢的产物消耗能量合成细胞组分及代谢产物的过程。微生物的合成代谢是在分解代谢基础上进行的，首先必须有相应酶参与反应；其次能量、还原力与小分子前体物质也是合成代谢的必要条件。微生物细胞通过发酵、呼吸、无机物氧化，光能转换产生能量货币ATP，产生的方式包括底物水平磷酸化、电子传递磷酸化和光合磷酸化。微生物细胞物质合成中的还原力主要是指还原型烟酰胺腺嘌呤二核苷酸（NADH）和还原型烟酰胺腺嘌呤二核苷酸磷酸（NADPH）。小分子前体碳架物质通常指糖代谢过程产生的不同数目碳原子的磷酸糖（如磷酸丙糖、磷酸四碳糖、磷酸五碳糖、磷酸六碳糖等）、有机酸（如α-酮戊二酸、草酰乙酸、琥珀酸等）和乙酰辅酶A等，这些小分子物质可以直接作为合成生物分子的前体物质。在酶的催化下合成氨基酸、核苷酸、蛋白质、核酸、多糖等细胞物质。

5. 微生物生理生化鉴定反应

微生物最容易利用的单糖是葡萄糖，除此之外，还可以利用果糖、半乳糖、甘露糖、戊糖等单糖，也可以利用糖醇（如甘露醇）以及双糖（如蔗糖、乳糖）等。不同微生物利用糖的能力不同，即便是都能利用某一种糖，但代谢途径不同，分解后的产物及出现的现象也不相同。根据这一原则可选择某种微生物生长的最佳碳源及鉴定菌种。微生物生理生化鉴定反应除了前面介绍的糖发酵试验、淀粉水解试验和IMViC试验（吲哚、甲基红、伏-波、柠檬酸盐试验）之外，还有以下常用的鉴别试验。

（1）碳源利用试验

碳源利用试验用来检测微生物是否具有分解某种糖（醇）的酶，借以选择微生物生长最佳碳源。采用碳源利用试验测定生物对某些糖类的利用情况，方法是首先将微生物接种不含碳源的平板，将平板分为几个区域，在每一区点放置不同糖类，培养后观察各糖周围是否有菌生长，该试验可确定微生物所利用的糖类。

(2) 硫化氢试验

有些细菌,如沙门菌分解半胱氨酸、甲硫氨酸等含硫氨基酸生成硫化氢,硫化氢与培养基中的醋酸铅或硫酸亚铁作用,则生成黑色的硫化物,为硫化氢试验阳性。试验时将待检菌穿刺接种于醋酸铅高层培养基中,经37℃培养1~2d,观察结果。若沿穿刺线上及周围培养基变黑或黑褐色为阳性,无变化为阴性。沙门菌属、爱德华氏菌属、亚利桑那菌属、枸橼酸杆菌属、变形杆菌属、腐败假单胞菌为阳性。

(3) 明胶液化试验

明胶在25℃以下可维持凝胶状态,以固体状态存在,而在25℃以上时明胶就会液化。明胶是一种蛋白质,可被明胶酶分解。首先细菌分泌胞外明胶酶,将明胶分解为氨基酸,从而使明胶失去凝固能力而液化,在4℃时,仍能保持液化状态。变形杆菌、假单胞菌和梭状芽孢杆菌可产生明胶酶分解明胶;大肠埃希菌、沙门菌等没有明胶酶,没有液化明胶的能力。因此,常以明胶液化试验等观察蛋白质分解与否以鉴别细菌。

试验时将待检菌穿刺接种于明胶高层培养基中,置20~22℃培养5d左右,每天观察有无明胶液化。若在37℃培养,因明胶在此温度下熔化,故在观察结果前,先放4℃冰箱内30min,然后取出观察结果,不再凝固时为阳性。

(4) 尿素分解试验

某些细菌具有尿素分解酶,能分解尿素产生大量的氨,使培养基呈碱性。待测菌接种于尿素培养基,35℃培养18~24h观察结果。培养基呈碱性,使酚红指示剂变红为阳性,不变为阴性。变形杆菌、摩根氏菌、普罗维登氏菌、克雷伯菌为阳性。

(5) 苯丙氨酸脱氨酶试验

某些细菌可产生苯丙氨酸脱氨酶,使苯丙氨酸脱去氨基形成苯丙酮酸,加入三氯化铁试剂后产生绿色反应。待测菌接种于苯丙氨酸琼脂培养基,35℃培养18~24h,加10%三氯化铁试剂3~4滴,观察结果。肠杆菌科变形杆菌、普罗维登氏菌、摩根氏菌呈阳性。

(6) 氨基酸脱羧酶试验

具有氨基酸脱羧酶的细菌,能分解氨基酸使其脱羧生成胺和二氧化碳,使培养基变碱性,使指示剂显色,指示剂一般为溴甲酚紫。待测菌接种于氨基酸脱羧酶培养基和氨基酸对照培养基,并加入无菌液体石蜡,35℃培养18~24h观察结果。对照管应呈黄色,测定管呈紫色为阳性,测定管呈黄色为阴性;若对照管呈紫色则试验无意义。常用于肠杆菌科细菌的鉴定。

任务实践一　菌落形态特征鉴定

【任务解析】

微生物菌落形态特征的正确描述依赖于培养基、培养方法、培养时间、染色试剂等,培养基和培养时间不同会影响微生物的形态。观察微生物的典型形态,应该是将微生物接种在该微生物最适生长的培养基上,放入该微生物最适生长环境中(包括温度和所需气体条件)

进行培养，培养时间应视微生物的生长速度而定，大部分常见的微生物以培养24h为宜，有些微生物需要更长时间的培养才能显现出典型的菌落特征。有时为了鉴别某一种或某一类微生物，需要观察微生物在特殊的培养基上（如显色培养基）或在特定环境下（气体、温度和光线等）培养的形态特征。

微生物在固体培养基表面或内部由单个细菌或孢子繁殖形成的肉眼可见菌群，称为菌落。细菌个体微小，用肉眼是看不到的，如果把单个细菌细胞接种到适合的固体培养基中，然后给予合适的培养条件，使其迅速生长繁殖，由于细胞受到固体培养基表面或深层的限制，不能像在液体培养基中那样自由扩散，繁殖的结果是形成一个个肉眼可见的细菌细胞群体，这个群体就是菌落。如果菌落是由单个细胞繁殖形成的，那么它就是一个纯种细胞群。如果把大量分散的纯种细胞密集地接种在固体培养基表面上，结果长出的大量菌落相互连成一片，这就是菌苔。在平板培养基上形成的菌落往往有表面菌落、深层菌落和底层菌落三种情况。理论上一个菌落是由一个细菌或孢子繁殖而来的，可作纯种分离、纯化、鉴定、保存和计数等。

不同微生物的菌落都各有特点，如菌落的组成、形状、大小、隆起、表面光滑或粗糙、边缘形状、颜色和培养基结合度都不尽相同，可作为衡量菌种纯度和鉴定菌种的重要依据。菌落特征包括菌落的大小、形态（圆形、丝状、不规则状、假根状等）、侧面观察菌落隆起程度（扩展、台状、低凸状、乳头状等）、菌落边缘（边缘整齐、波状、叶状、圆锯齿状、有缘毛等）、菌落表面状态（光滑、皱褶、颗粒状、龟裂、同心圆等）、表面光泽（闪光、不闪光、金属光泽等）、质地（油脂状、膜状、黏、脆等）、颜色、透明度（透明、半透明、不透明）等。

菌落特征是细胞（菌丝）特征在宏观上的反映。菌落正反面颜色呈现明显差别的原因是由气生菌丝分化出来的子实体和孢子的颜色，往往比深入在固体基质内的营养菌丝颜色深。而菌落中心与边缘的颜色不同的原因是越接近菌落中心的气生菌丝其生理年龄越大，故颜色比菌落边缘的气生菌丝颜色要深。菌落的特征是鉴定霉菌等各类微生物的重要形态学指标，在实验室和生产实践中有重要的意义。

细菌、酵母菌不形成菌丝，其菌落仅生长在固体培养基表面，与培养基结合不紧密，可用接种工具将其全部挑起；而放线菌、霉菌的菌体大多分化为营养菌丝与繁殖菌丝，营养菌丝深入培养基中吸取营养，具有与培养基结合较紧、不易挑起等特征。区分和识别各类微生物可从菌落形态（群体形态）和细胞形态（个体形态）两方面进行，菌落形态是无数细胞形态的集中反映，因此每一大类微生物都有其一定的菌落特征，可通过这些特征差异区分和识别。

药品安全性是患者生命安全的重要保障。药品微生物限度检定是在研制、生产、储存药物的过程中，根据药物标准评定药品是否受到微生物污染的方法。当样品被稀释到一定程度，接种到适合于它们生长繁殖的固体培养基的表面或内部时，在适宜温度下培养一段时间，能够生长繁殖形成以母细胞为中心的一团肉眼可见的，有一定形态、构造等特征的子细胞集团即为菌落。菌落总数就是指在一定条件下（如需氧情况、营养条件、pH、培养温度和时间等）每克（毫升）待检样品所生长出来的细菌菌落总数。根据标准要求或对污染情况的估计，选择2～3个适宜稀释度，分别吸取各稀释度的稀释液1mL接种于灭菌培养皿中，每个稀释度做两个培养皿。将放冷至46℃的营养琼脂培养基约15mL倒入培养皿中，转动培养皿，混合均匀。同时将营养琼脂培养基倾入加有1mL稀释液（不含样品）的灭菌培养皿内作空白对照。待琼脂凝固后，翻转平板，置适宜温度的温箱内，培养适当时间，取出。计算平板内菌落数目，乘以稀释倍数，即得每克（毫升）样品所含菌落总数。

【任务准备】

仪器：恒温培养箱、恒温水浴箱、天平。

用具：量筒（100mL、10mL）、无菌吸管［1mL、10mL（具0.1mL刻度）］或微量移液器及吸头、三角瓶（150mL、250mL、500mL）、无菌培养皿（直径90mm）、精密pH试纸、放大镜或菌落计数器、酒精灯、酒精棉、剪刀、记号笔、废液缸等。

菌种：大肠埃希菌、金黄色葡萄球菌、链霉菌、酿酒酵母菌和橘青霉的平板培养物。

试剂：双黄连口服液、胰酪大豆胨琼脂培养基、沙氏葡萄糖琼脂培养基、0.9%氯化钠缓冲液。沙氏葡萄糖琼脂培养基应置于115℃，灭菌20min；胰酪大豆胨琼脂培养基和氯化钠缓冲液可以置于121℃，灭菌20min。

【任务实施】

1. 观察菌落特征

（1）观察细菌菌落

细菌菌落常表现为湿润、黏稠、光滑、较透明、易挑取、质地均匀以及菌落正反面或边缘与中央部位颜色一致，边缘一般看不到细胞，与培养基不结合，颜色多样，菌落外观形态小而凸起或大而平坦，菌落透明或稍透明。细菌的细胞相互关系是单个分散或有一定的排列方式的。它的形态特征是小而均匀，个别有芽孢。细胞生长速度一般很快，细菌一般有臭味。

（2）观察酵母菌的菌落

大多数酵母菌的菌落特征与细菌相似，但比细菌菌落大且厚，菌落表面光滑、湿润、黏稠，容易挑起。菌落的形状一般为圆形，呈乳白色或乳黄色，个别呈红色。菌落质地均匀，正反面和边缘、中央部位的颜色都均匀一，菌落稍透明，不与培养基结合。菌落边缘可见球状、卵圆状或假丝状细胞。在液体培养基中进行培养，当厌氧生长时，菌体一般集中在培养基的底部，形成很厚的明显沉淀。当需氧生长时，菌体生长旺盛，常使培养基出现浑浊状态，多带酒香气味。

（3）观察放线菌的菌落

放线菌在固体培养基上形成与细菌不同的菌落特征，放线菌菌丝相互交错缠绕形成质地致密的小菌落，干燥、不透明、难以挑取。当大量孢子覆盖于菌落表面时，就形成表面为粉末状或颗粒状的典型放线菌菌落，因基内菌丝和孢子常有颜色，使得菌落的正反面呈现出不同的色泽，常有泥腥味。

(4) 观察霉菌的菌落

由于霉菌的菌丝较粗而长,因而霉菌的菌落较大,有的霉菌的菌丝蔓延,没有局限性,其菌落可扩展到整个培养皿,有的则有一定的局限性,直径1~2cm或更小。菌落质地一般比放线菌疏松,外观干燥,不透明,由菌丝组成疏松的绒毛状、棉絮状或蜘蛛网状;菌落与培养基的连接紧密,不易挑取;霉菌的菌落产色素,使菌落显色,菌落正反面的颜色和边缘与中心的颜色常不一致,颜色多样。菌落边缘可见粗丝状细胞,气味往往是霉味。

2. 微生物菌落计数

(1) 样品的稀释

所有用具置于超净工作台,合理摆放,打开紫外灯照射30min。紫外灭菌后,关闭紫外灯,打开照明灯和风机,操作人员用酒精棉消毒双手,点燃酒精灯,开始操作。

取双黄连口服液1盒,用酒精棉擦拭瓶口,按无菌操作的要求开启,并倒入三角瓶内,混匀,吸取10mL,放入另一三角瓶内,加氯化钠缓冲液90mL,摇匀,供试液被稀释10倍。从稀释10倍的口服液中吸取1mL置于空三角瓶中,加入9mL的氯化钠缓冲液中,摇匀,供试液被稀释100倍。从稀释100倍的口服液中吸取1mL置于空三角瓶中,加入9mL的氯化钠缓冲液中,摇匀,供试液被稀释1000倍。用记号笔在各三角瓶上,写好稀释倍数。

(2) 接种供试液

供试液接种于胰酪大豆胨琼脂培养基:用记号笔在培养皿背面的边缘做好稀释倍数、培养基种类和接种日期的标识。分别取各稀释级口服液1mL,接种至平板内,每稀释级制备2个平板。加入熔化并放凉至60℃左右的培养基,摇匀,等待凝固。

供试液接种于沙氏葡萄糖琼脂培养基:用记号笔在培养皿背面的边缘做好稀释倍数、培养基种类和接种日期的标识。分别取各稀释级口服液1mL,接种至平板内,每稀释级制备2个平板。加入熔化并放凉至60℃左右的培养基,摇匀,等待凝固。

(3) 培养

将接种的胰酪大豆胨琼脂培养基平板置于30~35℃培养箱内培养3~5d。沙氏葡萄糖琼脂培养基置于20~25℃培养箱内培养5~7d。

(4) 菌落计数

① 可用肉眼观察,必要时用放大镜或菌落计数器,记录稀释倍数和相应的菌落数量。菌落计数以菌落形成单位(colony forming units,cfu)表示。

② 选取菌落数在30~300cfu之间、无蔓延菌落生长的平板计数菌落总数。低于30cfu的平板记录具体菌落数,大于300cfu的可记录为多不可计。每个稀释度的菌落数应采用两个平板的平均数。

③ 其中一个平板有较大片状菌落生长时,则不宜采用,而应以无片状菌落生长的平板作为该稀释度的菌落数;若片状菌落不到平板的一半,而其余一半中菌落分布又很均匀,即可计算半个平板后乘以2,代表一个平板菌落数。

④ 当平板上出现菌落间呈无明显界线的链状生长时,则将每条单链作为一个菌落

计数。

菌落计数器的使用

菌落计数器是一种数字显示式自动细菌检验仪器，可减轻实验人员的劳动强度，提高工作效率和质量，广泛用于食品、饮料、药品、生物制品、化妆品、卫生用品、饮用水、生活污水、工业废水、临床标本中细菌数的检验。

菌落计数器接通电源，将探笔插入仪器上的探笔插孔内。将电源开关拨向"开"，计数池内灯亮，同时显示明亮的"000"表示允许进行计数。将待检的培养皿，皿底朝上放入计数池内，用探笔在培养皿底面面对所有的菌落逐个点数。此时，菌落处被标上颜色，显示窗内数字自动累加。用放大镜仔细检查，确认点数无遗漏，计数即已完毕。显示窗内的数字即为该培养皿内的菌落数。记录数字后取出培养皿，按复0键，显示恢复"000"，为另一培养皿的计数做好准备。

使用注意事项如下：仪器应放置在平整牢固的实验台上使用。点数菌落时，探笔不要过于倾斜。轻轻点下有弹跳感时，数字即被输入。仪器应防潮、防强烈震动、防直接日光曝晒、防酸碱侵蚀。用后应加防尘罩。注意防止细菌污染计数池。仪器及探笔均不能随意拆卸，发现故障，应请有经验的专业人员检修。

（5）结果与报告

菌落计数时用肉眼直接计数，标记或在菌落计数器上点计，避免遗漏。若平板上有2个或2个以上的菌落重叠，可分辨，以2个或2个以上菌落计数。平板上有片状菌落或花斑样菌落蔓延生长以及平板受到污染的情况，该平板计数无效。同一稀释级使用2个平板时，应采用2个平板菌落数的均值为平均平板菌落数。

微生物计数菌落报告规则：需氧菌总数测定宜选取平均菌落数小于300cfu的稀释级，霉菌和酵母菌总数宜选取平均菌落数小于100cfu稀释级，作为菌数报告的依据。取最高的平均菌落数，乘以稀释倍数的值，报告1g、1mL或10cm^{2}供试品中所含的微生物数，取两位有效数字报告。如各稀释级平板无菌落生长，或仅最低稀释级有菌生长，但平均菌落数小于1，以<1乘以最低稀释倍数报告菌数。

【注意事项】

① 进行微生物菌落计数时，尽量使菌细胞分散开，使每个菌细胞生成一个菌落。

② 为防止细菌增殖及产生菌苔，制成供试液后，应尽快稀释，注皿，一般稀释后应在1h内操作完成。

③ 计数菌落可用放大镜检查，以防漏数。

④ 若平板上有片状、花斑状菌落或蔓延生长成片，该平板无效。

⑤ 注意抑菌现象，因防腐剂未被中和，往往使平板计数结果受影响，如低稀释度时菌落少，而高稀释度时菌落数反而增大，这时重复检验，以确定是防腐剂影响还是操作技术误差。

【数字资源】

观看菌落形态特征的相关视频，请扫描下方的二维码：

平板培养菌落特征鉴定

任务实践二　细胞形态特征鉴定

【任务解析】

微生物细胞形态特征是微生物鉴别的重要方法之一。由于微生物活体细胞内含有大量水分，菌体透明，在普通光学显微镜下很难辨识它们的细胞形态和结构，所以，用普通光学显微镜观察微生物时需要用染色剂进行染色。染色后的微生物可与环境形成鲜明对比，可清楚地观察到菌体形态、排列及某些结构特征。染色剂是能够使微生物着色的化合物。微生物染色剂多为苯的衍生物，苯环上连接有发色团和助色团，发色团可使化合物显色，而助色团具有电离特性，可与菌体细胞相结合，从而使其着色。含有酸性助色团的染色剂称为酸性染色剂，其电离后分子带负电，可与钠、钾、钙、氨等离子结合，多用于细胞质的染色，如酸性品红、刚果红等。含有碱性助色团的染色剂称为碱性染色剂，其电离后分子带正电，主要用于细胞核和异染粒等酸性细胞结构的染色。常用的碱性染料有亚甲蓝、结晶紫、碱性复红、番红等。微生物染色的方法包括简单染色法和复染色法两种。简单染色是用一种染料使微生物染色，不能用于鉴别微生物，如乳酸石炭酸棉蓝染色液用于真菌的染色。复染色法是用两种或以上染料，能协助鉴别微生物，如革兰氏染色法，芽孢、鞭毛和荚膜的特殊染色法。

1. 细菌的简单染色

细菌体积较小，较透明，如未经染色通常不易识别，而经染色后与背景形成鲜明的对比，易于在显微镜下观察清楚。细菌的简单染色法是用单一染料对细菌进行染色的方法。此方法操作简单，适用于一般形态的观察。在中性、碱性或酸性溶液中生长时，细菌细胞通常带负电荷，所以用碱性染料进行染色。带正电的染料离子可使细菌细胞染成染料的颜色。当细菌分解糖类产酸使培养基pH下降时，细菌所带正电荷增加，此时可用伊红、酸性复红或刚果红等酸性染料染色。

2. 细菌的革兰氏染色

革兰氏染色法是丹麦医生汉斯·克里斯蒂安·革兰于1884年所发明的，最初用来鉴别肺炎球菌与克雷伯氏肺炎菌之间的关系。革兰氏染色法不仅能观察细菌的形态，而且还可将细菌区分为革兰氏阳性细菌（G^+）和革兰氏阴性细菌（G^-）。

革兰氏染色属复染色法，是细菌学中广泛使用的一种鉴别染色法。该染色法之所以

能将细菌分为 G^+ 和 G^- 菌，是由这两类菌的细胞壁的结构和成分不同决定的。G^- 菌的细胞壁中含有较多易被乙醇溶解的类脂质，而且肽聚糖层较薄（15~20nm），交联度低，故用乙醇脱色时溶解了类脂质，增加了细胞壁的通透性，使染色的结晶紫和碘的复合物易于渗透而出，结果细菌被脱色，在经复红染色后就成了红色。G^+ 细菌的细胞壁有较厚（20~80nm）而致密的肽聚糖层，多达50层，占细胞壁成分的40%~95%，它同细胞膜的外层紧密相连。而类脂质含量少，经乙醇脱色剂处理后反而使肽聚糖层的孔径缩小，通透性降低，因此细菌仍保留初染时的颜色。革兰氏染色的关键在于严格掌握酒精脱色程度，如脱色过度，则阳性菌可被误染为阴性菌；而脱色不够时，阴性菌可被误染为阳性菌。此外，菌龄也影响染色结果，如阳性菌培养时间过长，或已死亡及部分菌自行溶解了，都常呈阴性反应。

革兰氏染色需要四种不同的染液：碱性染料初染液、媒染液、脱色剂和复染液。用于革兰氏染色的初染液一般是结晶紫。媒染液的作用是增加染料和细胞之间的亲和性或附着力，即以某种方式帮助染料固定在细胞上，使其不易脱落，碘液是常用的媒染液。脱色剂是将被染色的细胞进行脱色，不同类型的细胞脱色反应不同，有的能被脱色，有的则不能，脱色剂常用95%的酒精。复染液也是一种碱性染料，其颜色不同于初染液，复染的目的是使被脱色的细胞染上不同于初染液的颜色，而未被脱色的细胞仍然保持初染液的颜色，从而将细胞区分成 G^+ 和 G^- 两大类群，常用的复染液是复红。革兰氏染色的基本步骤包括涂片→干燥→固定→草酸铵结晶紫初染→碘液媒染→95%酒精脱色→番红复染→干燥→镜检。

3. 放线菌的染色

放线菌是指能形成分枝丝状体或菌丝体的一类革兰氏阳性菌。常见放线菌大多能形成菌丝体，紧贴培养基表面或深入培养基内生长的基内菌丝（简称基丝），基丝生长到一定阶段还能向空气中生长出气生菌丝（简称气丝），并进一步分化产生孢子丝及孢子。有的放线菌只产生基丝而无气丝。在显微镜下直接观察时，气丝在上层、基丝在下层，气丝色暗、基丝较透明。孢子丝依种类的不同，有直、波曲、各种螺旋形或轮生。在油镜下观察，放线菌的孢子有球形、椭圆、杆状或柱状。能否产生菌丝体及由菌丝体分化产生的各种形态特征是放线菌分类鉴定的重要依据。

为了观察放线菌的形态特征，人们设计了各种培养和观察方法，这些方法的主要目的是尽可能保持放线菌自然生长状态下的形态特征。下面介绍几种常用方法。

（1）插片法

将放线菌接种在琼脂平板上，插上灭菌盖玻片后培养，使放线菌菌丝沿着培养基表面与盖玻片的交接处生长而附着在盖玻片上。观察时，轻轻取出盖玻片，置于载玻片上直接镜检。这种方法可观察到放线菌自然生长状态下的特征，而且便于观察不同生长期的形态。

（2）玻璃纸法

玻璃纸是一种透明的半透膜，将灭菌的玻璃纸覆盖在琼脂平板表面，然后将放线菌接种于玻璃纸上，经培养，放线菌在玻璃纸上生长形成菌苔。观察时，揭下玻璃纸，固定在载玻片上直接镜检。这种方法既能保持放线菌的自然生长状态，也便于观察不同生长期的形态特征。

(3) 印片法

将要观察的放线菌的菌落或菌苔，先印在载玻片上，经染色后观察。这种方法主要用于观察孢子丝的形态、孢子的排列及其形状等。该方法简便，但形态特征可能有所改变。

4. 霉菌的染色

霉菌菌丝较粗大，细胞易收缩变形，而且孢子很容易飞散，所以制标本时常用乳酸石炭酸棉蓝染色液。此染色液制成的霉菌标本片细胞不变形；具有杀菌防腐作用，不易干燥，能保持较长时间；溶液本身呈蓝色，有一定染色效果。

霉菌自然生长状态下的形态，常用载玻片观察，此法是接种霉菌孢子于载玻片上的适宜培养基上，培养后用显微镜观察。此外，为了得到清晰、完整、保持自然状态的霉菌形态还可利用玻璃纸透析培养法进行观察。此法是利用玻璃纸的半透膜特性及透光性，将霉菌生长在覆盖于琼脂培养基表面的玻璃纸上，然后将长菌的玻璃纸剪取一小片，贴放在玻璃片上用显微镜观察。

5. 酵母菌的染色及大小测定

(1) 酵母菌的染色

酵母菌个体较大，细胞核与细胞质已有明显的分化，菌体比细菌大。繁殖方式也较复杂，无性繁殖主要是出芽生殖，仅裂殖酵母属是以分裂方式繁殖。通过用亚甲蓝染色制成水浸片来观察生活的酵母形态和出芽生殖方式。亚甲蓝是一种无毒性染料，它的氧化型是蓝色的，而还原型是无色的，用它来对酵母的活细胞进行染色，因细胞中新陈代谢的作用，使细胞内具有较强的还原能力，能使亚甲蓝从蓝色的氧化型变为无色的还原型，所以酵母的活细胞无色，而对于死细胞或代谢缓慢的老细胞，则因它们无此还原能力或还原能力极弱，而被亚甲蓝染成蓝色或淡蓝色。因此，用亚甲蓝水浸片不仅可观察酵母的形态，还可以区分死、活细胞。

(2) 测微尺

微生物细胞的大小是微生物基本的形态特征，也是分类鉴定的依据之一。微生物细胞个体较小，需要在显微镜下借助特殊的测量工具测微尺来测定其大小。测微尺包括镜台测微尺和目镜测微尺。镜台测微尺是一个中央部分刻有精确等分线的载玻片，刻度的总长是1mm，被等分为100格，每格0.01mm（即10μm）。镜台测微尺不直接用来测量细胞的大小，而是用于校定目镜测微尺每小格的相对长度。目镜测微尺是一块可以放入目镜的圆形小玻片，其中央有精确的等分刻度，有等分为50小格和100小格的两种规格。在测量时将目镜测微尺放在目镜的隔板上，即可用来测量经显微镜放大后的细胞物像。

由于目镜测微尺所测量的是经显微镜放大后的细胞物像，因此，在不同的显微镜或不同的目镜和物镜组合放大倍数不同，目镜测微尺每一小格所代表的实际长度也不一样。所以，在用目镜测微尺测量微生物大小之前，必须先用镜台测微尺校正目镜测微尺，以确定该显微镜在特定放大倍数的目镜和物镜下，目镜测微尺每一小格所代表的实际长度，然后根据微生物细胞所占的目镜测微尺格数，计算其实际大小。

6. 测定酵母菌数量

利用血细胞计数器在显微镜下直接计数，是一种常用的微生物计数方法。该方法是将菌悬液放在血细胞计数器与盖玻片之间容积一定的计数室中，在显微镜下进行计数，然后根据计数结果计算单位体积内的微生物总数目。

(1) 血细胞计数器的结构

血细胞计数器是一块特制的载玻片，其上由 4 条槽构成 3 个平台。中间较宽的平台又被横槽隔成两半，每一边的平台上各刻有一个方格网，每个方格网共分为 9 个大方格，中间的大方格即为计数室。计数室的边长为 1mm，也就是说面积为 $1mm^2$，中间平台下陷形成的高为 0.1mm，故盖上盖玻片后计数室的容积为 $0.1mm^3$。$1mL = 1000mm^3$。常见血细胞计数器的计数室有两种规格，一种是 16×25 型，即计数室共分为 16 个中方格，每个中方格又分为 25 个小方格；另一种是 25×16 型，即计数室先被分成 25 个中方格，每个中方格又分为 16 个小方格。但无论是哪一种规格的血细胞计数器，其计数室的小方格都是 400 个。

(2) 血细胞计数器的使用

将稀释的样品滴在计数板上，盖上盖玻片，然后在显微镜下计算 4~5 个中格的细菌数，并求出每个小格所含细菌的平均数，再按下面公式求出每毫升样品所含的细菌数。每毫升原液所含细菌数 $= A \times 400 \times 10^4 \times B$，其中 A 为每小格平均细菌数，400 为血细胞计数器小格总数，10^4 将血细胞计数器的体积换算为 1mL，B 为稀释倍数。

【任务准备】

仪器与用具：显微镜、酒精灯、火柴、载玻片、盖玻片、接种环、擦镜纸、吸水纸、剪刀、镊子、吸管、洗瓶、玻片架、血细胞计数器、目镜测微尺，镜台测微尺。

菌种：金黄色葡萄球菌、枯草芽孢杆菌 12~18h 营养琼脂斜面培养物；大肠埃希菌约 24h 营养琼脂斜面培养物；细黄链霉菌、酿酒酵母菌、橘青霉菌新鲜斜面培养物。

试剂：香柏油、二甲苯、草酸铵结晶紫染液、石炭酸复红染液、鲁氏碘液、乳酸石炭酸棉蓝染液、吕氏亚甲蓝染液、95%的酒精溶液、生理盐水、5%苯酚、番红复染液、50%乙醇。

【任务实施】

1. 细菌的简单染色

(1) 取菌涂片

用接种环从试管培养液中取一环菌，于载玻片中央涂成薄层即可；或先在洁净的载玻片中央滴一小滴无菌水，用接种环从斜面挑取少许菌体，与载玻片中央的无菌水混合均匀，涂成极薄的菌膜，一般涂布直径以 1cm 大小范围为宜。

(2) 干燥固定

涂片后可自然干燥，也可在酒精灯上略加热，使之迅速干燥。酒精灯火焰固定法的主要操作要领是：手持载玻片一端，将有菌膜的一面朝上，通过微火 3~4 次，使细胞质凝固，以固定细菌的形态，并使其牢固附在载玻片上，不易脱落。

（3）染色水洗

将载玻片置于玻片架上，待其冷却后，在涂片部位滴加适量（盖满菌膜）的草酸铵结晶紫染液（或其他染色液），染色时间随不同染色液而定，草酸铵结晶紫染液一般染色1~2min，吕氏亚甲蓝一般染色2~3min，石炭酸复红一般染色1~2min。夹住载玻片一端，斜置，用细小水流由上至下冲洗去除多余的染色液，直到流下的水无色为止。

（4）干燥镜检

自然风干，或用吸水纸吸去多余水分，或用酒精灯微微加热以快速干燥。在低倍镜下找到视野后，转换油镜观察，绘制菌体形态图；实验完毕后，清洁油镜头，整理显微镜使其复原并在记录本上登记。将染色片放入含有5%苯酚的废片缸中。

2. 细菌的革兰氏染色

（1）制片

取要观察的菌体进行常规涂片、干燥、固定。

（2）初染

在涂片处加草酸铵结晶紫染液（加量以盖满菌膜为度），染色1min。倾去染色液，用自来水细水小心地冲洗至洗出液为无色，将载玻片上的积水甩干。水洗时水流不要直接冲洗涂面，以免水流过大将菌体冲掉。

（3）媒染

用鲁氏碘液冲去残水，并用鲁氏碘液覆盖1min，水洗。

（4）脱色

用滤纸吸去载玻片上的残水，将载玻片倾斜，在白色背景下，用滴管连续滴加95%的酒精通过涂面脱色20~30s，直到载玻片下端流下的酒精无色时，立即水洗。革兰氏染色结果是否正确，乙醇脱色是操作的关键环节。

（5）复染

用滤纸吸去载玻片上的残水，用番红复染液覆盖2min，水洗。

（6）镜检

用滤纸吸去玻片上的残水，干燥后镜检。置油镜下观察，被染成紫色者即为G^+；被染成红色者是G^-。

显微镜的使用

显微镜是一种复杂的光学仪器，是微生物学实验常用工具之一，其作用是将微生物放大，以便观察和分析。

1. 显微镜的结构

一般光学显微镜包括机械装置和光学系统两大部分。

（1）机械装置

镜座：位于最底部的构造，为整个显微镜的基座，用以支持着整个镜体，起稳固作用。

镜柱：垂直于镜座上的短柱，用以支持镜臂。

镜臂：支持镜筒和镜台的呈弓形结构的部分，是取用显微镜时握拿的部分。镜筒直立式光镜在镜臂与其下方的镜柱之间有一倾斜关节，可使镜筒向后倾斜一定角度以方便观察，但使用时倾斜角度不应超过45°，否则显微镜由于重心偏移容易翻倒。

调节器：也称调焦螺旋，为调节焦距的装置，位于镜臂的上端（镜筒直立式光镜）或下端（镜筒倾斜式光镜），分粗调节器（粗准焦螺旋）和细调节器（细准焦螺旋）两种。粗准焦螺旋可使镜筒或镜台作较快或较大幅度的升降，能迅速调节好焦距，适于低倍镜观察时调焦。细准焦螺旋可使镜筒或镜台缓慢或较小幅度地升降，适用于在低倍镜下用粗准焦螺旋找到物体后，在高倍镜和油镜下进行焦距的精细调节，以便对物体不同层次、深度的结构做细致观察。

镜筒：位于镜臂的前方，它是一个齿状脊板与调节器相接的圆筒状结构，上端装载目镜，下端连接物镜转换器。根据镜筒的数目，光镜可分为单筒式和双筒式。单筒光镜又分为直立式和倾斜式两种，镜筒直立式光镜的目镜与物镜的光轴在同一直线上，而镜筒倾斜式光镜的目镜与物镜的中心线互成45°角，在镜筒中装有使光线转折45°的棱镜；双筒式光镜的镜筒均为倾斜式的。

转换器：又称旋转盘，位于镜筒下端的一个可旋转的凹形圆盘上，一般装有2~4个放大倍数不同的物镜。旋转它就可以转换物镜。旋转盘边缘有一定卡，当旋至物镜和镜筒成直线时，就发出"咔"的响声，这时方可观察玻片标本。

载物台：载物台可以承载样品，中央有一孔，为光线通路。在台上装有弹簧标本夹和推动器。推动器用于移动标本的位置，使得镜检对象恰好位于视野中心。弹簧标本夹是两片装有弹簧的金属片，用于固定载玻片。

（2）光学系统

显微镜的光学系统由反光镜、聚光器、物镜、目镜等组成，光学系统使物体放大，形成物体放大像。

反光镜：较早的普通光学显微镜是用自然光检视物体，在镜座上装有反光镜。反光镜是由一平面和另一凹面的镜子组成的，可以将投射在它上面的光线反射到聚光透镜的中央，照明标本。不用聚光器时用凹面镜，凹面镜能起会聚光线的作用。用聚光器时，一般都用平面镜。新近出产的较高档次的显微镜镜座上装有光源，并有电流调节螺旋，可通过调节电流大小调节光照强度。

聚光器：聚光器是由聚光透镜、虹彩光圈和升降螺旋组成的。聚光器安装在载物台下，其作用是将光源经反光镜反射来的光线聚焦于样品上，以得到最强的照明，使像获得明亮清晰的效果。聚光器的高低可以调节，使焦点落在被检物体上，以得到最大亮度。一般聚光器的焦点在其上方1.25mm处，而其上升限度为载物台平面下方0.1mm。因此，要求使用的载玻片厚度应在0.8~1.2mm之间，否则被检样品不在焦点上，影响镜检效果。聚光器前透镜组前面还装有虹彩光圈，它可以开大和缩小，影响着成像的分辨力和反差。若将虹彩光圈开放过大，超过物镜的数值孔径时，便产生光斑；若收缩虹彩光圈过小，分辨力下降,反差增大。因此,在观察时,通过虹彩光圈的调节再把视场光阑(带有视场光阑的显微镜)开启到视场周缘的外切处,使不在视场内的物体得不到任何光线的照明,以避免散射光的干扰。

物镜:安装在镜筒前端转换器上的接物透镜利用光线使被检物体第一次造像,物镜成像的质量,对分辨力有着决定性的影响。物镜的性能取决于物镜的数值孔径(numerical aperture,NA),每个物镜的数值孔径都标在物镜的外壳上,数值孔径越大,物镜的性能越好。

物镜的种类很多,可从不同角度来分类。根据物镜前透镜与被检物体之间的介质不同,可分为以空气为介质干燥系物镜和以香柏油为介质油浸系物镜。干燥系物镜常用的40×以下的物镜,数值孔径均小于1;油镜放大倍数为(90~100)×,数值孔径大于1。根据物镜放大倍数的高低,可分为低倍物镜、中倍物镜和高倍物镜。低倍物镜为(1~6)×,NA值为0.04~0.15;中倍物镜指(6~25)×,NA值为0.15~0.40;高倍物镜指(25~63)×,NA值为0.35~0.95;油浸物镜指(90~100)×,NA值为1.25~1.40。

目镜:目镜的作用是把物镜放大了的实像再放大一次,并把物像映入观察者的眼中。目镜的结构较物镜简单,普通光学显微镜的目镜通常由两块透镜组成,上端的一块透镜称接目镜,下端的透镜称场镜。上下透镜之间或在两个透镜的下方,装有由金属制的环状光阑或叫视场光阑,物镜放大后的中间像就落在视场光阑平面处,所以其上可安置目镜测微尺。目镜一般的放大倍数是10×。显微镜对实物的放大倍数等于目镜放大倍数×物镜放大倍数。

2. 使用方法

(1) 取镜和放置

显微镜平时存放在柜或箱中,用时从柜中取出,右手紧握镜臂,左手托住镜座,将显微镜放在座前桌面上稍偏左的位置,镜座应距桌沿6~7cm左右,便于坐着操作。

(2) 开机对光

打开光源开关,调节光强度到合适大小。用拇指和中指转动物镜转换器,切忌手持物镜移动,使低倍镜对准镜台的通光孔。先把镜头调节至距载物台1~2cm左右处,然后用左眼注视目镜内,接着调节聚光器的高度,把孔径光阑调至最大,使光线通过聚光器入射到镜筒内,这时视野内呈明亮的状态。

(3) 放置玻片标本

取一玻片标本放在载物台上,一定使有盖玻片的一面朝上,切不可放反,用推片器弹簧夹夹住,然后旋转推片器螺旋,将所要观察的部位调到通光孔的正中,使玻片中被观察的部分位于通光孔的正中央。

(4) 低倍镜找物像

先用低倍镜观察(物镜10×、目镜10×)。观察之前,先以左手按逆时针方向转动粗调节器,使镜台缓慢地上升至物镜距标本片约5mm处,应注意在上升镜台时,切勿在目镜上观察,一定要从右侧看着镜台上升,以免上升过多,造成镜头或标本片的损坏。

然后，两眼同时睁开，用左眼在目镜上观察，左手顺时针方向缓慢转动粗调节器，使镜台缓慢下降，直到视野中出现清晰的物像为止。如果在视野内看到的物像不符合实验要求（物像偏离视野），可慢慢调节载物台移动手柄。调节时应注意玻片移动的方向与视野中看到的物像移动的方向正好相反。如果物像不甚清晰，可以调节微动调焦手轮，直至物像清晰为止。

如果视野内的亮度不合适，可通过升降聚光器的位置或开闭光圈的大小来调节，如果在调节焦距时，镜台下降已超过工作距离而未见到物像，说明此次操作失败，则应重新操作，切不可心急而盲目地上升镜台。

（5）高倍镜观察

因为在高倍物镜观察时，视野中的物像范围比在低倍物镜下缩小了很多，所以进一步使用高倍物镜观察时，在转换高倍物镜之前，一定要先在低倍镜下把需进一步观察的部位移至视野中央，同时把物像调节到最清晰的程度，才能进行高倍镜的观察。

一般具有正常功能的显微镜，低倍物镜和高倍物镜基本齐焦，在用低倍物镜观察清晰时，换高倍物镜应可以见到物像，但物像不一定很清晰，可将细调节器的螺旋逆时针移动约0.5～1圈，即可获得清晰的物像，切勿用粗调节器。

在转换高倍物镜并且看清物像之后，可以根据需要调节孔径光阑的大小或聚光器的高低，使光线符合要求，一般将低倍物镜换成高倍物镜观察时，视野要稍变暗一些，所以需要调节光线强弱。如果需要更换玻片标本时转动粗调节器使镜台下降，方可取下玻片标本。

（6）油镜观察

在使用油镜之前，必须先经低、高倍镜观察，然后将需进一步放大的部分移到视野的中心。将聚光器上升到最高位置，光圈开到最大。转动转换器，使高倍镜头离开通光孔，在需观察部位的玻片上滴加一滴香柏油，然后慢慢转动油镜，在转换油镜时，从侧面水平注视镜头与玻片的距离，用粗螺旋将镜筒小心降下，使镜头浸入油中而又以不压破载玻片为宜。（注意：不要用力过猛，以免压碎玻片损坏镜头！）从目镜观察，调节光线使其明亮，再调节细准焦螺旋使镜筒缓慢提升，直至视野内出现清晰物像为止。

油镜观察完毕，提升镜筒。先用擦镜纸拭去镜头上的油，接着用另一张擦镜纸蘸少许二甲苯擦去镜头上残留的油迹，最后用干净擦镜纸再擦拭两遍以除去残留的二甲苯。涂片处香柏油的处理与此相同。（注意：不要过量使用二甲苯，以免其残留在镜头上影响观察。）

（7）清洁放回

观察完毕应先将物镜镜头从通光孔处移开，然后将孔径光阑调至最大，再将载物台缓缓落下，并检查零件有无损伤，特别要注意检查物镜是否沾水、沾油，如沾了水或油要用擦镜纸擦净，检查处理完毕后即可盖上防尘布。

3. 显微镜使用的注意事项

（1）正确安装

使用显微镜前，首先要把显微镜的目镜和物镜安装上去。目镜的安装较为简单，主要的问题在于物镜的安装。由于物镜镜头较贵重，万一安装时螺纹没合好，易摔到地上，造成镜头损坏，所以为了保险起见，强调操作者在安装物镜时要用左手食指和中指托住物镜，然后用右手将物镜装上去。这样即使没安装好，也不会摔到地上。

（2）正确对光

对光是使用显微镜时很重要的一步，有些操作者在对光时，随便转一个物镜对着通光孔，而不是按要求一定用低倍镜对光。转动反光镜时喜欢用一只手，往往将反光镜扳了下来。所以一定要强调用低倍镜对光，当光线较强时用小光圈、平面镜，而光线较弱时则用大光圈、凹面镜。反光镜要用双手转动，当看到均匀光亮的圆形视野为止。光对好后不要再随便移动显微镜，以免光线不能准确地通过反光镜进入通光孔。

（3）正确使用调节器

使用调节器调节焦距，找到物像可以说是显微镜使用中最重要的一步，也是操作者感觉最为困难的一步。操作者在操作过程中极易出现以下错误：一是在高倍镜下直接调焦；二是不管镜筒上升或下降，眼睛始终在目镜中看视野；三是不了解物距的临界值，物距调到2~3cm时还在往上调，而且转动调节器的速度很快。前两种错误结果往往造成物镜镜头抵触到玻片，损伤玻片或镜头，而第三种错误则是操作者使用显微镜时最常见的一种现象。针对以上错误，操作者要注意，调节焦距一定要在低倍镜下调，先转动粗准焦螺旋，使镜筒慢慢下降，物镜靠近载玻片，但注意不要让物镜碰到载玻片，在这个过程中眼睛要从侧面看物镜，然后用左眼朝目镜内注视，并慢慢反向调节粗准焦螺旋，使镜筒徐徐上升，直当看到物像为止。一般显微镜的物距在1cm左右，所以如果物距已远超过1cm，但仍未看到物像，那可能是标本未在视野内或转动粗准焦螺旋速度过快，此时应调整装片位置，然后再重复上述步骤。当视野中出现模糊的物像时，就要换用细准焦螺旋调节，只有这样，才能缩小寻找范围，提高找到物像的速度。

（4）物镜转换

使用低倍镜后换用高倍镜，操作者往往喜欢用手指直接推转物镜，认为这样比较省力，但这样容易使镜的光轴发生偏斜，原因是转换器的材料质地较软，精度较高，螺纹受力不均匀很容易松脱。一旦螺纹破坏，整个转换器就会报废。操作者应手握转换器的下层转动板转换物镜。

（5）正确用眼

用显微镜观察物体时，应双眼同时睁开，左眼往目镜内注视。但有不少操作者往往做不到这一点，喜欢用手捂住右眼或干脆闭上右眼，这是不符合实验观察要求的，这种不良习惯会造成左眼疲劳，同时也不能做到边观察边画图。应该注意，左眼要尽量贴近目镜，右眼试图向视野内注视，如此反复训练，就会达到双目同时睁开观察的要求。或者也可以通过做以下练习：睁开双眼，用一张纸或手掌竖立在两眼之间，鼻子跟前，使左右眼不能互看对侧一边，然后有意识地先看左边，再看右边，如此3~5次，每天早晚各做一遍。

(6) 视野内污点判断

转动目镜，污点移动则在目镜上，不移动则不在目镜上；移动玻片，污点移动则在玻片上，不移动则不在玻片上；如果视野内的污点不在玻片和目镜上，那就在物镜上。

(7) 显微镜视野内玻片的移动与物像的移动

由于是倒立的像，玻片的移动方向与物像移动的方向相反。

(8) 使用过程中其他需要注意的问题

持镜时必须是右手握臂、左手托座的姿势，不可单手提取，以免零件脱落或碰撞到其他地方。轻拿轻放，不可把显微镜放置在实验台的边缘，以免碰翻落地。保持显微镜的清洁，光学和照明部分只能用擦镜纸擦拭，切忌口吹手抹或用布擦，机械部分用布擦拭。水滴、酒精或其他药品切勿接触镜头和镜台，如果沾污应立即擦净。放置玻片标本时要对准通光孔中央，且不能反放玻片，防止压坏玻片或碰坏物镜。要养成两眼同时睁开的习惯，以左眼观察视野，右眼用以绘图。不要随意取下目镜，以防止尘土落入物镜，也不要任意拆卸各种零件，以防损坏。使用完毕后，必须复原才能放回镜箱内，其步骤是取下标本片，转动转换器使镜头离开通光孔，下降镜台，平放反光镜，下降聚光器（但不要接触反光镜）、关闭光圈，推片器回位，盖上绸布和外罩，放回实验台柜内。最后填写使用登记表。

3. 放线菌的染色

(1) 插片法

取一淀粉琼脂培养基平板，用接种环将菌种在琼脂平板上划线接种，然后用无菌镊子将灭菌的盖玻片以大约45°角插入琼脂内（插在接种线上，插片数量可根据需要而定。倒置培养，28℃，3~5d。用镊子小心取出盖玻片，擦去背面培养物，然后将有菌的一面朝上放在载玻片上，直接镜检。

(2) 玻璃纸法

以无菌操作用镊子将已灭菌的小块玻璃纸片铺在淀粉琼脂培养基表面，用无菌涂布棒将玻璃纸压平，使其紧贴在琼脂表面，不留气泡，每个平板可铺5~10块玻璃纸。用接种环挑取菌种斜面培养物在玻璃纸上划线接种。平板倒置，28℃，培养3~5d。在载玻片上加一小滴水，用镊子小心取下玻璃纸片，菌面朝上放在载玻片的水滴上，使玻璃纸平贴在载玻片上，中间不要有气泡，直接镜检。

(3) 印片法

用一洁净盖玻片，平放在培养皿中放线菌的培养物上，轻轻按压一下，取出盖玻片，将印有放线菌的一面朝下，放置在加有一滴吕氏亚甲蓝染液的载玻片上，观察孢子丝和孢子。

4. 霉菌的染色

在载玻片上加一滴乳酸石炭酸棉蓝染色液，用解剖针从霉菌菌落边缘处挑取少量已产孢子的霉菌菌丝，先置于50%乙醇中浸一下以洗去脱落的孢子，再放在载玻片上的染液中，用解剖针小心地将菌丝分散开。盖上盖玻片，置低倍镜下观察，必要时换高倍镜观察。

5. 酵母菌的染色及大小测定

(1) 酵母菌的染色观察

在干净载玻片上加一滴吕氏亚甲蓝染色液，以无菌操作用接种环挑取少量酵母菌放在吕氏亚甲蓝液中，混合均匀。取一块盖玻片，先将一边与染液接触，然后慢慢将盖玻片放下，避免产生气泡，将多余染液用吸水纸吸干。将载玻片置于载物台上，先用低倍镜，然后用高倍镜观察酵母的形态和出芽情况，并根据颜色来区别死活细胞。染色约0.5h后再进行观察，注意死细胞数量是否增加。

(2) 装目镜测微尺

取下显微镜的目镜，换上专用目镜。如果没有专用的目镜，则取下显微镜的目镜，旋下透镜，将目镜测微尺刻度朝下放在目镜的隔板上，再旋上透镜，将装有测微尺的目镜装回镜筒。

(3) 目镜测微尺的标定

将镜台测微尺刻度面朝上固定在显微镜的载物台上，注意不可放反。将低倍镜转入光路，镜台测微尺有刻度的部分移至视野中央，调节焦距，当清晰地看到镜台测微尺的刻度后，转动目镜使目镜测微尺与镜台测微尺的刻度相平行。利用移动钮移动镜台测微尺，使两尺在某一区域内两线完全重合，然后分别数出两重合线之间镜台测微尺和目镜测微尺所占的格数。用同样的方法，在高倍镜下对目镜测微尺进行标定。

(4) 计算

已知镜台测微尺每格长 $10\mu m$，根据下列公式即可分别计算出在不同放大倍数下，目镜测微尺每格所代表的长度。目镜测微尺每格长度（μm）$=10n/m$，其中 n 表示两重合线间镜台测微尺格数，m 表示两重合线间目镜测微尺格数。标定结果可按表2-1记录并计算。

表2-1 目镜测微尺的校正值

种类	物镜放大倍数	n	m	目镜测微尺每格长度/μm
低倍镜	10倍			
高倍镜	40倍			
油镜	100倍			

目镜测微尺校正完毕后，取下镜台测微尺，换上酵母菌标本片，将其固定在载物台上，先用低倍镜找到标本片图像，然后根据不同的酵母菌对象分别转换到高倍镜下，用目镜测微尺测量酵母菌细胞的直径或宽和长所占的格数，再依据所标定的高倍镜每一格的实际长度计算细胞的实际大小。通常测定对数生长期菌体来代表该菌的大小，为了尽量减小实验误差，应在同一标本片上测量10~20个细胞，取其平均值作为该菌的大小。

测量完毕，换上原有显微镜目镜（或取出目镜测微尺，目镜放回镜筒），用擦镜纸将测微尺擦拭干净后放回盒内保存，并按照显微镜的使用和维护方法擦拭物镜。

6. 测定酵母菌数量

（1）菌悬液的制备

以无菌生理盐水将酿酒酵母培养物制成浓度适当的菌悬液。

（2）加样品

将清洁干燥的血细胞计数器盖上盖玻片，再用无菌的毛细滴管将摇匀的酵母菌悬液由盖玻片边缘滴一小滴，让菌液沿缝隙靠毛细作用自动进入计数室。

（3）找计数室

加样后静置5min，然后将血细胞计数器置于显微镜载物台上，先用低倍镜找到计数室所在位置，然后换成高倍镜进行计数。

（4）显微镜计数

取左上、右上、左下、右下和中央5个中方格进行计数。位于中方格边线上的菌体一般只计上边和右边线上的（或只计左边和下边线上的）。如遇到酵母出芽，芽体大小达到母细胞一半以上时，即作为两个菌体计数。计数一个样品要从上下两个计数室中得到的平均数值来计算样品的含菌量。测定结果填入表2-2，并计算。

每毫升原液所含细菌数（个/mL）＝ $A \times 400 \times 10^4 \times B$，其中 A 为每小格平均细菌数，400 为血细胞计数器小格总数，10^4 将血细胞计数器的体积换算为1mL，B 为稀释倍数。

（5）清洗血细胞计数器

使用完毕后，将血细胞计数器在水龙头上用水冲洗干净，切勿用硬物洗刷，洗完后自行晾干或用吹风机吹干。镜检，观察计数室内是否有残留菌体或其他沉淀物。若不干净，则必须重复洗涤至干净。

表2-2 酵母菌计数结果

计数室	五个中方格中每格的菌数					每小格平均细菌数
	左上	左下	中央	右上	右下	
第一室						
第二室						

【注意事项】

① 简单染色时，需要注意取菌涂片时，取菌量不宜过多，否则菌体堆积成块不易看清个体形态。加热固定标本时，可用手背接触涂片反面，以不烫手为宜，否则过分烘烤会导致菌体变形。制好的涂片，最后一步以吸水纸吸干准备放在显微镜下观察时，注意要轻轻吸干，勿擦去菌体。

② 革兰氏染色时，涂片不宜过厚，否则宜脱色不完全造成假阳性。火焰固定不宜过热，以盖玻片不烫手为宜，否则菌体细胞容易变形。滴加染色液和酒精时一定要覆盖整个菌膜，否则部分菌膜未受处理，亦可造成假象。乙醇脱色是关键，如脱色过度，则 G^+ 菌被误染成 G^- 菌；脱色不足，G^- 菌被误染成 G^+ 菌。染色要用处于活跃生长期的幼龄培养物，如菌龄

过长，死亡或细胞壁受损的 G^+ 菌也会呈阴性反应。

③ 酵母菌计数时，注意取样前要摇匀菌液；加样时计数室不可有气泡产生；注意调节显微镜光线强弱，使菌体和计数室线条清晰。

④ 校正目镜测微尺时，使目镜测微尺的一条刻度线与镜台测微尺的一条刻度线相重合，再寻另一重合线，分别数出其间镜台测微尺和目镜测微尺所占的格数；观察时光线不宜过强，否则难以找到镜台测微尺的刻度，换高倍镜标定时，务必十分细心，防止物镜压坏镜台测微尺和损坏镜头。

【数字资源】

观看菌种保藏的相关视频，请扫描下方的二维码：

任务实践三　生理生化特征鉴定

【任务解析】

微生物代谢重要特征之一，就是代谢类型的多样性，因此微生物在自然界的物质循环中起着重要的作用，同时也为人类开发利用微生物资源提供更多的机会与途径。不同微生物具有不同的酶系，所以不同微生物对淀粉、蛋白质和脂肪等大分子物质的分解利用能力、代谢途径、代谢产物不完全相同。因此，当从微生物的菌落、细胞形态特征等方面无法区分微生物的种类时，微生物的生化反应是微生物分类鉴定的重要依据之一。

各种细菌所具有的酶系不尽相同，对营养基质的分解能力也不一样，因而代谢产物存在差别。用生理生化试验的方法检测细菌对各种基质的代谢作用及其代谢产物，从而鉴别细菌的种属，就是细菌的生理生化反应鉴定。

1. 糖发酵试验

用来鉴定微生物对糖类的发酵利用情况，有助于菌种鉴别，尤其在肠道细菌的鉴定上非常重要。将待测菌种接种于糖（醇）发酵培养基中，培养基中加入指示剂（如溴甲酚紫 pH6.8 时呈紫色，pH5.2 时呈黄色）及倒置小管有无气泡（称为杜氏管）以确定菌种利用糖后产酸产气的情况。不同的菌种结果不同，例如大肠埃希菌能分解葡萄糖和乳糖，产酸且产气；伤寒杆菌只分解葡萄糖产酸不产气，且不分解乳糖。其原理是菌种将葡萄糖分解成丙酮酸后丙酮酸进一步分解成乙酰磷酸和甲酸，甲酸在甲酸脱氢酶的作用下分解为 CO_2 和 H_2。大肠埃希菌具有此酶，因此分解葡萄糖产酸和产气；而伤寒杆菌不含甲酸脱氢酶，所以分解葡萄糖只产酸不产气。

2. 淀粉水解试验

微生物对大分子物质如淀粉、蛋白质和脂肪等不能直接利用，必须靠产生的胞外酶将大分子物质分解才能被微生物吸收利用。胞外酶主要为水解酶，通过裂解大分子物质为较小的化合物，使其能被运输至细胞内，这些过程可以通过观察细菌菌落周围的物质变化来证实。如淀粉酶将淀粉水解为小分子的糊精、双糖和单糖，能分泌胞外淀粉酶的微生物，则能利用其周围的淀粉。已知淀粉遇到碘会显现蓝色，因此可通过在淀粉培养基上滴加碘液来判断微生物是否能产生淀粉酶分解淀粉，菌落周围不呈蓝色，出现无色透明圈，则该菌种能够水解淀粉。

3. 吲哚试验

吲哚试验（indole test）又称靛基质试验。蛋白质分解的最终产物是氨基酸，在一般条件下，氨基酸可作为原料直接合成细胞的有机物质，供给菌体生长。但在特定条件下，如在厌氧和碳源缺乏的条件下，氨基酸也能被某些细菌分解。能分解氨基酸的细菌远比分解蛋白质者多，如大肠埃希菌能分解几乎所有的氨基酸。氨基酸的分解有脱氨与脱羧两种形式，前者靠细菌的脱氨酶作用生成氨和酸类；后者是由脱羧酶作用生成胺类和 CO_2，根据产物不同，常可用来进行菌种鉴定。大肠埃希菌、产酸克雷伯氏菌、霍乱弧菌等含有色氨酸酶，能分解蛋白胨中的色氨酸，生成吲哚。吲哚可与对二甲基氨基苯甲醛作用，生成玫瑰吲哚而呈红色，为吲哚试验阳性。产气杆菌、奇异变形杆菌、沙门菌属等细菌吲哚试验阴性。试验时将待检菌接种于蛋白胨水培养基中，经 37℃ 培养 1~2d，沿管壁加柯氏试剂 0.5mL，使分成两层，于两液面接触处出现红色为阳性，无色为阴性。

4. 甲基红试验

甲基红（methyl red，MR）试验：甲基红试剂在 pH4.4 时呈红色，pH6.2 时呈黄色，用来检测由葡萄糖产生的有机酸。细菌在糖代谢过程中，分解葡萄糖产生丙酮酸。丙酮酸的分解产物随菌种不同而异，有些细菌（如大肠埃希菌）将丙酮酸进一步分解，产生的酸类较多（如甲酸、乙酸、乳酸等），使培养物的酸碱度在 pH4.5 或更低，加入甲基红指示剂呈红色，即甲基红试验阳性。而产气杆菌将丙酮酸脱羧生成中性乙酰甲基甲醇，故培养物中形成的酸类较少，使培养物的酸碱度较高，pH 在 5.4 以上甲基红指示剂呈橘黄色，为甲基红试验阴性。实验时将菌种接种于磷酸盐葡萄糖蛋白胨水培养基中，37℃ 培养 48h，于 5mL 培养液中加入 5~6 滴甲基红试剂，立即观察结果。

5. 伏-波试验

伏-波（Voges-Proskauer，V-P）试验：某些细菌如产气杆菌，分解葡萄糖生成丙酮酸，丙酮酸缩合、脱羧而转变成乙酰甲基甲醇。乙酰甲基甲醇在碱性环境中易被空气中氧气氧化为二乙酰，二乙酰可与蛋白胨中精氨酸所含胍基发生反应，生成红色的化合物，即V-P试验阳性。加入α-萘酚可加速反应。试验时将待检菌接种于磷酸盐葡萄糖蛋白胨水培养基中，培养后，每毫升培养液加入6%α-萘酚0.5mL以及40%KOH溶液0.2mL；混匀，于37℃下保持15～30min，如是产气杆菌应出现红色，为阳性反应。由于大肠埃希菌分解葡萄糖不生成乙酰甲基甲醇，所以无此反应。

6. 柠檬酸盐利用试验

有些细菌能以柠檬酸钠作为唯一碳源生长，分解后产生CO_2再转变为碳酸钠，使培养基由中性变为碱性（pH7.6以上），培养基中指示剂溴百里酚蓝由浅绿色变为深蓝色。在试验时，将待检菌种接种于以柠檬酸钠为唯一碳源的培养基上，37℃培养1～4d，逐日观察结果，阳性者斜面有菌生长，培养基变蓝色，若无菌生长，培养基保持原浅绿色为阴性。在柠檬酸盐试验中阳性对照菌用已知产气杆菌，阴性对照菌用大肠埃希菌。

细菌的生化反应是鉴别细菌的重要手段，其中吲哚试验（I）、甲基红试验（M）、V-P试验（V）和柠檬酸盐利用试验（C）简称为IMViC，试验，常用于大肠埃希菌和产气杆菌的鉴别。典型的大肠埃希菌的试验结果是"＋＋－－"，而产气杆菌是"－－＋＋"。

【任务准备】

1. 菌种

糖发酵试验用大肠埃希菌和普通变形杆菌斜面各一支；淀粉水解试验用到的菌种为枯草芽孢杆菌、大肠埃希菌、金黄色葡萄球菌、铜绿假单胞菌菌种斜面各一支；IMViC试验用到的菌种为大肠埃希菌、产气肠杆菌菌种斜面各一支。

2. 培养基

葡萄糖发酵试验用的培养基：蛋白胨水培养基1000mL、1.6%溴甲酚紫乙醇溶液1～2mL、葡萄糖12.5g、pH7.6，110℃灭菌30min。分装试管3支（内装有倒置的德汉氏小管）。

乳糖发酵培养基：蛋白胨水培养基1000mL、1.6%溴甲酚紫乙醇溶液1～2mL、乳糖12.5g、pH7.6，110℃灭菌30min。分装试管3支（内装有倒置的德汉氏小管）。

淀粉水解试验用固体淀粉培养基：蛋白胨10g、NaCl 5g、牛肉膏5g、可溶性淀粉2g、蒸馏水1000mL、琼脂15～20g，121℃灭菌20min。

蛋白胨水培养基用于吲哚试验：蛋白胨10g、NaCl 5g、蒸馏水1000mL、pH7.6，121℃灭菌20min。

葡萄糖蛋白胨水培养基：蛋白胨5g、葡萄糖5g、K_2HPO_4 2g、蒸馏水1000mL，pH7.0～7.2，分装试管，每管10mL，112℃灭菌30min。

柠檬酸盐斜面培养基：柠檬酸钠 2g、K_2HPO_4 1g、$NH_4H_2PO_4$ 1g、NaCl 5g、$MgSO_4$ 0.2g、琼脂 15～20g、1%溴麝香草酚蓝（酒精溶液）或 0.04%苯酚红 10mL、水 1000mL。将上述各成分加热溶解后，调 pH6.8，然后加入指示剂，摇匀，用脱脂棉过滤。制成后为黄绿色，分装试管。121℃灭菌 20min 后，制成斜面。

3. 溶液和试剂

鲁氏碘液：碘 5g、碘化钾 10g、蒸馏水。先在烧杯中加入少量（10mL）蒸馏水，加入 10g 碘化钾并用搅拌棒使之溶解，加入 5g 碘并搅拌一段时间使之完全溶解（碘不易溶解），转移至 100mL 的容量瓶中，加蒸馏水定容至刻度。

吲哚试剂：对二甲基氨基苯甲醛 2g、95%的乙醇 190mL、浓盐酸 40mL。

甲基红试剂：甲基红 0.04g，95%的乙醇 60mL，蒸馏水 40mL，先将甲基红溶于 95%的乙醇中，再加入蒸馏水即可。

V-P 试剂：在 100mL 蒸馏水中溶解 40g NaOH，再加入 0.3g 肌酐（VP 甲液）即成。

α-萘酚、乙醚。

4. 仪器和其他用品

超净工作台、高压蒸汽灭菌器、恒温培养箱、电子天平、烧杯、量筒、试管架、试管、培养皿、杜氏小管、接种环、酒精灯、pH 计或精密 pH 试纸、无菌平板、无菌试管、接种环、接种针和试管架等。

【任务实施】

1. 糖类发酵试验

（1）接种培养

取 3 支葡萄糖发酵培养基，在试管上标明培养基名称、所接种的菌种名称和组号。分别接种大肠埃希菌和普通变形杆菌，第三支不接种，作为阴性对照。另外，取乳糖发酵培养基试管 3 支，接种方法同葡萄糖发酵试验。在接种后，轻缓摇动试管，使其均匀，防止倒置的小管进入气泡。将已接种好的试管置于 37℃培养箱中培养 24～48h。

（2）结果观察

若细菌能发酵培养基中的糖，可使培养基的 pH 降低，培养基中的指示剂呈酸性反应，显黄色；若发酵糖产酸产气，不仅培养基呈色，且在倒置的杜氏小管中有气泡，气体占杜氏小管的 10%以上；若被测细菌不分解培养基中的糖，则培养基不发生变化。表 2-3 为糖发酵试验结果。

表 2-3 糖发酵试验结果（"＋"表示阳性，"－"表示阴性）

试管（菌种）	大肠埃希菌管	普通变形杆菌管	阴性对照管
葡萄糖发酵试验	黄色、产气，呈＋	黄色、产气，呈＋	紫色、不产气，呈－
乳糖发酵试验	黄色、产气，呈＋	紫色、不产气，呈－	紫色、不产气，呈－

结论：大肠埃希菌能分解葡萄糖和乳糖，同时产酸产气。普通变形杆菌能分解葡萄糖，同时产酸产气，不能分解乳糖。

2. 淀粉水解实验

(1) 接种培养

将固体淀粉培养基熔化后冷却至50℃左右，以无菌操作制成平板。用记号笔在平板底部划成4部分。在无菌操作台上，将枯草芽孢杆菌、大肠埃希菌、普通变形杆菌和铜绿假单胞菌分别在不同的地方点种，注意仅用接种针接触极少面积的培养基，在平板的反面对应部分贴上标签，标签上分别写上菌名，以免混淆。将平板倒置，在37℃温箱中培养1～2d。

(2) 结果观察

取出平板，观察各种细菌的生长情况。打开平板盖子，滴入少量鲁氏碘液于平板中，轻轻旋转平板使碘液均匀铺满整个平板，观察培养皿中菌落周围是否有无色透明圈。若菌苔周围有无色透明圈出现，说明淀粉已经被水解，为阳性，反之则为阴性。透明圈的大小可初步判断该菌水解淀粉能力的强弱，即产生胞外淀粉酶活力的高低。表2-4为淀粉水解试验结果。

表2-4 淀粉水解试验结果（"＋"表示阳性，"－"表示阴性）

试管(菌种)	阴/阳性	结论
大肠埃希菌	－	不可以水解淀粉
枯草芽孢杆菌	＋	可以水解淀粉
普通变形杆菌	－	不可以水解淀粉
铜绿假单胞菌	－	不可以水解淀粉

3. 吲哚试验

(1) 接种培养

取3支蛋白胨水培养基，在试管上标明培养基名称、所接种的菌种名称和组号。1支接种大肠埃希菌，1支接种产气肠杆菌，1支留作阴性对照。37℃培养24～48h。

(2) 结果观察

培养结束后，向蛋白胨水培养基内加入3～4滴乙醚，摇动数次，静置1min待乙醚上升后，沿试管壁徐徐加入2滴吲哚试剂。在乙醚和培养物之间产生红色环状物为阳性反应，不变色为阴性。

4. 甲基红试验

(1) 接种培养

取3支葡萄糖蛋白胨水培养基，在试管上标明培养基名称、所接种的菌种名称和组号。1支接种大肠埃希菌，1支接种产气肠杆菌，1支留作阴性对照。37℃培养48h。

(2) 结果观察

培养48h后，向葡萄糖蛋白胨水培养基内加入甲基红试剂2滴，培养基变为红色者为阳性，变为黄色者为阴性。

5. V-P 实验

(1) 接种培养

取 3 支葡萄糖蛋白胨水培养基，在试管上标明培养基名称、所接种的菌种名称和组号。1 支接种大肠埃希菌，1 支接种产气肠杆菌，1 支不接种，作为阴性对照。37℃培养 48h。

(2) 结果观察

培养 48h 后，取出培养物，将另 1 支葡萄糖蛋白胨水培养基加入 400g/L KOH，5~10 滴，然后再加入等量的 5% α-萘酚溶液，用力振荡，再放入 37℃培养箱中保温 15~30min 加快反应速度。若培养物呈红色者，为 V-P 反应阳性。

6. 柠檬酸盐试验

(1) 接种培养

取 3 支柠檬酸盐斜面培养基，在试管上标明培养基名称、所接种的菌名和组号。1 支接种大肠埃希菌，1 支接种产气肠杆菌，1 支不接种，作为阴性对照。置 37℃培养 48h。

(2) 结果观察

培养 48h 后观察柠檬酸盐斜面培养基上有无细菌生长和是否变色，蓝色为阳性，绿色为阴性。表 2-5 为 IMViC 试验结果。

表 2-5 IMViC 试验结果（"＋"表示阳性，"－"表示阴性）

样品	大肠埃希菌	产气肠杆菌	阴性对照
吲哚试验	＋	－	－
甲基红试验	＋	－	－
V-P 试验	－	＋	－
柠檬酸盐试验	－	＋	－

结论：大肠埃希菌可以分解色氨酸生成吲哚，在培养期仍维持酸性 pH，不能利用葡萄糖产生非酸性末端产物，不能够利用柠檬酸盐作为碳源。产气肠杆菌不能分解色氨酸生成吲哚；将有机酸转化为非酸性末端产物；能利用葡萄糖产生非酸性末端产物；能够利用柠檬酸盐作为碳源。

【注意事项】

① 在使用酒精灯时要特别注意，70% 的乙醇可以燃烧，所以要远离明火。

② 配制柠檬酸盐培养基时，其 pH 不要偏高，以淡绿色为宜。

③ 配吲哚试验中用的蛋白胨水培养基，所用的蛋白胨最好用含色氨酸高的。例如用胰酶水解酪素得到的蛋白胨中色氨酸含量较高。

④ 实验内容较多，且用到的试管、平板和菌种较多，因此实验中要及时贴好标签，做好标记，以免混淆。

⑤ 接种均在无菌条件下操作，接种完毕以后用灭菌好的棉花塞住管口防止污染。

⑥ 糖发酵试验中，接种后要轻缓摇动试管，使其均匀，防止倒置的小管进入气泡，否

则会造成假象，得出错误的结果。

⑦ 淀粉水解试验可以采用点种或划十字接种。点种时接种面积要小，使菌在小范围内生长，以便于观察；十字接种时尽量将菌接种在该部分的中央区域，避免将固体培养基表面划破。

⑧ 淀粉水解试验中，观察各种细菌生长情况时，滴入少量鲁氏碘液于平板中，应轻轻旋转平板，使碘液均匀铺满整个平板。

⑨ 吲哚试验中，注意加入3~4滴乙醚，摇动数次，静置1min，待乙醚上升后，再沿试管壁徐徐加入2滴吲哚试剂，否则就会观测不到在乙醚和培养物之间产生的红色环状物。

⑩ 甲基红试验中，应该注意甲基红试剂不要加得太多，以免出现假阳性。

【数字资源】

观看微生物生理生化特征鉴定的相关视频和微课，请扫描下方的二维码：

| 细菌的淀粉水解试验 | 细菌糖类发酵实验培养基的配制 | 细菌的糖类发酵实验 |

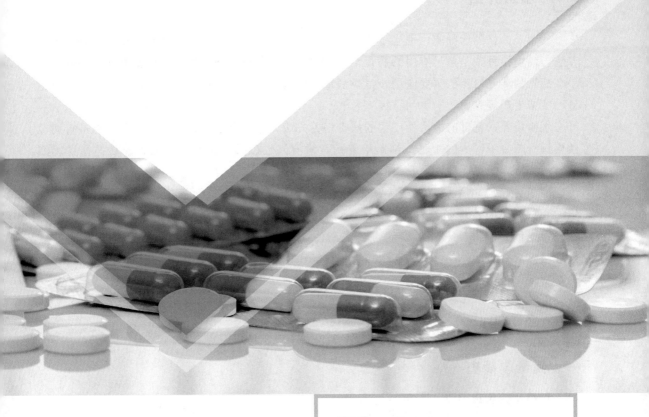

项目三

培养病毒

课程思政与职业素养

科技报国：传承大国工匠精神

脊髓灰质炎病毒会让人患上终身残疾的小儿麻痹症。1957年，顾方舟临危受命，开始了对脊髓灰质炎病毒的研究。当年，顾方舟首次用猴肾组织培养技术分离出病毒。1960年，顾方舟的团队成功研制出了疫苗。

为了检验疫苗的效果，顾方舟在自己身上感染病毒然后使用疫苗，甚至让自己的儿子喝下疫苗。为了解决农村地区没有冷链运输疫苗的问题，顾方舟改进了疫苗，发明了"糖丸"。顾方舟和他的团队用科技、用爱心让中国孩子免受小儿麻痹症的病痛。

项目介绍

病毒是严格的活细胞内寄生生物，常用的培养方法有动物接种法、鸡胚培养法和细胞培养法。动物接种法是最早应用的病毒培养方法，人工分离、增殖病毒都离不开实验动物。

病毒的鸡胚培养法主要应用于痘类病毒、黏液病毒和疱疹病毒等的分离、鉴定、抗原制备、疫苗生产等方面。

细胞培养法是目前应用最广泛的病毒培养方法，是病毒学研究的重要手段，是进行病毒性疾病诊断必不可少的工具。细胞培养病毒没有隐性感染，没有免疫力，容易选择易感细胞。细胞培养病毒接种量大，提高了疫苗的产量和质量。

为了更好地培养病毒，需要掌握以下的必备知识：病毒学简史，病毒的形态结构、化学组成和分类及增殖过程；病毒的干扰现象、抗病毒药物等；以及与人类关系密切的鼻病毒、流感病毒、人乳头瘤病毒、噬菌体、艾滋病病毒、埃博拉病毒以及引发严重急性呼吸综合征（SARS）、中东呼吸综合征（MERS）和新型冠状病毒肺炎的病原体和流行病学特征等。

必备知识

一、病毒学简史

1. 病毒的历史印迹

从第一个已知的烟草花叶病毒被发现并命名以来，病毒仅有百余年的研究历史。病毒研究的科学称为病毒学，是微生物学的一个分支。尽管病毒学是一门年轻的学科，但是病毒在人类社会生活中留下的印迹可以追溯到公元前1400年，古埃及象形文字就描述了一位祭司的病症，表征为一条腿较细，是典型的脊髓灰质炎留下的后遗症。天花病毒也是一个古老的病毒，最早可证明的迹象出现在古埃及，在一些埃及木乃伊里发现了天花病毒。人类历史也是一部与疾病做斗争的历史。我国早在10世纪就有接种人痘预防天花的记载，明代则已经发明了用患者的皮痂磨成粉末通过鼻孔接种来预防此病的方法。在17~18世纪，欧洲曾发生过天花大流行，公元1796年英国医生琴纳成功地用接种牛痘的方法预防天花，牛痘比人痘更加安全。

在1566年就有了关于疯狗咬人致病（即狂犬病）的记载，并发现它能够传染给其他许多动物。人们与狂犬病进行了艰苦的斗争，直到1885年，法国著名科学家路易斯·巴斯德发明了狂犬病疫苗，他将含有病原体的患病犬的延髓提取液多次注射兔子后，再将这些减毒的液体注射给狗，狗就能抵抗正常强度的狂犬病毒的侵染。1885年，巴斯德给一个被疯狗咬伤的孩子注射了毒性减到很低的上述提取液，结果孩子产生了抵抗力。在细菌学说占统治地位的年代，巴斯德并不知道狂犬病是一种病毒病。他只是从科学实践中知道，有侵染性的物质经过反复传代和干燥，会减少其毒性。

2. 对病毒存在的认知过程

人类对病毒的科学认识是从烟草花叶病毒开始的。在病毒学研究的许多阶段，它都扮演着重要角色,使人们了解到什么是病毒、病毒的结构、病毒的侵染和复制等。人类发现烟草花叶病毒源于19世纪晚期的一次农业的大灾难。荷兰的烟草农场上的作物遭到一种疾病洗劫,它们在曾经鲜活的叶片上留下一片片死去的组织,所有植株的发育受到影响,农场收成全无。1879年,荷兰农民向年轻的农业化学家阿道夫·迈耶求助。迈耶把摧毁烟草农场的疾病称为烟草花叶病。迈耶从得病的植株提取出汁液并注射到健康植株上,健康植株被感染了,证明这种病是可以传染的。

1892年,俄国的伊万诺夫斯基不仅重复了迈耶的试验,而且发现其病原体能通过细菌所不能通过的过滤器。1898年,荷兰的一位细菌学家马丁努斯·贝杰林克重复和肯定了伊万诺夫斯基的试验结果,他把过滤液稀释了100万倍,仍然具有感染性。贝杰林克总结了这种致病因子有三个特点:能通过细菌过滤器;仅能在感染的细胞内繁殖;在体外非生命物质中不能生长。根据这几个特点,他提出这种致病因子不是细菌,而是一种新的物质,称为"有感染性的活的流质",并取名为"病毒",拉丁名叫"Virus"。其他科学家用类似的过滤后感染的方法,找到了其他疾病的致病病毒。

1935年,化学家温德尔·斯坦利首次获得了烟草花叶病毒的结晶。斯坦利效仿了贝杰林克的做法,从受感染的烟草植株中获得汁液,用精细的细菌过滤器过滤。为了让病毒结晶尽量没有杂质,斯坦利从"有传染性的活液"里去除了蛋白质以外的化合物。在经过净化的液体里,斯坦利观察到微小的细针形晶体开始生长,又慢慢长成乳白色的薄片。这是人类历史上第一次不借助任何工具,仅用肉眼观察到了病毒。斯坦利把这些病毒晶体像厨房里的食盐一样储存起来,放置数月后再取一些溶进水里,这些晶体仍然能恢复成不可见的病毒,再次感染烟草。1935年斯坦利发表了自己的实验结果。他的发现震惊了世界,也动摇了人们对生与死的区辨。

3. 对病毒结构的认知过程

20世纪初,科学家掌握了一种让病毒增殖的方法,这种方法不依赖活体动植物,只靠在培养皿里培养的一些细胞。当时的科学家对病毒到底是什么物质各执一词。有些人认为,病毒仅是一些化学物质;还有一些科学家认为,病毒是长在细胞里面的寄生生物。

1936年,英国科学家诺曼·皮里和弗雷德·鲍登发现病毒并不仅仅是由蛋白质构成的,事实上,蛋白质占了病毒组成的95%,另外5%是另一种神奇的长条状分子,也就是核酸。一些病毒的基因是基于脱氧核糖核酸(DNA);另一些病毒利用的是单链的核糖核酸(RNA),烟草花叶病毒就是这样的病毒。20世纪30年代有工程师发明了电子显微镜,在新技术的帮助下,人们可以观察比之前小得多的对象。1939年,古斯塔夫·考舍、埃德加·普凡库赫和赫尔穆特·鲁斯卡三位科学家把烟草花叶病毒晶体滴到纯净水里,放到新仪器下观察,在显微镜下看到一些300nm长的微小杆状结构。

在随后的数十年里,病毒学家继续深入研究病毒结构,希望全面了解它们的分子构成。1952年哈里斯揭示了烟草花叶病毒外壳蛋白的化学性质。1955年弗伦克尔·康拉特成功地用烟草花叶病毒的核酸及其蛋白质亚单位重建出感染性的烟草花叶病毒,并在1956年证明烟草花叶病毒的RNA分子具有侵染性。1960年,有科学家测定了烟草花叶病毒外壳蛋白的氨基酸序列;1980年完成了烟草花叶病毒核酸全序列的测定;1986年科学家成功地获得了抗病毒的转基因烟草,开辟了防治植物病毒的新途径。

4. 探索中的病毒世界

2000年,墨西哥几位矿工在奈卡山脉地下洞穴中作业时,在地下300多米深的地方挖到一个巨型水晶洞。地质学家确定了洞里的晶体是在2600万年之前形成的。2009年,加拿大病毒学家柯蒂斯·萨特尔和同事从这个与世隔绝了几千万年的洞穴里舀了一些水带回实验室进行分析,在显微镜下每滴水里都有很多病毒。同年,科学家达娜·威尔纳也开展了她自己的病毒探寻之旅。威尔纳和同事从人的痰里分离出一些DNA片段。这些片段中大部分DNA来自人体,但同时也有相当数量来自病毒。

20世纪50年代,病毒学家已经掌握了关于病毒的基本信息。但当时的科学家还无法想象地球上存在的病毒数量之巨;他们更想不到,地球上生命的基因多样性,很大一部分就蕴藏在病毒之中;他们当然想象不到,人类基因组的一部分就来自感染了我们远古祖先的上千种病毒,甚至今天地球上的生命,都可能是在40亿年前从病毒起源的。如今的科学家都知道这些事了,更准确地说,他们都听过这些说法。他们认识到,从遥远的水晶洞到我们人类身体内部,地球就是一颗病毒星球。尽管科学家的认识还非常粗浅,但至少他们的探索已经开始。

二、病毒的形态结构、化学组成和分类

病毒个体微小,能通过孔径为0.22~0.45μm的细菌过滤器,一般大小为10~300nm。例如,痘病毒大小为300nm×250nm×200nm;中等大小病毒的直径为100nm,如流感病毒和人类免疫缺陷病的病毒;脊髓灰质炎病毒的直径仅为20~30nm,大约相当于血清蛋白分子的大小。

病毒为非细胞型微生物,具有下列特征:个体微小,为纳米级,能通过细菌过滤器,不能用普通光学显微镜观察,必须借助电子显微镜才能观察到;没有细胞结构,由核酸和蛋白质外壳构成,每种病毒只含有一种核酸,即DNA或RNA;专性活细胞内寄生,不能以二分裂法进行繁殖,而是以复制方式增殖,因病毒没有完整的酶系统,不能独立进行新陈代谢,必须依赖宿主细胞进行自身的核酸复制和蛋白质的合成。

1. 病毒的结构

常用于描述病毒形态学的术语有:①病毒粒子,指成熟的、有感染性的和结构完整的病毒,在电子显微镜下呈现一定的形态;②衣壳,指包围病毒核酸或核蛋白核心的蛋白质外壳;③壳粒是构成病毒衣壳的形态学单位,由一条或多条相同或不相同的多肽链组成;④核衣壳是病毒衣壳和病毒核酸的复合体;⑤核心指病毒核酸或病毒颗粒的中心部分,由单一核酸DNA或RNA构成,与蛋白质密切相接,又称病毒基因组;⑥包膜指包被在病毒核衣壳外,由脂质和蛋白质组成的囊膜;⑦包膜籽粒和刺突处于病毒包膜表面,向外突出的钉状病毒特异性糖蛋白为包膜籽粒,它与无包膜病毒衣壳表面的突起统称为刺突。

病毒粒子的基本结构是由核衣壳(核酸和蛋白质衣壳)组成的。病毒粒子有的是裸露的,有的可被刺突样的糖蛋白构成的包膜所围绕。依据衣壳对称型和有无包膜,病毒

可分为裸露二十面体对称、有包膜二十面体对称、裸露螺旋对称和有包膜螺旋对称四种基本结构。

病毒的核酸受到蛋白质外壳的包围，通常以两种对称形式表现出来。①螺旋对称型，外观杆状，实际上，壳粒紧密缠绕，像螺丝或弹簧状，如烟草花叶病毒、狂犬病病毒等。②二十面体对称型，壳粒由二十面体对称构成，如腺病毒。有少数病毒，如有尾噬菌体通常是由二十面体对称的头部和螺旋对称的尾部组成。还有很少的病毒，如痘病毒，其化学组成和结构复杂，看不出对称衣壳结构，可称之为复杂结构病毒。

常见病毒的形态有球形、杆状、丝状或弹状、砖形、蝌蚪状等。多数动物病毒呈球形或近似球形，如脊髓灰质炎病毒、流感病毒、腺病毒等；多数植物病毒为杆状，如烟草花叶病毒；有些病毒呈丝状或弹状，如狂犬病病毒等；痘苗病毒、痘病毒等则为砖形；而大多数细菌噬菌体则具有头和尾的结构，呈蝌蚪状，如大肠埃希菌噬菌体。有些病毒也有其多样性，如流感病毒，新分离株常呈丝状，细胞内稳定传代后呈直径约为100nm的拟球形颗粒。

2. 病毒的化学组成

病毒的化学成分主要由核酸和蛋白质组成。核酸位于病毒的中心，为病毒核酸基因组，其携带病毒复制所需的遗传信息。蛋白质是病毒的外壳，包围着病毒核酸基因组，构成病毒一定的形态，病毒的蛋白质可分为结构蛋白和非结构蛋白。结构蛋白构成病毒的衣壳、包膜籽粒和存在于病毒体中的酶蛋白等，赋予病毒各种不同的形态；非结构蛋白在病毒复制增殖过程中起一定的作用。所有的病毒蛋白质均由病毒基因组编码。

（1）核酸

病毒只含有一种核酸，DNA 或 RNA，不能两者兼备。核酸可以是单链的或是双链的，结构类型可以是线性 DNA、环状闭合共价 DNA 或节段 RNA。单链 RNA 病毒又分为正链 RNA 病毒和负链 RNA 病毒，按照 RNA 是否与 mRNA 同极性，可分为正链 RNA 病毒，即（＋）RNA，反之，与 mRNA 互补极性的称为负链 RNA 病毒，即（－）RNA。所谓同极性是指病毒复制时可以直接以病毒 RNA 作为 mRNA 进行生物合成；不同极性是指病毒复制时需要转录互补的 mRNA。

每个病毒粒子的核酸含量从 1%～2% 至 35%～45%，因种而异。每个病毒粒子含一个分子的核酸，核酸长度是一定的，一般由 100～250000 个核苷酸组成。所含基因数目差异也很大，小的病毒只含 4～8 个基因，大病毒如痘病毒则含有多于 200 个基因。病毒进入宿主细胞只携带有限的具有特殊功能的核酸。而病毒能有效地利用它自身的遗传物质作为模板，利用宿主细胞的酶系统、原材料、能量来合成病毒自己的核酸基因组和蛋白质外壳。

（2）蛋白质衣壳

蛋白质衣壳是指包围核酸的蛋白质外壳，对基因组起保护作用，可免其受到外界环境的影响。对无包膜的病毒而言，在病毒吸附到宿主细胞上时，蛋白质衣壳上的吸附蛋白质与宿主细胞上的受体结合。衣壳由许多亚基连接而成。螺旋对称的衣壳的亚基是由一条多肽链构成，叫做结构单位；二十面体对称的衣壳亚基则是由几条多肽链的多聚体构成，称为壳粒。

(3) 包膜

许多病毒粒子的外面包围着一层弹性膜，叫做包膜。包膜由蛋白质和类脂构成，与宿主细胞膜极其相似，唯一不同之处在于包膜还含有病毒特有成分。病毒的包膜是在病毒复制时因出芽穿过宿主细胞膜时获得的，常以包膜籽粒的形式存在。包膜由含有病毒糖蛋白的脂质双层膜组成，其中糖蛋白系病毒基因组所编码，脂质来源于宿主细胞。出芽的部位因病毒而异，如疱疹病毒穿过核膜出芽，而弹状病毒则穿过细胞膜出芽。

一些病毒的包膜上具有功能性的突起物，叫做刺突，如流感病毒的刺突上含有神经氨酸酶（NA）和血凝素（HA）。流感病毒吸附到宿主细胞时，NA与细胞膜发生作用，HA可促进病毒凝集红细胞的能力。麻疹病毒和腮腺炎病毒都具有神经氨酸酶，而脊髓灰质炎病毒、腺病毒、麻疹病毒、腮腺炎病毒等具有血凝特性。

3. 病毒的分类

病毒的种类繁多，已报道的有4000余种，病毒科学有序的分类对病毒的起源与进化、病毒的鉴定和病毒性疾病的防治都具有重要意义。病毒有多种不同的分类体系，如按宿主可将病毒分为动物病毒、植物病毒和细菌病毒（噬菌体）。其中动物病毒又可分为脊椎动物病毒和昆虫病毒。病毒分类还常依据病毒体特性、形态学、核酸基因组、蛋白质等病毒的生物学特性进行。例如按病毒核酸的类型可分为DNA或RNA病毒、双链或单链病毒、线状或环状病毒、分节段或不分节段病毒；按病毒的形态有球形、杆形、砖形、蝌蚪形等。也可以按病毒壳粒的数目、排列方式、对称形式、包膜的有无、病毒的抗原性、传播方式或媒介种类等对病毒进行分类。

按病毒的化学组成，病毒被分为真病毒和亚病毒两大类。真病毒至少含有核酸和蛋白质两种成分。亚病毒是一类比病毒更简单的生命形式，包括类病毒、拟病毒和朊病毒。

(1) 类病毒

类病毒是当今所发现的最小的、只含单独侵染性RNA一种组分、专性细胞内寄生的分子生物，如马铃薯纺锤型块茎类病毒。类病毒具有一定的耐热性，90℃仍可存活。

(2) 拟病毒

拟病毒只含不具单独侵染性的RNA组分，是一类包被于植物病毒粒子中的类病毒，如绒毛烟斑驳病毒。拟病毒只有和病毒核酸RNA-1合在一起才能感染和复制（依靠辅助病毒的存在才能复制），而辅助病毒的复制不需要拟病毒的存在。

(3) 朊病毒

朊病毒又称蛋白感染粒，是一类能引起哺乳动物亚急性海绵样脑病的病原因子，其中包括人的库鲁病、克-雅病、格斯特曼综合征、致死性家族型失眠症和动物的羊瘙痒病、牛海绵脑病等。此类病毒能引起人和动物致死性的中枢神经系统疾病，且具有不同于一般病毒的生物学特性和理化性质，如羊瘙痒因子无免疫性，对紫外线、辐射、非离子型去污剂和蛋白酶等一些能使病毒灭活的理化因子有较强的抗性。朊病毒的化学本质是蛋白质，即朊病毒蛋白。有关朊病毒的本质、朊病毒的繁殖及其传播方式和致病机制等有待进一步阐明。

三、病毒的增殖

病毒是专性的活细胞内寄生物，只能在活的宿主细胞内进行繁殖。它的繁殖方式不同于细菌的分裂，而称为复制。病毒的生活史包括一系列的过程，先是病毒进入特异性的宿主细胞，在其中复制病毒材料，最后装配成完整的病毒粒子。成熟的病毒粒子最终从宿主细胞中释放出来，使宿主细胞裂解，完成病毒的一个复制周期。病毒增殖的时间因种而异，如脊髓灰质炎病毒在神经细胞中增殖需 6~8h，单纯疱疹病毒在上皮细胞中增殖需 12~30h，腺病毒在呼吸道细胞中的复制周期则需 48h。病毒复制周期基本上可分为吸附、侵入和脱壳、生物合成、装配及释放。研究病毒的复制周期有助于了解病毒的致病机制，从而采取有效措施阻断其正常复制，达到防治病毒性疾病的目的。

1. 吸附

当病毒粒子与细胞接触时，病毒粒子通过随机碰撞和静电引力可附着到细胞表面上，这一过程是可逆的，附着到细胞表面的病毒粒子可与细胞分离。当细胞表面具有与病毒结合的特异性受体存在时，病毒可结合在敏感细胞表面的受体位点上，这一过程是不可逆的。对于无包膜病毒来说，宿主细胞的年龄、遗传敏感性和种类均影响病毒的吸附。对于有包膜的病毒来说，宿主细胞的特异性来自包膜，包膜上特异的分子与宿主靶细胞上的受体结合。如流感病毒包膜籽粒血凝素可与人上呼吸道黏膜细胞表面含唾液酸的糖蛋白结合，艾滋病病毒包膜籽粒 gp120 可与人 T_H 细胞膜上的 CD4 分子之间产生相互作用，结果是病毒特异性吸附到宿主细胞表面。一般病毒均吸附在宿主细胞受体上，开始其增殖的第一步。然而痘病毒能吸附在任何细胞和任何适宜的带电荷的细胞表面，并不需要特殊的受体。

2. 侵入和脱壳

病毒进入细胞的过程叫作侵入。宿主细胞内的酶类消化衣壳，使之溶解释放出核酸的过程称之脱壳。病毒粒子与宿主细胞表面受体结合后，可通过直接侵入、胞吞、融合等方式进入细胞。病毒吸附到宿主细胞膜上与受体结合，侵入的同时衣壳破损，病毒核酸进入细胞质，称为直接侵入。胞吞作用是指完整的病毒被吞入（类似吞噬作用）胞内成为内体，再与溶酶体融合，由溶酶体酶消化衣壳，释放出病毒核酸。融合是指病毒的包膜与细胞膜融合，核衣壳进入细胞，酶消化衣壳，释放出病毒核酸。

有包膜病毒通过融合方式进入宿主细胞，这种方式有利于病毒的侵入，可直接从一个细胞进入另一个细胞，保护病毒免受外界环境的干扰。无包膜病毒多以胞吞形式进入易感染动物细胞内。噬菌体的侵入方式为注射式。动物病毒的侵入方式主要为胞吞等作用。植物病毒的侵入方式为被动的，即必须通过伤口侵入受损伤的细胞。

病毒脱去衣壳蛋白后，核酸才能发挥作用。多数病毒侵入细胞后，在细胞溶酶体酶的作用下，脱去衣壳蛋白释放病毒核酸。痘病毒脱壳过程复杂，分为两步，先由溶酶体酶作用脱去外壳蛋白，再经病毒编码产生的脱壳酶脱去内层衣壳，方能使核酸完全释放出来。

3. 生物合成

病毒侵入宿主细胞后，脱去衣壳，将核酸基因组释放于细胞内，病毒粒子已不存在，失

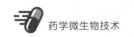

去了感染性，随即开始了病毒核酸和蛋白质的生物合成。从最初失去感染性至最终细胞内出现复制的病毒子代粒子的过程称为隐蔽期。而潜伏期是指从最初失去感染性开始到子代病毒能游离存在于细胞外的时间，因此潜伏期包括隐蔽期和病毒从细胞中释放病毒颗粒所需要的时间。

病毒的生物合成主要包括病毒基因组的复制、mRNA 的转录、病毒蛋白质的翻译和翻译后加工成熟过程。因为病毒只含有少量的蛋白质和自身的遗传信息，不能独立地进行代谢。在宿主细胞内的病毒实际上只相当于独立存在的基因组，必须利用宿主细胞提供的化学结构材料、能量和酶系统，由病毒基因组支配细胞的遗传体系合成病毒核酸和蛋白质。DNA 病毒的基因组除作为核酸复制的模板外，还为蛋白质合成提供了产生 mRNA 的遗传密码。（＋）RNA 病毒基因组的功能除核酸复制外，还可直接为 mRNA，合成病毒特异性蛋白。病毒生物合成的重要步骤是 mRNA 的合成。根据核酸基因组类型和 mRNA 合成方法的不同，病毒的核酸可分为双链 DNA（double-stranded DNA，dsDNA）、单链 DNA（single-stranded DNA，ssDNA）、双链 RNA（double-stranded RNA，dsRNA）、单链 RNA（single-stranded RNA，ssRNA）等不同类型。

(1) dsDNA 病毒

双链 DNA 病毒的亲代 DNA 既可以作为转录 mRNA 的模板，也可作为合成子代 DNA 的模板。双链 DNA 病毒中的腺病毒、疱疹病毒等都在核内进行基因组的复制和衣壳的装配；有些病毒的基因组复制基本上在核内进行，而衣壳的装配却在细胞质内。病毒在胞浆内脱壳后 DNA 进入核内，在宿主细胞转录酶的作用下合成 mRNA，一部分基因组转录早期 mRNA，它们转译早期蛋白质，包括酶和 T 抗原等。T 抗原即肿瘤抗原，能促进细胞合成 DNA。病毒 DNA 的复制依赖于细胞的核酸聚合酶，由此产生的子代 DNA 用于转录晚期 mRNA，在胞浆内转译病毒的结构蛋白，并转移到细胞核内，供装配病毒粒子的衣壳。

(2) ssDNA 病毒

大肠埃希菌噬菌体 ΦX174 是单链环状 DNA 噬菌体。当侵入寄主后，侵入的单链 DNA 称为正链 DNA。以正链 DNA 为模板利用宿主细胞的 DNA 聚合酶复制出与之互补的负链 DNA，然后形成双链 DNA。在 DNA 酶的作用下，正链 DNA 被切断，它的某些内部结构被暴露出来。此时 DNA 聚合酶以负链 DNA 为模板，按碱基配对原理，把适当的脱氧核苷酸加至上述被暴露的结构部分，随着复制的进行像一条长尾巴似的被滚出去，所以这种方式叫滚环复制。不断的滚动，复制不断重复，因而新合成的单股长链是一条重复序列。由核酸内切酶把大链条切成一节一节的线状 DNA，每一节都含有相同的碱基序列，最后由 DNA 连接酶将每一节的首尾相连，形成单链环状 DNA。

(3) ssRNA 病毒

有些 ssRNA 病毒，一旦病毒颗粒中的 RNA 进入宿主细胞，就直接作为 mRNA，翻译出所编码的蛋白质，其中包括衣壳蛋白和病毒的 RNA 聚合酶。然后在病毒 RNA 聚合酶的作用下复制病毒 RNA，最后病毒 RNA 和衣壳蛋白自我装配成成熟的病毒颗粒。这类病毒很多，如 ssRNA 噬菌体、脊髓灰质炎病毒、鼻病毒、烟草花叶病毒等。还有另一类 ssRNA 病毒，它们的复制特点是病毒颗粒中的 ssRNA 病毒为负链，进入寄主后不能直接作为 mRNA，而是先以负链 RNA 为模板由转录酶转录出与负链 RNA 互补的 RNA，再以这个互补 RNA 作为 mRNA 翻译出遗传密码所决定的蛋白质。这类病毒称之为负链非侵染型病毒，如滤泡性口腔炎病毒、流感病毒、副流感病毒、莴苣坏死黄化病毒等。

此外，还有一类特殊的 ssRNA 病毒即反转录病毒。该类病毒通常引起人和动物肿瘤，其中包括造成人免疫性缺陷症的艾滋病病毒、白血病病毒、肉瘤病毒等。在它们的髓核中携带反转录酶，能使 RNA 反向转录成 DNA，丰富和发展了分子生物学的中心法则。它们的复制有其特有的特点，一是单链 RNA 的基因组必须反转录成双链 DNA；二是随后这种 DNA 必须整合到细胞 DNA 中；三是整合状态长期持续下去并传给子代细胞，也可能转录 RNA，生产子代病毒或使细胞转化；四是感染细胞不会死亡，分裂不停止。也就是说这类病毒的潜伏期很长，有时可以终身携带病毒而不发病。

（4）dsRNA 病毒

双链 RNA 病毒有两个特点，一是它的基因组为 10～12 条双链 RNA 分子；二是它有双层衣壳，而没有囊膜。病毒的 RNA-RNA 聚合酶存在于髓核中，在该聚合酶的作用下病毒基因组转录正链 RNA，它们自髓核逸出。它们既能作为 mRNA，又能作为病毒基因组的模板。mRNA 翻译结构蛋白，装配内层衣壳后，正链 RNA 进入，并形成双链 RNA。然后又重复上述过程，最后获得了外层衣壳。

4. 装配和释放

病毒合成核酸与蛋白质之后，在细胞质内或细胞核内组装成新的完整的病毒粒子的过程称为装配。不同种类的病毒在细胞内装配的部位也不同，除痘病毒外，DNA 病毒均在细胞核内装配；RNA 病毒与痘病毒则在细胞质内装配。无包膜病毒先形成空心衣壳，病毒核酸从衣壳裂隙间进入壳内形成核衣壳，即装配为成熟的病毒粒子。无包膜的二十面体对称型病毒的装配效率不高，可能有 90% 的衣壳蛋白是没有被装配的，故过量的壳粒留在细胞中。有包膜的病毒在核衣壳外面再包以包膜，完成它的装配过程。

成熟病毒从宿主细胞释放的方式根据病毒种类不同而异。有的病毒以出芽方式不断从细胞膜释放，如流感病毒、疱疹病毒等；有的使宿主细胞破坏而释放出来，如腺病毒、脊髓灰质炎病毒等；也有部分病毒是通过细胞间桥或细胞融合在细胞间传播，如巨细胞病毒；还有一些如肿瘤病毒的基因是通过整合到宿主细胞基因上，随宿主细胞分裂而实现传代的。

四、病毒的干扰现象

有些病毒感染宿主细胞后，不一定会引起细胞病变，用显微镜观察不到细胞有病毒感染的痕迹，但一种病毒感染宿主细胞后，可抑制另一种病毒的增殖，这种现象称为干扰现象。如鼻病毒感染的细胞可干扰副流感病毒的增殖，从而不会产生宿主细胞感染流感病毒后出现的红细胞吸附现象。病毒的干扰现象有助于对那些不引起细胞病变的病毒的存在与否作出判断。

病毒的干扰现象没有特异性，可以发生在同种异型病毒之间，也可发生在同种异群毒株之间，甚至同一种病毒的无毒株与有毒株之间、灭活病毒与活病毒之间也可发生干扰现象。

但并不是任何病毒之间都有干扰现象,也有两种病毒感染同一细胞后,病毒在其中的增殖情况宛如单纯病毒感染时那样良好(如牛痘苗病毒与疱疹病毒,麻疹病毒与脊髓灰质炎病毒)。病毒间的干扰现象在病毒疫苗的制备和预防接种上有重要意义。例如病毒的减毒活疫苗能阻止毒力较强病毒株的感染;机体被毒力较弱的呼吸道病毒感染后,可在一定时间内对另一些病毒不易感。由于病毒间干扰现象的存在,在制备多价病毒疫苗以及免疫接种时就必须注意到这一问题,以免影响疫苗预防接种的效果。

病毒干扰现象的原因可能是多方面的,有可能是首先感染的病毒改变了宿主细胞的表面受体或是代谢途径,使得它们不能为另一病毒所利用。目前已经证明,在许多病毒的细胞系统中有缺损性干扰颗粒的存在,它们干扰完整病毒的复制。另外的原因就是首先入侵的病毒诱导宿主细胞产生干扰素的活性物质,进而抑制另一种病毒的增殖。

1. 干扰素的种类

干扰素(interferon,IFN)是1957年艾丽克·艾萨克斯和让·林登曼在研究病毒之间的干扰现象时发现的具有抗病毒活性的物质。

干扰素是一组可溶性的糖蛋白分子,分子量为15000~25000,是正常动物细胞受到病毒感染后产生的。根据来源不同,人类干扰素有三种,包括IFN-α、IFN-β和IFN-γ。三种人干扰素的性质见表3-1。目前这三种干扰素都能利用基因工程技术生产重组干扰素。

表3-1 常用人干扰素的性质比较

种类	细胞来源	诱生剂	56℃,30min	pH2.0	抗病毒作用	抗肿瘤作用	免疫调节作用
IFN-α	白细胞	病毒,poly-Ⅰ:C	稳定	稳定	较强	较弱	较弱
IFN-β	成纤维细胞						
IFN-γ	T淋巴细胞	各种抗原 Con A、PHA	灭活	灭活	较弱	较强	较强

2. 干扰素的产生和作用机制

病毒是常见的干扰素诱生剂,其中双链RNA病毒诱生IFN能力较强。微生物如细菌、立克次氏体、原虫和衣原体等以及细菌的脂多糖、真菌多糖等微生物代谢产物可诱导干扰素产生。人工合成的双链RNA(如多聚肌苷酸-多聚胞苷酸poly-Ⅰ:C)、多核苷酸等大分子物质也是干扰素诱生剂。其次,干扰素诱生剂还有低分子物质卡那霉素、有丝分裂素、植物凝集素(PHA)、伴刀豆球蛋白A(Con A)、草药黄芪等。一般认为,在正常情况下,宿主细胞基因组中存在着IFN基因,但受阻遏物和操纵子的控制,IFN基因处于被抑制的状态,干扰素基因不能转录和翻译成蛋白质,从而不产生IFN。当病毒感染,或在其他IFN诱生剂作用下,IFN阻遏物失活,IFN基因去抑制而激活,通过转录和翻译合成了IFN蛋白。IFN作用同一细胞的另一组基因和(或)迅速释放到细胞外作用于同种细胞膜上的IFN受体,细胞内抗病毒蛋白基因去抑制而激活,转录并翻译产生几种抗病毒蛋白,从而抑制病毒的增殖。

3. 干扰素的制备和应用

干扰素具有广谱抗病毒作用，现已作为一种抗病毒药物在临床上使用。由于人类白细胞中天然干扰素含量极低，20世纪80年代开始人们利用基因工程方法生产干扰素，即把干扰素目的基因克隆到微生物或动物细胞，使其分泌干扰素。采用DNA重组技术制备干扰素，纯度可达95%以上，价格比动物细胞产生的干扰素低廉得多，临床可用于抗病毒和免疫功能低下的患者的辅助治疗。

干扰素除抗病毒作用外，还有抑制细胞生长、免疫调节和抗肿瘤活性的作用，不仅能抑制病毒引起的肿瘤，而且也能抑制非病毒性肿瘤，具有良好的应用前景。

五、抗病毒药物

由于病毒是活细胞内专一性寄生物，对病毒有抑制作用的药物对宿主细胞也会产生抑制，病毒特定的生物学特性给抗病毒药物的研制带来了困难，治疗病毒性疾病无特效药。近年来，国内开展了中药抗病毒作用的实验研究，也发现了有些中药，如板蓝根、大青叶、苍术、艾叶等对某些病毒具有一定的抑制作用，值得进一步研究。根据药物的抗病毒机制，供临床使用的抗病毒药物主要有抑制病毒侵入与脱壳的盐酸金刚烷胺和奥司他韦；抑制病毒核酸合成的药物有核苷类化合物利巴韦林、阿昔洛韦、拉米夫定、阿糖腺苷、阿糖胞苷和齐多夫定；抑制病毒蛋白质合成的甲吲噻腙。

（1）盐酸金刚烷胺

化学结构是三环癸烷，可抑制甲型流感病毒侵入宿主细胞和脱壳，但对乙型流感病毒及其他病毒无效。在甲型流感病毒感染的早期口服盐酸金刚烷胺，可缩短病程和减轻症状，从而在甲型流感病毒流行期可用于预防。

（2）奥司他韦

商品名达菲，于1999年在瑞士上市，2001年10月在我国上市。奥司他韦作用的靶点是分布于流感病毒表面的神经氨酸酶。神经氨酸在病毒的生活周期中扮演了重要的角色，流感病毒在宿主细胞内复制表达和装配之后，会以出芽的形式突出宿主细胞，但与宿主细胞以凝血酶-唾液酸相连接，神经氨酸酶以唾液酸为作用底物，可催化唾液酸水解，解除成熟病毒颗粒与宿主细胞之间的联系，使之可以自由移动侵袭其他健康的宿主细胞。奥司他韦口服后经肝脏和肠道酯酶迅速催化转化为其活性代谢物奥司他韦羧酸，奥司他韦羧酸的构型与神经氨酸的过渡态相似，能够竞争性地与流感病毒神经氨酸酶的活动位点结合，因而是一种强效的高选择性的流感病毒神经氨酸酶抑制剂，它主要通过干扰病毒从被感染的宿主细胞中释放，从而减少甲型或乙型流感病毒的传播。

（3）利巴韦林

即病毒唑，是杂环碱基三氮唑和核糖形成的核苷衍生物，具有毒性低和广谱抗病毒作用，是目前临床治疗病毒性疾病首选的药物。

（4）阿昔洛韦

阿昔洛韦为合成的抗病毒药物，具有选择性的抗疱疹病毒作用，对单纯疱疹病毒、水痘带状疱疹病毒和巨细胞病毒均有抑制作用。阿昔洛韦在感染细胞内经病毒的胸苷激酶磷酸化生成无环鸟苷单磷酸，再通过细胞鸟苷酸激酶磷酸化生成无环鸟苷二磷酸和无环鸟苷三磷

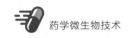

酸。无环鸟苷三磷酸是抗病毒的主要物质,可与脱氧鸟苷三磷酸竞争抑制病毒 DNA 的合成。

(5) 拉米夫定

拉米夫定为核苷类抗病毒药。对体外及实验性感染动物体内的乙型肝炎病毒(HBV)有较强的抑制作用,可在 HBV 感染细胞和正常细胞内代谢生成拉米夫定三磷酸盐,它是拉米夫定的活性形式,既是 HBV 聚合酶的抑制剂,又是此聚合酶的底物。拉米夫定三磷酸盐渗入病毒 DNA 链中,阻断病毒 DNA 的合成。拉米夫定三磷酸盐不干扰正常细胞脱氧核苷酸的代谢,对哺乳动物 DNA 聚合酶α和β的抑制作用微弱,对哺乳动物细胞 DNA 含量几乎无影响。拉米夫定对线粒体的结构 DNA 含量及功能无明显的毒性。对大多数乙型肝炎患者的血清 HBV 的 DNA 检测结果表明,拉米夫定能迅速抑制 HBV 复制,其抑制作用持续于整个治疗过程,同时使血清氨基转移酶降至正常,长期应用可显著改善肝脏坏死炎症性改变,并减轻或阻止肝脏纤维化的进展。

(6) 阿糖胞苷

阿糖胞苷为胞嘧啶核苷类似物,即胞嘧啶核苷结构中的核糖被阿拉伯糖取代,可抑制病毒 DNA 的复制,使病毒失活。阿糖腺苷与阿糖胞苷相似,对疱疹病毒、痘病毒、水痘带状疱疹病毒均有抑制作用。5-碘-2′-脱氧尿嘧啶核苷的商品名为疱疹净,为胸腺嘧啶核苷类似物,能与胸腺嘧啶核苷竞争所需的酶类,从而抑制病毒 DNA 的合成,或替代胸腺嘧啶核苷掺入病毒 DNA,导致病毒核酸异常,使病毒失活。

(7) 齐多夫定

齐多夫定最早用于治疗人类获得性免疫缺陷综合征(艾滋病)的化学药物,可抑制人类免疫缺陷病毒的逆转录作用。因齐多夫定具有较强的骨髓抑制作用和可能诱发基因突变的缺点,故近年使用较多的是双脱氧胞苷和双脱氧肌苷,其作用与齐多夫定相似,但副作用较小。

(8) 甲吲噻脒

甲吲噻脒能抑制病毒蛋白质的合成,而不影响病毒的吸附、侵入和脱壳,也不影响病毒 DNA 和 RNA 的合成。

六、几种病毒简介

有些病毒是人类的宿敌。鼻病毒在几千年前就开始让古埃及人患上普通感冒,内源性逆转录病毒早在数千万年前就入侵了人类祖先的基因组。病毒也有"年轻的",人类免疫缺陷病毒大约在距今一百年前才成为一种能感染人类的病毒;更有大量病毒刚刚开始在人和人之间传播,例如 SARS 病毒、埃博拉病毒和新冠病毒等,引发了一波又一波新的疫情,给人类生活蒙上了厚重的阴影,也给社会经济造成了重大的损失。

1. 鼻病毒

大约在 3500 年前成书的《埃伯斯纸草卷》中记录了很多疾病,其中有一种疾病的症状描述为咳嗽、鼻腔分泌黏液,表现为大家都很熟悉的普通感冒的症状。现在知道普通感冒的罪魁祸首是人鼻病毒,同时它还能引发哮喘。

1914 年,德国微生物学家瓦尔特·克鲁泽分析了他的助手感冒期间的鼻涕,首次得到了感冒成因的确凿证据，引发普通感冒的病毒混合液里最多的是鼻病毒。鼻病毒的结构非常简单，每个病毒只有 10 个基因（人类则有大概 2 万个基因）。

鼻病毒通过鼻涕进行扩散。人擤鼻涕的时候，病毒会粘到手上，然后再蹭到门把手、电梯按钮等和手频繁接触的地方，当其他人碰到这些地方时，病毒就会借机沾上他们的手，鼻病毒能入侵位于鼻腔内部、咽喉内部或肺脏内部的细胞。在几个小时里，鼻病毒利用宿主细胞复制自己的遗传物质和包裹它们的蛋白外壳，随后这些复制产生的病毒会从宿主细胞内破壁而出。鼻病毒在人体内感染的细胞并不多，致病性相对来说是比较温和的，并不会对身体造成实质性的伤害，多数感冒都会在一个星期内痊愈。感冒的临床症状更多的是源于机体免疫系统清除病毒时的炎症反应，甚至鼻病毒检测呈阳性的人中有 40％都不会有任何明显症状。

但直到今天，对于普通感冒的治疗还是没有特效药，一个重要原因是鼻病毒种类的多样性。20 世纪末，科学家已经确认了几十种病毒株，这些病毒株又基本来自 A 型人鼻病毒和 B 型人鼻病毒两个大的家族。所有人鼻病毒的核心遗传信息都一样，这些核心信息随时间变化并不多，但同时，鼻病毒基因组中有些部分却演化得非常快。这些基因序列能帮助病毒逃逸人体免疫系统的清除。哪怕人体制造出能抵抗一种病毒株的抗体，另一些病毒株也能侵入人体，因为先前生产的抗体并不能和它们表面的蛋白结合，也就无法对它们进行识别和攻击。

2. 流行性感冒病毒

流行性感冒病毒是流行性感冒的病原体，简称流感病毒，属正黏病毒科。流感病毒呈球形或丝状，有包膜，为 RNA 病毒。球形流感病毒颗粒直径为 80～120nm，丝状流感病毒则长短不一，可达数微米。流感病毒为单负链 RNA（—RNA）病毒，流感病毒的遗传信息也非常简单，只有 13 个基因。流感病毒的核心为 RNA 和蛋白质组成的核蛋白体，即由 8 条单股负链 RNA 和蛋白质组成的 8 条螺旋形结构，并含有流感病毒自身基因组编码的 RNA 多聚酶。核心和包膜之间为基质蛋白（M 蛋白），具有保护核心和维持病毒形态的作用。流感病毒的包膜为脂质双层结构。包膜上分有血凝素（HA）和神经氨酸酶（NA）两种刺突。流感病毒感染宿主细胞可在细胞表面表达 HA，使病毒感染后的宿主细胞产生红细胞吸附现象。神经氨酸酶是由 4 条糖蛋白链组成的四聚体，具有水解宿主细胞表面末端为 N-乙酰神经氨酸的糖蛋白，有助于成熟病毒粒子从宿主细胞内释放。

流感病毒根据核蛋白和基质蛋白抗原的不同可分为甲、乙、丙型，再根据 HA 和 NA 可分为若干亚型（H_1～H_{13}，N_1～N_9）。甲型流感病毒的 HA 和 NA，特别是 HA 易于发生变异，可造成流感大流行，如 1997 年，我国香港地区的禽类流感病毒（H_5N_1）传染给人而引起了流感的暴发流行。乙型与丙型流感病毒的抗原较稳定，乙型流感常局部暴发，而丙型流感则主要感染婴幼儿。

流感给全球带来阶段性的大灾难。随着 1918 年第一次世界大战的结束，流感暴发，导致当时世界 1/3 人口约 5 亿人患病，其中 5000 万人丧命，这意味着一年中死于流感的人数要比四年中死于第一次世界大战的人数都多。即使在没有大规模流行的年份，流感也让人们损失惨重。

流感病毒随着病人的咳嗽、喷嚏和鼻涕飞沫扩散。健康人感染了流感病毒，免疫系统在几天内就会发挥作用。正因为如此，流感会引起一系列的症状，包括头疼、发热、乏力，不过这些反应通常会在一个星期内缓解。然而，一旦流感病毒病原体进入下呼吸道，可引发危险的肺部感染，甚至危及生命。

感染人类的所有流感病毒都源自鸟类。很多鸟类携带病毒，本身却不得病，而且鸟类被感染的不是呼吸道，而是消化道。正常的禽流感不感染人类。禽流感病毒每次复制，新病毒的遗传物质都会突变，极少数突变能给禽流感病毒带来繁殖优势。流感病毒的基因存储在 8 条 DNA 片段里，通过基因重组，流感病毒也能把基因混合在一起产生出新的组合。这些突变或新的组合有可能产生某些会感染人的禽流感病毒，人类呼吸道细胞表面的受体和鸟类消化道细胞的受体非常相似，禽流感病毒能与这些受体结合，再入侵到人体细胞中。

3. 人乳头瘤病毒

20 世纪 30 年代，美国科学家理查德·肖普猜想不正常的兔子头上长出的"角"会不会是由某种病毒导致的肿瘤。肖普将兔子头上长出的"角"磨碎，溶在液体里，再用只有病毒才能通过的细微气孔的瓷过滤，然后把滤过液涂在健康兔子的头上，原本健康的兔子也长出"角"来。科学家劳斯继续这项研究，他把含有病毒的液体注射到兔子身体内部，引发可怕的癌症，接受注射的兔子全都死亡。因为发现了病毒和癌症之间的联系，劳斯获得了 1966 年的诺贝尔生理学或医学奖。

20 世纪 70 年代，德国科学家哈拉尔德·楚尔·豪森猜测乳头瘤病毒与女性的宫颈癌或许有关。如果假想是真的，那么宫颈的肿瘤组织里就应该可以检出病毒。豪森找来一些组织切片，一点点地分析它们的 DNA。1983 年，他终于从样本中发现了乳头瘤病毒的遗传物质，随着研究推进，他在样本里确定了更多乳头瘤病毒株。自豪森公开他的发现至今，科学家已经相继确定了上百种人乳头瘤病毒（HPV）的病毒株。豪森也因此获得了 2008 年的诺贝尔生理学或医学奖。

所有的宫颈癌都与 HPV 感染相关，病毒把自己的 DNA 注入宿主细胞，HPV 尤其擅长感染上皮细胞。在大多数 HPV 感染的案例中，病毒和宿主之间会维持微妙的平衡。虽然有大量女性携带 HPV，但病毒对携带者中的绝大多数并未造成明显伤害。只有当 HPV 的一部分遗传物质整合到宿主细胞的 DNA 后，HPV 才会诱发癌症。被整合的细胞会快速自我复制，在增殖的同时产生新的突变。这些细胞不会像正常细胞那样自然衰老和死亡，而是逐渐形成肿瘤，从组织表面隆起，挤压周围正常的组织。

2006 年，世界上第一支 HPV 疫苗在美国和欧洲获准上市。这些疫苗都含有 HPV 的外壳蛋白，注射到人体之后，免疫系统就会产生识别 HPV 的记忆性免疫细胞，一旦感染了HPV，免疫系统就能迅速清除侵入的病毒。但疫苗只能针对一两种或少数几种病毒株有效，病毒的变异会使新毒株逃脱疫苗的机体免疫保护作用，千万不能低估病毒在演化方面的创造力。

4. 噬菌体

噬菌体是侵染细菌的病毒。除细菌外，放线菌和真菌也发现了相应的噬菌体。噬菌体具有病毒的一般特性，对宿主细胞有高度特异性。噬菌体多数分布在人和高等动物的肠道排泄物或由它们污染的水源和其他材料中，在脓汁、土壤中也时有发现。噬菌体的命名常冠以特殊宿主的名称，如大肠埃希菌噬菌体、金黄色葡萄球菌噬菌体、伤寒杆菌噬菌体等。

1915年，英国医生弗雷德里克·特沃特想找到一种更简单的天花疫苗生产方法，他想通过感染实验室培养皿里的细胞，以便使用更快的方式生产牛痘病毒。他的实验以失败告终，因为细菌污染了培养皿，细胞全部死亡。但特沃特注意到，培养皿里出现了一些亮亮的斑点。他把培养皿放到显微镜下，发现亮斑里全是死去的细菌。特沃特猜想他可能发现了一种能杀死细菌的病毒。1917年，加拿大医生费利克斯·德雷勒独立观察到了相同的现象。为了更好地了解痢疾杆菌，德雷勒医生仔细地用极细的滤网过滤痢疾患者的粪便，致病的痢疾杆菌和其他细菌无法通过滤网，这样就得到了一些不含有细菌的澄清透明液体。他把这些液体和新鲜的痢疾杆菌样品混合在一起，铺在培养皿上。痢疾杆菌开始生长，但不到几个小时，德雷勒医生就发现了一个奇怪的现象：菌落上出现了一些透明的小斑点。德雷勒医生从这些斑点上取样，再接种到新的痢疾杆菌上，培养皿上再次出现新的亮斑。德雷勒医生得出结论：这些透明的小斑点就是感染了病毒的细菌死亡溶解形成的透明蚀斑。德雷勒医生给这些病毒起名叫"噬菌体"。到20世纪40年代发明电子显微镜，科学家终于亲眼观察到了极微小的病毒。科学家把能杀死细菌的液体和大肠埃希菌混在一起，放在电镜下观察，病毒侵染细菌的场景鲜活地呈现在眼前：噬菌体有着蝌蚪样的外壳，里面包裹着盘绕在一起的基因组，外壳下面长着几条"爪"，噬菌体通过大肠埃希菌表面把自己的DNA注射到细菌细胞中。

噬菌体并不只有一种，不同种噬菌体和它们对应宿主之间的关系也不尽相同。溶菌性噬菌体在增殖的过程中就会杀死宿主。温和性噬菌体感染宿主，但宿主并不会破裂并释放新的噬菌体，相反，这些噬菌体的基因组会整合到宿主的基因组里，宿主细胞正常生长和分裂。当温和性噬菌体整合到细菌之后，其他噬菌体就无法再入侵同一个细菌，细菌就像被免疫一样。当温和性噬菌体的DNA因某种原因启动时，会在宿主细胞中生成更多噬菌体，然后像溶菌性噬菌体一样破裂宿主细胞并释放新的噬菌体，去感染更多细胞。

目前已知噬菌体蛋白质衣壳有三种基本形态：①蛋白质亚单位排列呈二十面体对称型，称为球形噬菌体；②双对称型，即头部为二十面体对称，尾部为螺旋对称，称为蝌蚪形噬菌体；③蛋白质亚单位呈螺旋对称，排列成中空柱状，称为丝状噬菌体。噬菌体大多呈蝌蚪形，大肠埃希菌T_4噬菌体是其典型代表，大肠埃希菌T_4噬菌体由头部和尾部两部分组成。头部为稍长的二十面体对称型，内部含有双链线状DNA分子；尾部由尾领、尾鞘、尾髓、尾板、尾刺和尾丝组成，尾丝可伸展，幅度可达140nm。

噬菌体是侵染细菌的病毒，具有病毒的一系列特征，主要由核酸和蛋白质组成。核酸只有一种，即DNA或RNA。噬菌体核酸多数是双链线状DNA，也有双链环状DNA、单链环状DNA、双链线状RNA和单链线状RNA。噬菌体基因组的大小变化很大，可以从3.6×10^3bp直到2.5×10^5bp。

自然环境中凡有细菌存在的地方都可能有相应的噬菌体存在。分离细菌噬菌体可取污水、粪便等作为分离材料。将材料接种于肉汤培养基中经短时间孵育后过滤除菌，或者将材料加入含有指定细菌的培养液中经培养后过滤除菌，所得的滤液加入待分离噬菌体的相应宿主菌细胞继续孵育。如培养液由最初的浑浊状态变为透明澄清，则表明培养液中已有噬菌体增殖。将增殖的噬菌体与敏感宿主菌混合在熔化了的固体琼脂培养基中倾注平板，经孵育后，平板上出现由噬菌体裂解宿主细胞而形成的透明的溶菌空斑（称为噬菌斑），不同噬菌体的噬菌斑形态和大小各有不同。一个噬菌斑就是一个噬菌体裂解细菌的结果，所以噬菌斑数目即代表噬菌体的数目。为了判断噬菌体数目的多少，可通过连续稀释法在液体培养基中进行测定，以能溶解相应细菌的最大稀释度判断该噬菌体的效价。或者采用固体培养基作噬菌斑计数，可测定噬菌斑形成单位（PFU）数目，常以每毫升噬菌体能出现的噬菌斑数（PFU/mL）表示。噬菌体的浓度又称为效价或滴度。

噬菌体可用于细菌的鉴定和分型。由于噬菌体的溶菌具有高度的特异性，故可用已知噬菌体去鉴定未知细菌，如鼠疫耶尔森菌、霍乱弧菌的鉴定就采用噬菌体溶菌法。不仅如此，噬菌体还具有型特异性，即某型噬菌体仅裂解某型细菌，故可用于细菌的分型，如用葡萄球菌噬菌体对葡萄球菌进行分型；伤寒沙门 Vi 噬菌体可将有 Vi 抗原的伤寒沙门菌分为 96 个噬菌体型。

由于噬菌体的结构简单，基因数较少，又易于大量增殖，噬菌体已成为分子生物学研究的重要工具。遗传密码子这一重要发现就是通过研究噬菌体基因与蛋白质的关系后得到的。在遗传工程研究中，也利用噬菌体作为载体将目的基因带入宿主细胞中，细菌在增殖过程中可表达目的基因产物。在基因工程抗体研究方面已将噬菌体用于基因工程抗体库的建立。噬菌体还可作为抗病毒药物和抗肿瘤抗生素筛选的实验模型。

噬菌体分布广泛，在发酵工业中应严防噬菌体的污染，在菌种选育时可筛选抗噬菌体的突变株。

5. 人类免疫缺陷病毒

1980 年，美国疾病控制和预防中心报告了五名年轻男子罹患了罕见的肺孢子菌肺炎，这种病通常发生在免疫功能极差的患者中，医生推测他们可能有细胞水平的免疫功能障碍。之后许多国家也陆续报道了类似的病例，这些患者都是后天免疫力缺乏，极易引起机会性感染。1982 年，美国疾病控制和预防中心将这一疾病命名为获得性免疫缺陷综合征，简称艾滋病（AIDS）。

1983 年，法国科学家才从患者体内真正分离出了艾滋病病毒——人类免疫缺陷病毒（HIV）。HIV 只能通过特定种类的体液——比如血液和精液进行传播，所以无保护的性行为会传播病毒，人输了被病毒污染的血也会被感染。准妈妈如果是 HIV 携带者，也可能把它传染给未出生的孩子。一旦 HIV 进入人体，就会大肆攻击人体免疫系统的 T 细胞。HIV 能将自己的遗传物质插入宿主细胞的基因组中，病毒的基因和蛋白质逐渐操纵整个宿主细胞，利用这些细胞复制出更多的 HIV，感染更多的细胞。最终人体免疫系统会全面崩溃，患者可因各种机会性感染而死亡。免疫系统崩溃的时间因人而异，可能只需要 1 年，也可能长达 20 年。

HIV 是逆转录病毒的一种，分为 HIV-1 和 HIV-2 两型，变异能力特强，给特效药物及疫苗研制带来困难。HIV 对外界环境的抵抗力较弱，离开人体后，常温下可存活数小时到数天。HIV 对热敏感，100℃ 20min 可将其完全灭活，干燥及常用消毒药品均可以杀灭 HIV。HIV 直径约 120nm，大致呈球形。病毒外膜是类脂包膜，来自宿主细胞，并嵌有病毒的蛋白gp120与gp41。病毒内是由蛋白p17形成的球形基质及蛋白p24形成的半锥形衣壳，衣壳在电镜下呈高电子密度，衣壳内含有病毒的RNA基因组、酶以及其他来自宿主细胞的成分。

HIV的检测一般采用免疫学和分子生物学技术，如检测抗体的ELISA法、免疫荧光法（FIA）和放射免疫法（RIA），检测抗原的核酸杂交和RT-PCR等方法。对HIV感染的预防应从其传播途径着手，避免血液、性接触和母婴等方面的传播。目前，数百万艾滋病患者在接受鸡尾酒疗法，此项疗法是利用一系列药物来干扰艾滋病病毒感染免疫细胞，目的是避免病毒利用免疫细胞进行复制。同时，研究人员一直在积极探索HIV的生物学特性和演化历史，希望能找到病毒的致命弱点，从而研发出有效的疫苗。HIV疫苗的研究已有一定的进展，但由于其刺突糖蛋白的变异性，疫苗的临床应用还需要时间。

6. 埃博拉病毒

1976年，埃博拉病毒首次出现在扎伊尔（现刚果民主共和国）就展示了它恐怖的杀伤力，300多名患者中88%的人死亡。年轻的病毒学家彼得·皮奥通过电子显微镜在疾病样本中观察到了一种像长纤维丝的病毒。由于这次疾病暴发在埃博拉河流域，科学家将病毒命名为埃博拉病毒。

埃博拉病毒感染后病症与麻疹或水痘病毒低调地潜藏、不温不火地传播不同，埃博拉病毒引发的疫情凶险，但也容易控制，只要追踪病人的行踪，并适当隔离，就能阻止新的感染。科学家发现大猩猩和黑猩猩也会感染埃博拉病毒且病死率很高，他们还在蝙蝠身上发现了埃博拉病毒的抗体。一般情况下埃博拉病毒会在蝙蝠个体间传播，但不对它们造成任何死亡伤害。演化生物学家发现埃博拉病毒是一种古老的病毒，他们在仓鼠和田鼠的基因组中发现了类似埃博拉病毒的基因。也就是说，数百万年来，埃博拉病毒一直在各种哺乳动物宿主中传播。它们在某些物种中是无害的，有时会传播到其他物种，并在这些物种身上显示出致命的一面。人类是埃博拉病毒最新的攻击对象，被蝙蝠唾液污染的肉或水果可能携带病毒，食用这些被污染的食物就有可能感染。埃博拉病毒一旦进入人体，可溶解组织细胞，诱发严重的炎症反应。病人会剧烈腹泻、呕吐，有时还会出现大出血和器官坏死，直至失去生命。

7. SARS病毒、中东呼吸综合征病毒和新型冠状病毒

2002年11月，一位广东农民因发高烧来到医院，不久就去世了。接着，同一地区的人相继出现了同样的病情，尽管大多数病例集中在中国，但世界各地也陆续出现相同的病例。这种病的病死率高达10%，而且夺人性命通常只需几天。医生称这场流行病为严重急性呼吸系统综合征（Severe acute respiratory syndrome, SARS）。

目前，WHO已将SARS的病原体确定为SARS病毒，属冠状病毒科，只感染脊椎动物，与人和动物的许多疾病有关，如禽传染性支气管炎病毒、犬冠状病毒等。自1980年在德国召开第一届国际冠状病毒讨论会以来，冠状病毒日益受到医学家、兽医学家和分子生物学家的广泛重视。该病毒具有胃肠道、呼吸道和神经系统的嗜性，感染分布在全世界各个地区。

SARS病毒呈球形，为+RNA病毒，核酸基因组易变异。病毒粒子主要抗原成分为S蛋白、M蛋白、HE蛋白等。其中S蛋白被认为是冠状病毒侵染过程中的关键蛋白。M蛋白可能起着连接病毒包膜和核衣壳，并影响病毒出芽的作用。SARS一类的冠状病毒在感染、复制的多个阶段涉及脂膜融合。病毒的复制增殖过程基本遵循单正链RNA病毒的规律。其中在宿主细胞内翻译产生的病毒特异性的RNA聚合酶，是SARS病毒侵入宿主细胞之后启动其他一切生命活动的关键蛋白。

基于过往对HIV和埃博拉病毒积累的经验，科学家怀疑SARS病毒也是从原先感染其他动物的病毒演变而来的。经过研究，科学家判断这种病毒可能起源于蝙蝠，其中的一株扩散到哺乳动物果子狸身上，人类可能在买卖果子狸的过程中成为了宿主。与埃博拉病毒不同，SARS病毒能附着在细小的气溶胶颗粒上在空气中传播。

2012年，沙特阿拉伯的医生注意到，一些病人患上了病因不明的呼吸系统疾病，其中近1/3因病去世，这种疾病被称为中东呼吸综合征（MERS）。病毒学家从患者体内分离出致病的病毒，并对MERS病毒的基因进行研究。他们拿这些基因在其他物种中寻找类似的片段，很快就锁定在非洲的蝙蝠身上。蝙蝠可能将病毒传染给北非的骆驼，病毒又通过骆驼鼻子分泌物源源不断地释放出来。北非到中东的骆驼贸易十分频繁，一只生病的骆驼可能把病毒带到了人类身上。

2019年12月以来，湖北省武汉市陆续发现了多例新型冠状病毒肺炎（COVID-19）患者。新型冠状病毒属于β属的冠状病毒，有包膜，颗粒呈圆形或椭圆形，常为多形性，直径60～140nm。病毒对紫外线和热敏感，56℃ 30min、乙醚、75%乙醇、含氯消毒剂、过氧乙酸和氯仿等处理均可有效灭活病毒，氯己定不能有效灭活病毒。

冠状病毒是在自然界广泛存在的一个大型病毒家族，因其形态在电镜下观察类似王冠而得名，主要引起呼吸系统疾病。目前已发现感染人的冠状病毒有7种，其中SARS病毒、MERS病毒和新型冠状病毒等可引起较为严重的人类疾病。冠状病毒除感染人类以外，还可感染猪、牛、猫、犬、貂、骆驼、蝙蝠、老鼠、刺猬等多种哺乳动物及多种鸟类。

任务实践一　病毒的动物接种

【任务解析】

1. 实验动物的品种

病毒是活细胞内寄生生物，常用的培养方法有动物接种法、鸡胚培养法和细胞培养法。动物接种法是最早应用的病毒培养方法，实验动物是指经人工培育，遗传背景明确，对其携带微生物实行控制，可用于药品、生物制品等生产和检定及其他科学研究的动物。由于实验动物的品质、个体差异性等因素不易控制，实验动物还可能携带其他病原体，病毒的动物接种逐渐被细胞培养所代替。动物接种操作简单，培养结果易观察，通过观察实验动物的临床症状和病理变化就可以测定病毒的致病性。一些病毒无法采用鸡胚或细胞培养，所以仍然需要采用病毒的动物接种。病毒的动物接种离不开实验动物。

不同的实验目的要求选用不同的实验动物，因此在实验动物设计时要充分了解实验动物的生物学特性。小鼠是目前世界上用量大、用途广、品种多的实验动物，具有繁殖周期短、产仔多、生长快、饲料消耗少、温顺易捉、操作方便等特点。大鼠性情温顺、行动迟缓，但捕捉方法粗暴时，常咬人。豚鼠性情温顺、轻易不伤人、胆小易惊、喜群居和干燥清洁的生活环境。家兔性情温顺、易饲养、繁殖率高，是常用实验动物之一。

2. 实验动物的微生物学分类

动物体内外存在着许多细菌、病毒、寄生虫等生物体，实验动物所带的一些病原体不但影响动物本身，还会影响实验的准确性和可重复性，所以，必须对实验动物所携带的其他生物体加以控制。根据对实验动物所带生物体控制范围的不同，我国将实验动物群体分为普通动物、清洁动物、无特定病原动物、无菌动物和悉生动物。

(1) 普通动物

普通动物要求不带有动物烈性传染病和人畜共患病原体。普通动物对实验的反应性较差，但因价格低，是教学实验中常用的动物。

(2) 清洁动物

清洁动物除不带有普通动物应排除的病原体外，还不应携带对动物危害大和对科学实验干扰大的病原体。清洁动物外观健康无病，主要器官组织在病理组织学上不得有病变发生。清洁动物是我国自行设立的一种等级动物，这类动物适宜于用作短期和部分科学研究，其敏感性和重复性较好。

(3) 无特定病原动物

无特定病原（specified pathogens-free，SPF）动物除不带有普通动物、清洁动物应排除的病原体外，还应排除有潜在感染或条件性致病的病原体，以及对实验干扰大的病原体。这类动物是目前国际公认的标准级别的实验动物，适合于所有科学实验。

(4) 无菌动物

无菌动物是指采用当前的技术手段无法在动物体表、体内检出一切其他生物体的动物。无菌动物在无菌条件下剖腹取出，饲养在无菌、恒温恒湿的条件下。

(5) 悉生动物

悉生动物又称已知菌动物，是将已知菌植入无菌动物体内，因植入的菌类数量不同可分为单菌动物、双菌动物和多菌动物。

3. 使用实验动物的 3R 原则

在使用实验动物时应该遵循 3R 原则。3R 是替代（replacement）、减少（reduction）和优化（refinement）三个英文单词的首字母。替代是指使用没有知觉的实验材料代替活体动物，或使用低等动物替代高等动物进行试验，并获得相同实验效果的科学方法。减少是指在动物实验时，使用较少量的动物获取同样多的试验数据或使用一定数量的动物能获得更多的试验数据的科学方法。优化是指在必须使用动物进行有关实验时，要尽量减少非人道程序对动物的影响范围和程度，可通过改进和完善实验程序，避免或减轻给动物造成的疼痛和不安，或为动物提供适宜的生活条件，以保证动物的健康，保证动物实验结果的可靠性和提高实验动物福利的科学方法。3R 原则主要应用在涉及人类健康的制药和药品质量检验领域，要求人们更好地科学利用和合理保护动物。

【任务准备】

病毒毒种：Ⅰ型单纯疱疹病毒（2×10^4 PFU/mL）。

实验动物：雌性小鼠（16～18g）。

试剂：2.5%碘酊、75%乙醇、3%～5%苦味酸溶液、0.5%品红溶液、消毒液、乙醚、小鼠饲养笼及水瓶若干、小鼠饲料等。

器材：0.2mL和1mL无菌注射器、无菌解剖剪刀、镊子、5mL离心管、消毒缸、污物缸、小鼠固定器、无菌玻璃毛细吸管、吸头、低温离心机、无菌棉棒、标签、标记笔、Ⅱ级生物安全柜、高压蒸汽灭菌器等。

【任务实施】

1. 接种

将小鼠随机分为5组，每组10只，即滴鼻接种组、尾静脉接种组、皮下接种组、腹腔接种组和肌肉接种组。

捉拿小鼠时，用右手提起尾部，放在鼠笼盖或其他粗糙面上，向后轻拉其尾，此时小鼠前肢紧紧抓住粗糙面，迅速用左手拇指和食指捏住小鼠头颈部皮肤，以左手中指抵住其背部，翻转左手，小鼠腹部向上。然后以左手的无名指、小指及手掌尺侧固定其躯干下部及尾部。

采有化学染料涂染法对小鼠进行标记。抓取动物，用0.5%品红溶液和5%苦味酸溶液在小鼠不同部位涂染皮毛，并对小鼠依次编号。各组动物分别饲养。

（1）滴鼻接种法

将小鼠投于带盖的放有浸过乙醚的棉球的容器内进行麻醉。用左手固定小鼠呈仰卧位，右手将吸有病毒悬液的滴管，慢慢滴于管口而不使其自然掉落滴状，将悬滴接近鼻尖，动物在呼吸时带入，一般滴入0.03～0.05mL，不宜过多，感染材料如被吸入肺内，容易引起动物肺水肿死亡。动物慢慢苏醒，逐日观察，通常数日后开始发病，观察发病的症状，死亡与否，解剖可观察组织脏器的病灶。

（2）尾静脉接种法

将小鼠固定在可露出尾部的固定器内，使鼠尾露在外面。用75%乙醇棉球反复擦拭小鼠尾巴使血管扩张，左手拇指和食指捏住鼠尾两侧，使静脉充盈。注射时以针头与尾部平行的角度进针。接种初始少量缓慢，如无阻力，则可解除鼠尾两侧的压力，手指将针和尾一同固定，接种病毒0.2mL。接种完毕，用棉球按压穿刺口止血。

（3）皮下接种法

需两人合作，一人左手捏小鼠头部皮肤，右手拉住小鼠尾巴使小鼠固定。一人消毒注射部位后，用左手拇指及食指将小鼠背部或前肢腋下的皮肤轻轻捏起，刺入注射器针头，稍稍摆动针头，若容易摆动则表明针尖确实位于皮下，可注入病毒液，每只小鼠接种病毒0.5mL。如果实验目的是制备抗病毒血清，则可间隔一定时间重复接种2～3次。拔针时左手捏住针刺部位片刻，以防病毒液溢出。

（4）腹腔接种法

抓取并固定动物，消毒皮肤，在小鼠左或右下腹部将针头刺入皮下，沿皮下略向前推进,再使针头与皮肤成 45°角进入腹腔,注意针头不要刺入太深、太靠上,以免刺破肝脏。若回抽无肠液、尿液,则接种病毒 0.5mL。

(5) 肌肉接种法

将小鼠放于笼上,拉住后肢,这时肌肉呈伸展状态,在小鼠后肢肌肉部位,斜 30°~45° 进针,小鼠一侧后肢接种量不超过 0.1mL。

2. 感染动物的观察

(1) 一般情况的观察

记录接种完毕后动物的一般情况,以及是否出现死亡。动物感染病毒后可出现生理特征的异常,出现局部及全身病理反应,观察动物感染病毒后的一般情况。动物一般状况观察包括每日观察感染实验组和对照组动物的进食情况、活动情况、动物的皮毛外观、体重及相关感染症状和体征,记录观察结果。

(2) 采集标本组织

根据实验目的,采集相应的标本或组织。

① 采集小鼠的血清:尾静脉取血,将鼠装入固定盒内,露出尾部,用 40~50℃温水浸泡或用酒精棉球擦拭鼠尾,使血管扩张,然后剪去尾尖,尾静脉血即可流出,用手轻轻从尾根部挤几下,可以取到数滴血。如需反复取血,每次剪去很小一段鼠尾,取血后用棉球压迫止血,并用 6% 液体火棉胶涂于伤口处保护伤口。

小鼠也可以采用眼眶后静脉丛采血法,左手拇指及食指抓住小鼠两耳之间的皮肤,轻轻压迫颈部两侧,使眼球充分外突。取血用无菌玻璃毛细吸管在眼角与眼球之间向眼底方向刺入,旋转切开静脉丛,血液即流入取血管中。短期内可重复采血。

一般 25g 左右的小鼠能取血 0.8~1mL,分离血清 0.2~0.3mL。采集的血液置无菌离心管中,在室温或 4℃下血清析出,必要时经低温离心,分离血清,-20℃或-80℃保存备用。

② 采集组织器官:将小鼠脱臼处死,75% 酒精浸泡消毒,在Ⅱ级生物安全柜内将小鼠俯卧固定在解剖台上,用无菌解剖器械依次切开小鼠皮肤,观察组织或器官的外观有无异常,取出所需要的组织或器官。感染病毒的动物组织器官可以用于组织病理学观察、免疫组织化学染色或提取病毒核酸或蛋白质进一步检测。

3. 实验动物的处理

动物实验结束后一般需要处死动物。另外,因实验需要取部分脏器、组织,也常需处死动物。小鼠和大鼠常采用颈椎脱臼法,即用左手拇指和食指用力向下按住鼠颈,右手捏住鼠尾用力向后牵拉,使颈椎脱位,鼠可瞬间死亡。实验完毕后,感染动物尸体要统一焚烧。病毒污染的物品要及时消毒。

【注意事项】

① 待检的病毒病料、实验用病毒材料均可能引起人感染或污染环境,实验需要在生物安全柜中进行,严格无菌操作。要规范操作,小心谨慎,防止带毒液体外溢。实验结束后,相关用具、台面和病毒废液要严格消毒灭菌。操作者需用消毒液洗手后方可离开实验室。

② 急性实验应选用成年动物，慢性实验最好选用年轻一些的动物。减少同一批实验动物的年龄差别，可以增加实验结果的准确性。

③ 小鼠不耐饥饿，不耐热，对外界环境适应性差，对疾病抵抗力低。因此，做实验时要耐心细致，动作要轻，否则会干扰结果。

④ 小鼠尾静脉穿刺时应从远端（近尾尖）开始，不仅容易穿刺，还可向近端多次穿刺。

⑤ 静脉接种时，可用酒精擦拭或加热的方法使尾静脉扩张，进针不必太深，确定扎入静脉后，再进行接种。

⑥ 采血时要将小鼠固定牢固，眼球要突出，摘眼球取血时，要用镊子将小鼠眼底部的血管丛撕开摘下眼球，这样采集的血液会更多。

⑦ 在不影响实验要求和实验结果的基础上要应用3R原则，如果违背了科学研究的目的，过分地强调3R原则，反对使用动物进行实验，3R原则也就失去了价值和意义。

任务实践二　病毒的鸡胚培养

【任务解析】

1911年，科学家首次应用鸡胚培养研究肉瘤病毒的繁殖。1938年，又有科学家应用鸡胚卵黄囊培养立克次氏体。鸡胚培养病毒的主要优点为鸡胚来源充足，操作简单；鸡胚的组织分化程度低，可选择适当途径接种，病毒易复制，感染病毒的膜和液体含大量病毒；鸡胚通常是无菌的，对接种的病毒不产生抗体。其缺点是通常不产生特异性的感染指征；母鸡食入的抗生素会传递给鸡胚，使病原体在鸡胚中的繁殖受到抑制；某些细菌和病毒能够从感染的鸡传递到鸡胚。病毒的鸡胚培养法主要应用于痘类病毒、黏液病毒和疱疹病毒等的分离、鉴定、抗原制备、疫苗生产等方面。例如《中国药典》收载的流感全病毒灭活疫苗、流感病毒裂解疫苗的制备方法，就是用流感病毒株接种鸡胚，经培养、收获病毒液、病毒灭活、纯化后制成的。此外，利用鸡胚制备成纤维细胞，可用于麻疹和腮腺炎减毒活疫苗的生产。

用于病毒培养的鸡胚最好来自无特定病原鸡群，并且鸡群应该未饲喂高浓度抗生素。鸡胚孵育的温度为38～39℃，湿度为45%～60%。孵化至9～14日龄的鸡胚主要结构有气室、卵壳、壳膜、绒毛尿囊膜、尿囊腔、羊膜、羊膜腔、卵黄囊、卵白和胚胎。气室具有呼吸和调节压力的作用。发育好的鸡胚可见密布丰满的血管网和鸡胚的暗影，有时还可以看见胚胎的自然运动。位于鸡胚最外层的坚硬壳层，即卵壳；在卵壳下层的白色不透明的膜是壳膜，壳膜能够进行气体和液体分子的交换。在壳膜下面薄而透明，布满丰富血管的膜是绒毛尿囊膜，是胚胎的呼吸器官；胚胎在最内层，由羊膜包被着，羊膜内含有羊水。位于绒毛尿囊膜和羊膜之间有一个腔，是尿囊腔，是胚胎的排泄器官，内含尿囊液。卵黄是营养的储藏场所，为胚胎提供营养，它由卵黄囊包裹着。卵白位于卵的锐端，为胚胎发育晚期提供营养。正在发育的胚胎在9～14日龄的胚长约在2～4cm，胚重在1.5～9.5g左右。

1. 鸡胚的检查

鸡胚使用前必须进行检查，可根据血管、胎动和绒毛尿囊膜发育界线的丰满血管网三方面来判断其死活。活胚可见明显的血管，有时可见血管搏动；死胚血管模糊，成淤血带或淤血块。活胚可见明显的自然运动，尤其用手轻轻转动卵时。但胎龄大于14d胚胎，胎动则不明显，甚至无胎动；死胚见不到任何胎动，胚发红像出血样，有的呈现黑块。生长良好的胚胎可见密布血管的绒毛尿囊膜与鸡胚胎的另一面形成较明显的界限。必须把上述三方面结合起来进行观察，如果胚胎活动呆滞或不能主动运动，血管模糊扩张或折断沉落，绒毛尿囊膜界限模糊，则可判断胚胎濒死或已经死亡，弃去不用。

2. 鸡胚的接种方法

应用鸡胚培养病毒时，不同病毒在鸡胚的不同部位的生长特性差异很大。选择不同的接种部位是病毒分离培养成功的关键。常用的鸡胚病毒接种的途径有四种，即卵黄囊接种、尿囊腔接种、羊膜腔接种、绒毛尿囊膜接种。

(1) 卵黄囊接种法

卵黄囊接种主要用于虫媒病毒、衣原体及立克次氏体等的分离和繁殖。这些大的病原体主要在卵黄囊的内皮细胞生长，且生长速度很快，立克次氏体染色后也可看到。卵黄囊接种一般选用5～8日龄鸡胚，因为卵黄囊在这个阶段比较大，易于接种，并为病毒的繁殖提供了一个比较大的表面。

(2) 尿囊腔接种法

尿囊腔接种常用于流感病毒、流行性腮腺炎病毒和新城疫病毒的适应和传代培养。进入尿囊腔的这些病毒，能够在尿囊的内胚层细胞中大量繁殖，随后释放到尿囊液中。由于这一接种途径可获得大量的病毒，也常被用于大量制备抗原、疫苗等。尿囊腔接种选9～11日龄的鸡胚。

(3) 羊膜腔接种法

羊膜腔接种常用于从临床材料中初次分离流感病毒。接种到羊膜腔中的病毒能够被胚胎吞咽和进入呼吸管，可遍及各种组织和细胞，使具有特定细胞亲嗜性的病毒被充分利用，从而提高病毒繁殖的可能性，可收获羊膜组织或羊水。

(4) 绒毛尿囊膜接种法

绒毛尿囊膜接种常用于牛痘病毒、单纯疱疹病毒的分离，因为这些病毒在绒毛尿囊膜上可形成肉眼可见的斑点状或痘疱状病灶。另外，病毒可在绒毛尿囊膜上进行滴定，因为感染性病毒颗粒的数目可以通过产生的斑和痘的数目来计算。该方法还可用于抗病毒血清的滴定试验，即在有抗体存在的情况下，痘疱形成受到抑制。羊膜腔接种和绒毛尿囊膜接种宜选10～12日龄的鸡胚。

3. 鸡胚接种的步骤

无论采用哪种接种途径，都可以按以下步骤将病毒接种到鸡胚。接种前后都要检卵，接种前检卵是要了解鸡胚的存活情况，标记气室边界和胚胎位置；接种后检卵是为了观察接种后胚胎的状况。消毒卵壳可以用酒精棉球，也可以用碘酊擦拭消毒。在接种部位钻孔，用锋利的钻孔器具轻轻钻，注意不要钻壳膜。接种病毒液，用注射器吸取病毒液0.1～0.2mL接种到相应部位。封口可以用蜡或胶布。置于37℃恒温培养箱内孵育适宜的时间，并定时照检。收获病毒液，收获前先将鸡卵置4℃冷藏6～18h，时间不能过长，过长会引起散黄。

鸡胚培养病毒的结果可以采用直接观察法，例如痘类病毒和疱疹病毒，在绒毛尿囊腔内常产生白色或灰色痘疱，并有充血，形成损害；又如新城疫病毒、乙脑病毒可造成鸡胚损害和胚胎生长迟缓，甚至引起鸡胚死亡。也可以利用血凝试验和血凝抑制试验检测流感病毒，补体结合试验检测腮腺炎病毒，或者采用 PCR 等其他方法检测病毒核酸。

【任务准备】

仪器与用具：生物安全柜、孵卵箱、检卵灯、齿钻、磨壳器、钢针、蛋托、橡皮胶头、注射器、酒精灯、镊子、剪刀、封蜡（固体石蜡加 1/4 凡士林，熔化）、灭菌培养皿和盖玻片。

病毒毒种：痘苗病毒、鸡新城疫病毒。

鸡胚与试剂：鸡受精卵、生理盐水、75％酒精、碘酒、50％甘油。

【任务实施】

1. 尿囊腔接种

(1) 选胚、标记

选择 9~11 日龄的鸡胚，照检可见密布丰满的血管网和胚胎的自然运动，标出气室边界和胚胎位置。在胚胎面与气室交界的边缘上约 1mm 处避开血管做标记为注射点。在胚胎侧气室下方靠近边界 2~3mm 处，避开血管作一标记。

(2) 消毒、钻孔

将蛋胚竖放在蛋托上，钝端向上，用酒精棉消毒气室的蛋壳，在标记处钻开长约 1mm 小口，再次消毒钻孔区。

(3) 接种病毒液

用带 18mm 长针头的 1mL 注射器吸取鸡新城疫病毒液 0.1mL，将注射器针头经孔刺入尿囊腔，注入病毒液。将蜡熔化，封孔。

(4) 培养

置于 33~35℃培养箱内，孵育 48~72h。每日照检，24h 内死亡的鸡胚为非特异性死亡，应弃去。

(5) 收获病毒液

收获病毒液时，取出预冷的鸡胚，消毒气室的卵壳，用灭菌剪刀剪去气室部的卵壳和壳膜，用无菌镊子撕开气室部壳膜和下面的绒毛尿囊膜，并翻开到卵壳边上。将鸡卵倾向胚胎一侧，用灭菌吸管吸出尿囊液。一个鸡胚约可收获 6mL 的尿囊液。收获的尿囊液暂存于 4℃冰箱，经无菌试验合格后于 -20℃保存。

2. 卵黄囊接种

(1) 选胚标记

选用 5~8 日龄鸡胚，因为卵黄囊在这个阶段比较大，易于接种，并为病毒的繁殖提供了一个比较大的表面。照检，标记气室和胚胎位置。

(2) 消毒钻孔

将蛋胚垂直放置在卵架上，钝端向上。消毒气室端卵壳，用开孔器在气室中央的卵壳上钻一小孔，再次消毒钻孔处。

(3) 接种病毒液

用带有 6 号针头的 1mL 注射器将样品从小孔处沿胚的纵轴迅速刺入约 3cm，注入 0.2~0.5mL 待接种的病毒于卵黄囊内。随后用胶带或熔化的石蜡封孔。

（4）培养

置于 35～37℃培养箱中，孵育 3～8d，视接种的病毒或立克次氏体的种类而定。每天翻卵 2 次，照检，24h 内死亡的鸡胚应弃去。

（5）收获病毒液

收获时，鸡卵预冷，消毒气室端的卵壳，剪掉卵壳，除去壳膜后，用镊子将卵黄囊与绒毛尿囊膜分开。夹出卵黄囊放在灭菌平皿中，必要时用生理盐水冲去卵黄。也可将全部内容物倾入平皿中，然后剥出卵黄囊。将不带卵黄的膜放在无菌平皿或烧杯中，用生理盐水将卵黄囊洗净，以便用于染色检查或进行传代。对某些病毒的分离则要收集全部胚体。

3. 羊膜腔接种

（1）选胚标记

选取 10～12 日龄的鸡胚。照检可见密布丰满的血管网和胚胎的自然运动，标出气室边界和胚胎位置。

（2）消毒钻孔

消毒鸡卵钝端，气室上方的蛋壳，在气室上方靠近胚胎侧的卵壳上钻一孔，钻孔区再次消毒。沿钻孔周围剪去卵壳少许，开一小窗，勿损伤内层壳膜，经小窗向气室内滴入一滴无菌液体石蜡，使其透明。将卵置照卵灯下，可清楚地看到胚胎的位置。

（3）接种病毒液

用灭菌尖头镊子，两侧并拢，刺穿下层壳膜和绒毛尿囊膜没有血管的地方，并夹住羊膜从刚才穿孔处拉出来。左手用另一把无齿镊子夹住拉出的羊膜，右手持带有 26 号针头的注射器刺入羊膜腔内，注入鸡新城疫病毒液 0.1mL。针头最好用无斜削尖端的钝头，以免刺伤胚胎。

（4）培养

在卵壳的窗口周围涂上半凝固的石蜡，做成堤状，立即盖上消毒盖玻片。也可用揭下的壳封口，将卵壳盖上，接缝处涂以石蜡，但石蜡不能过热，以免流入卵内。于 36℃孵卵箱内孵育 48～72h 观察结果，保持鸡胚的钝端朝上。

（5）收获病毒液

取出预冷的鸡胚，消毒气室的卵壳，用灭菌剪刀剪去气室部的卵壳和壳膜，用无菌镊子打开绒毛尿囊膜，吸出尿囊液。然后，一只手持镊子将羊膜轻轻提起，另一只手持注射器刺入羊膜腔吸取羊水，每胚可吸 0.5～1.0mL。经无菌试验合格后于 -20℃保存。同时注意观察鸡胚有无感染病毒的症状。

4. 绒毛尿囊膜接种

（1）选胚标记

将孵育 9～10d 的鸡胚放在检卵灯上，用铅笔勾出气室与胚胎略近气室端的绒毛尿囊膜发育得好的地方。

（2）消毒钻孔

用碘酒消毒气室顶端与绒毛尿囊膜记号处，并用磨壳器或齿钻在记号处的卵壳上磨开三角形或正方形（每边 5~6mm）的小窗，不可弄破下面的壳膜。在气室顶端钻一小孔。

(3) 接种病毒液

用小镊子轻轻揭去所开小窗处的卵壳，露出壳下的壳膜，但注意切勿伤及紧贴在下面的绒毛尿囊膜，此时滴加少许生理盐水自破口处流至绒毛尿囊膜，以利两膜分离。用针尖刺破气室小孔处的壳膜，再用橡皮胶头吸出气室内的空气，使绒毛尿囊膜下陷形成人工气室。用注射器通过窗口的壳膜窗孔滴 0.05~0.1mL 痘苗病毒液于绒毛尿囊膜上。

在卵壳的窗口周围涂上半凝固的石蜡，做成堤状，立即盖上消毒盖玻片。也可用揭下的壳封口，将卵壳盖上，接缝处涂以石蜡，但石蜡不能过热，以免流入卵内。

(4) 培养

将鸡卵始终保持人工气室在上方的位置进行 36℃ 培养 48~96h 观察结果。温度对痘苗病毒病灶的形成影响显著，应严格控制培养温度在 36℃，高于 40℃ 的培养温度则鸡胚不能产生典型病灶。

(5) 收获病毒液

收获时，用碘酒消毒人工气室卵壳，去除窗孔上的盖子。将灭菌剪刀插入窗内，用剪刀沿人工气室的界限剪去壳膜，露出绒毛尿囊膜，再用灭菌镊子将膜正中夹起，用剪刀沿人工气室边缘将膜剪下，放入加有灭菌生理盐水的培养皿内，观察病灶形状，然后用于传代，或用 50% 甘油保存于 －20℃ 冰箱中。同时注意观察鸡胚有无典型的病理症状。

【注意事项】

① 待检的病毒病料、实验用病毒材料均可能引起人感染或污染环境，实验需要在生物安全柜中进行，严格无菌操作。要规范操作，小心谨慎，防止病毒液体外溢。实验结束后，相关用具、台面和病毒废液要严格消毒灭菌。操作者需用消毒液洗手后方可离开实验室。

② 鸡胚接种病毒的操作过程及使用器械应严格无菌。接种操作过程中，动作要仔细，以免造成物理死亡。培养时，选择病毒适宜的培养温度。接种后 24h 内死亡鸡胚，应不计结果。

③ 接种后收获病毒的时间根据不同病毒而异。例如甲型流感病毒一般培养 44~48h，乙型流感病毒培养 72h。

④ 收获尿囊液时，若操作时损伤了血管，则病毒会吸附在红细胞上，尿囊液中则无病毒。尿囊液经无菌试验后，可在 4℃ 或低温保存。

⑤ 收获病毒前，鸡胚置 4℃ 冰箱 6h 或过夜，但不能放置时间过长。预冷的作用是使血液凝固，避免收获时流出红细胞同尿囊液的病毒发生凝集，造成病毒滴度下降。

⑥ 收集的鸡胚需要进行无菌试验，以证实是否受到细菌的污染。收集鸡胚组织接种肉汤培养，37℃ 培养 36h，肉汤清亮则无污染；肉汤浑浊或有菌落，说明鸡胚被细菌污染。

【数字资源】

观看菌种保藏的相关视频和微课，请扫描下方的二维码：

病毒培养用鸡胚结构	病毒的尿囊腔接种	病毒的卵黄囊接种	病毒的羊膜腔接种

任务实践三　病毒的细胞培养

【任务解析】

自20世纪40年代末，首次在体外组织培养脊髓灰质炎病毒以来，细胞培养已成为增殖病毒的重要方法。病毒的细胞培养是指通过机械解离或消化等方法将组织或细胞从机体取出，分散成单个细胞，模拟体内生长环境，给予必要的生长条件，使其在体外能继续生长与增殖。在长成致密单层细胞后，将病毒接种在细胞上，置于适当环境中进行培养，逐日观察细胞病变，待75%的细胞出现细胞病变后，收获细胞，置-70℃保存备用。《中国药典》收载的预防类生物制品病毒性疫苗大多数都是采用细胞培养法制备的。例如乙型脑炎病毒活疫苗、冻干人用狂犬病疫苗、甲型和乙型肝炎疫苗均是采用细胞培养法制备的；用于预防麻疹、腮腺炎、水痘、脊髓灰质炎等病毒性疾病的疫苗也都是采用细胞培养法制备的。

1. 细胞培养病毒的优势

相对于动物和鸡胚接种受数量、年龄、途径的限制，细胞不仅可以大量生产，而且还可较久持续培养，便于病毒生长，特别是对那些生长缓慢或需要在新环境中逐渐适应的病毒更为有利。细胞培养病毒没有隐性感染，没有免疫力，容易选择易感细胞。细胞培养病毒接种量大，提高了疫苗的产量和质量。细胞培养还可以人工控制温度、气体、pH、培养基成分，因此可采用大规模生产方式来生产病毒及其产物。

2. 细胞的生长方式

取自体内新鲜组织并置于体外条件下生长的细胞在传代之前称为原代培养。细胞在培养器皿中生长一定时间后，被分开接种到新的培养器皿中，称为细胞的传代。原代培养细胞生物学特性未发生很大变化，细胞染色体仍为二倍体，接近和反映体内生长特性，适合做药物测试、细胞分化及病毒学方面的实验。其缺点是传代次数较多细胞就会衰亡。原代细胞经过一系列传代，产生变异，转化为能够连续传代细胞。连续传代细胞可以直接从肿瘤组织获得，又可以通过人工驯化获得。

根据培养时的生长方式不同，细胞可以分为贴附生长型细胞、悬浮生长型细胞和兼性贴壁细胞。贴附生长型细胞是一类需要附着在固体或半固体表面上才能生长的细胞。大多数动物细胞都属于此类。一般数天后就铺满培养器皿表面，并形成致密的细胞单层，细胞间相互接触，细胞分裂和生长停止。不需要附着于底物，悬浮状态下即可生长的细胞，称为非贴壁依赖性细胞，也称悬浮生长型细胞。这类细胞是一类不依赖于固体支持表面生长的细胞，可在培养液中悬浮生长。这类细胞可液体培养，有利于大规模培养，在实际生产领域比较常用。兼性贴壁依赖性细胞，这类细胞对支持物的依赖性不严格，既可贴壁生长，也可悬浮生长，如 CHO 细胞（中国仓鼠卵巢细胞）、BHK 细胞（幼仓鼠肾细胞）、L929 细胞（小鼠成纤维细胞）。

3. 细胞的培养方法

体外培养细胞技术包括培养用具和培养用液的准备工作、原代细胞的制备与培养、细胞的传代培养、细胞的换液、细胞的复苏与冻存等。

细胞培养常用的玻璃器皿有培养瓶、培养板、培养皿、三角瓶、烧杯等。用于细胞培养的器皿需要经过清洗、干燥、浸酸、自来水和纯化水的反复冲洗，然后进行干燥、包装和灭菌，以保证细胞在无菌条件下生长。

细胞培养常用不含钙、镁离子的 pH 为 7.2～7.4 的 PBS 缓冲液，高压灭菌。制备原代细胞时还需要用到 0.25% 胰蛋白酶液和 0.02% EDTA 液。胰蛋白酶的 pH 值 7.2 左右，需要用微孔滤膜过滤除菌。EDTA 液配制时采用无 Ca^{2+}、Mg^{2+} 平衡盐液溶解，高压灭菌后即可使用。

细胞培养液是维持体外细胞生存和生长的溶液，分天然培养基和合成培养基。常用的天然培养基是血清。其优点是营养成分丰富，培养效果好。缺点是来源受限，成分复杂，影响对某些实验产物的提取和实验结果的分析，易发生支原体污染。合成培养基主要成分是氨基酸、维生素、碳水化合物、无机盐和其他一些辅助物质。常用的合成培养基有 TC199、MEM、RPMI-1640、DMEM 等。优点是标准化生产、组分和含量相对固定、成本低。缺点是缺少某些成分，不能完全满足体外细胞生长需要。

人工合成培养基只能维持细胞生存，要想使细胞生长和繁殖，还需补充一定量的天然培养基，如血清。用含 5% 小牛血清的培养基可以在体外培养大多数细胞，维持细胞不死，但支持细胞生长一般需在人工合成培养基中加 10% 的血清。

葡萄糖是属碳水化合物的成分，是细胞生命的能量来源。抗生素用于预防细胞培养过程中细菌的污染，常用青霉素和链霉素的双抗溶液。为了保存细胞种子，冻存细胞时，还需要加入细胞保护剂，如二甲基亚砜等。

【任务准备】

病毒毒种：新城疫病毒。

仪器用具：CO_2 培养箱、超净工作台、显微镜、高压灭菌锅、水浴箱、培养瓶、吸管、移液管、酒精灯、酒精棉、试管架、小三角瓶、培养皿若干、纱布、漏斗、眼科剪、眼科镊、三角瓶塞子等。

试剂：9～11 日龄鸡胚、0.25% 胰蛋白酶消化液、DMEM 培养基、胎牛血清、磷酸盐缓冲液（PBS）、D-Hanks 液、EDTA、$NaHCO_3$。

【任务实施】

1. 细胞培养

（1）鸡胚成纤维细胞的原代培养

选取 9～11 日龄 SPF 鸡胚，按无菌操作的方法取出鸡胚。用 PBS 液冲洗胚体 2～3 次，去除鸡胚的头、爪、内脏，再用 PBS 液冲洗 2～3 次，用剪刀将鸡胚剪碎。用 PBS 液充分冲洗组织碎块2~3次，加入3~5倍量的胰蛋白酶消化液，置37℃水浴中消化10min，每隔2~3min轻轻摇动一次。待组织碎块聚合成团，边缘毛样模糊时取出，轻轻吸取上层消化液，加适量DMEM培养液，用吸管反复吹打，使细胞分散。将细胞悬液移入细胞培养瓶中，在细胞培养瓶中加入适量DMEM，充分混匀，让细胞呈单个形式存在，最后将其放入5%CO_2，37℃恒温箱中培养。

(2) 细胞生长状况的观察

在细胞培养过程中，应每日或隔日观察一次细胞，及时了解细胞形态、细胞数量、培养液pH值、污染与否等情况，以便采取相应的措施处理。可以用肉眼观察培养基是否混浊或者颜色变化；也可以用倒置显微镜观察细胞形态的变化。

(3) 细胞换液

吸弃或倒掉培养瓶内的旧培养液；加入PBS溶液清洗培养瓶五遍；最后加入足量的细胞生长液，放入CO_2培养箱中静置培养。

(4) 贴壁细胞传代

将长满细胞的培养瓶中原来的培养液弃去。用1~2mL营养液或PBS缓冲液，清洗培养瓶中的细胞，倒出。加入1mL含有EDTA的胰酶，清洗五遍，倒出。再加入1mL含有EDTA的胰酶，当看到培养瓶上含有一两个小空斑，也可看到有灰白色浑浊时，将胰酶倒掉，加入培养液，用移液管吹洗贴有细胞的一面，将细胞从培养瓶壁上吹下来，分瓶培养。

(5) 细胞冻存

选取对数生长期的细胞，用常规传代方法将细胞制成悬液并计数，800~1000r/min离心5min，弃上清。用细胞冻存液将沉淀重悬，调整细胞浓度至10^6~10^7个/mL，分装于冻存管，注明细胞名称、传代及冻存日期。将冻存管于4℃放置30min，然后移入-80℃超低温冰箱过夜，再放入液氮罐长期保存。

(6) 复苏细胞

从液氮或低温冰箱中取出保存的细胞冻存管，直接投入37℃水浴中，并轻轻摇动使其尽快融化。然后1000r/min离心1min，消毒后开启，弃去上清液，注入培养液1mL充分混匀，再低速离心，除去上清液，用培养液适当稀释至密度为$5×10^5$个/mL，接种培养瓶，放入CO_2培养箱静置培养，待细胞形成致密单层备用。

取6孔细胞培养板一块，于每孔中加鸡胚成纤维细胞悬液2mL，补加DMEM培养液2mL。细胞培养板置37℃，5%CO_2培养箱中培养24~36h，待细胞形成70%左右的单层后用于病毒接种。

2. 病毒液的稀释与感染

于-70℃冰箱取出冻存的新城疫病毒液，解冻后，用PBS液作10倍连续稀释（10^{-1}、10^{-2}、10^{-3}、10^{-4}）备用。

3. 接种病毒液

从CO_2培养箱中取出6孔细胞板，弃细胞培养上清液，用PBS液洗2次，分别于孔中加入10^{-1}、10^{-2}、10^{-3}、10^{-4}稀释的病毒液0.5mL，每稀释度至少加3个重复孔，对照孔以0.5mL PBS替代病毒液。37℃培养箱吸附30min，移去病毒液，每孔加新鲜的DMEM

培养基（含 20g/L 的胎牛血清）4mL，置 CO_2 培养箱培养 48~72h。

4. 细胞病变观察

逐日用倒置显微镜观察鸡胚成纤维细胞病变情况，如果病毒感染滴度适宜，培养 48~72h 后，细胞出现变圆、凝集收缩等典型的致细胞病变现象。当有 70% 的细胞发生病变后，将细胞液反复冻融 3 次，用吸管反复吹打数次，可以使病毒完全从细胞中释放出来。

【注意事项】

① 实验用病毒材料可能引起人感染或污染环境，实验需要在生物安全柜中进行，严格无菌操作。要规范操作，小心谨慎，防止带毒液体外溢。实验结束后，相关用具、台面和病毒废液要严格消毒灭菌。操作者需用消毒液洗手后方可离开实验室。

② 细胞在培养瓶长成致密单层后，为使细胞能继续生长，同时也将细胞数量扩大，就必须进行传代。悬浮型细胞直接分瓶就可以，而贴壁细胞需经消化后才能分瓶。

③ 当细胞的量很少，未能铺满整个生长表面，但细胞培养液的 pH 值已经发生很大变化，或者是细胞形态很差等情况时，需要给细胞换液。

④ 传代细胞应有充足的冻存储备。一则防止细胞因污染等原因造成细胞系的绝种；二则防止细胞因传代次太多，造成细胞衰老或细胞发生变异。

⑤ 复苏细胞应采用快速融化的方法。这样可以保证细胞外结晶在很短的时间内即融化。避免因缓慢融化使水分渗入细胞内形成胞内再结晶对细胞造成损害。

⑥ 用细胞培养病毒，必须选择敏感的宿主细胞。病毒液务必作适当稀释。稀释病毒加入宿主细胞中要有足够的吸附时间，一般为 30~60min。

【数字资源】

观看病毒的细胞培养的相关视频和微课，请扫描下方的二维码：

PBS 配制	胰蛋白酶消化液的配制	DMEM 溶液配制
谷氨酰胺的配制	双抗溶液配制	鸡胚成纤维细胞制备

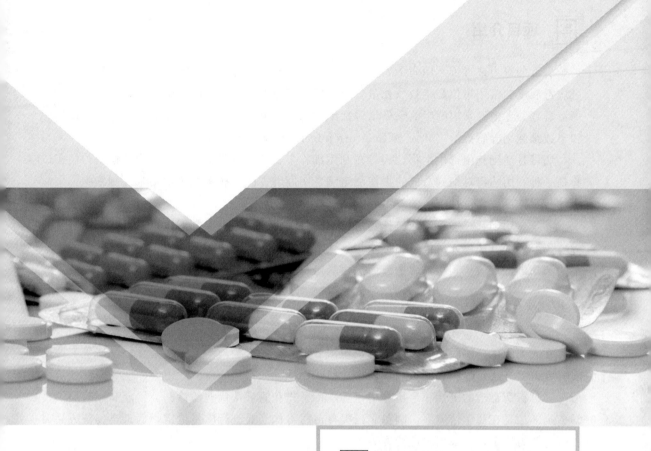

项目四

检测病毒

> **课程思政与职业素养**
>
> **中国制造：科技前沿的中国故事**
>
> 华大基因于 1999 年为人类基因组计划而成立，是目前全球领先的生命科学前沿机构。
>
> 2003 年华大在国内第一个破译四株 SARS 病毒全基因组序列，在全球首个公布 SARS 诊断试剂盒，并捐赠 30 万人份 SARS 病毒诊断试剂盒。2020 年 1 月华大基因新型冠状病毒检测试剂盒和华大基因测序系统双双正式通过应急审批程序，成为首批正式获准上市的抗击新冠疫情的检测产品。同年 2 月，华大的"火眼"实验室开始运行，持续确保国内抗击疫情的检测需求。同时，"火眼"实验室也成为了抗疫行动的"中国名片"，从中国走向全球，在多个国家和地区落地。

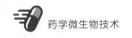

项目介绍

病毒的毒力或毒价常用病毒滴度表示,病毒的滴度(titer)是指样本中病毒的浓度。衡量病毒滴度的常用单位是半数致死量。当以感染病毒发病为指标时,则可以测定半数感染量衡量病毒的毒力。常用的半数感染量包括半数鸡胚感染量(50% egg infective dose,EID_{50})和半数细胞培养感染量(50% cell culture infective dose,$CCID_{50}$)等。

病毒是活细胞内寄生生物,病毒在利用细胞生长繁殖过程中会造成细胞的损伤,蚀斑试验是一种利用病毒对细胞造成的损伤测定病毒滴度的方法。病毒蚀斑常用来检测细胞感染病毒的含量,反映病毒性疫苗的效力。

除了应用半数感染量和蚀斑计数法检测病毒毒力外,还需要掌握以下必备知识:了解病毒分离鉴定的方法,如何检测病毒颗粒,了解用血清学的方法鉴定病毒,如何从核酸的水平上检测病毒,最后从利与弊两个方面探讨病毒与人类的关系。

必备知识

在人类的生产实践中有两种主要情境需要对病毒进行检验测定。一是在医学情境下,用实验室检验方法对临床和流行病学现场送检的标本,如宿主的血液、组织、尿、粪便和组织液等,进行病毒学的定性和定量分析,为病毒感染和病毒性疾病的诊断、治疗和预防提供科学依据。二是在药学情境下,制备病毒类疫苗用毒株需要进行质量检定,病毒类疫苗成品需要进行效力检定,一般用病毒滴度表示。

病毒的分离鉴定指从病人、带毒者、外界环境中采集标本经过适当的处理,采用一系列物理、化学、生物学等手段,将病毒从标本中分离出来,并通过有关特异性方法鉴定属于何种病毒。病毒的分离鉴定包括病毒材料的采集与准备、病毒的分离与培养、病毒的形态学观察、病毒的理化特性测定、病毒的血清学鉴定及病毒的分子生物学鉴定等基本过程。

一、病毒标本的采集与分离

1. 病毒的采集

病料采集适当与否,直接影响病毒的检测结果。一般可采集发病或死亡动物的组织病料、分泌物或粪便等,例如检测犬细小病毒或轮状病毒,一般应采腹泻幼犬或犊牛的粪便;怀疑为口蹄疫的猪或牛,则应采其水疱液送检。对本身带有杂菌,如咽喉拭子、粪便,或易受污染的标本,进行病毒分离培养时,应使用抗生素。因病毒在室温中易失去活性,标本应低温保存并尽快送检。血清学诊断标本的采取应在发病初期和病后2~3周内各取1份血清,以便对比双份血清抗体效价的动态变化。

采集样本在接种细胞、鸡胚或动物之前,都需要做适当的处理,以保证病毒分离的成功概率。采集的器官或组织样本,如肺脏、肝、淋巴结等,可加入含青链霉素的Hanks液研磨,离心取上清液作为接种物;鼻液、脓汁、乳汁等分泌物或渗出液以及粪便,应加入高浓度的抗生素,充分混匀后,置4℃冰箱内处理2~4h或过夜,离心后取上清液作接种用;咽喉拭子在取样后应迅速将其浸泡入含有2%小牛血清和一定浓度的青链霉素的Hanks液中,充分刷洗棉拭子，反复冻融3～5次，离心后取上清液作为接种材料。

2. 病毒的分离

不同的病毒分离时采用不同的分离方法，这主要取决于目的病毒的生物学特性。细胞、鸡胚和实验动物可用于病毒的分离与培养，其中细胞培养是最常用的方法。

动物接种法是最原始的病毒培养方法，根据病毒种类不同，选择敏感动物，如嗜神经性狂犬病毒可接种于小鼠脑内，痘病毒可接种于家兔角膜或皮内。动物的接种途径要根据病毒种类、实验动物种类、接种材料等选择。动物接种途径的选择正确与否对提高病毒分离成功率也起到重要作用。在动物实验的期间或结束时采集动物血液检测病毒或特异性抗体。对采血动物，应禁食24h后采血。

鸡胚对多种病毒敏感。不同病毒在鸡胚的不同部位的生长特性差异很大，因此选择适当的接种途径是病毒分离成功的关键。一般采用孵化9～14d的鸡胚，根据病毒种类不同，将病毒标本接种于鸡胚的不同部位。

用于病毒分离培养的细胞有原代细胞、二倍体细胞株和传代细胞系，一般说来，宿主动物的原代细胞最为敏感，但不如传代细胞方便易得。一般选择生长旺盛的敏感细胞用于病毒分离。少数病毒，例如犬、猪等的细小病毒，病毒的复制有赖于分裂旺盛的细胞，因此需将病毒接种与细胞培养同步进行。细胞培养技术在病毒发现、病毒研究、疫苗研制、抗病毒药物筛选等病毒学发展的历程中发挥着重要作用。

对细胞和鸡胚不敏感，又没有合适动物模型的病毒，可采用现代分子生物学技术，如基因克隆方法，对病毒的全基因进行克隆，构建表达载体，并能表达出病毒样颗粒。

二、病毒的鉴定

鉴定病毒的步骤包括初步鉴定、接种动物的观察和最终鉴定。

1. 初步鉴定病毒

首先要根据临床表现、流行病学特征与标本来源初步判定属于哪一类病毒。例如取脑炎患者的脑脊液分离鉴定是否有乙型脑炎病毒；对于秋季腹泻病人则取粪便，鉴定是否含有轮状病毒。然后根据病毒的生物学特性和病毒的理化特性进一步鉴定。

（1）**病毒的生物学特性**

① 细胞病变效应　病毒或接种分离标本后，细胞出现的病理性变化。不同的病毒具有不同的敏感细胞，而又能引起不同的细胞病变效应。例如上呼吸道标本接种到细胞培养上，出现细胞融合，产生多核巨细胞现象，就要考虑副黏病毒、疱疹病毒、冠状病毒、流感病毒等；腺病毒能使细胞肿大，颗粒增多，细胞聚集成葡萄状。

② 红细胞吸附和血凝作用　有些病毒感染细胞后，细胞膜上可镶嵌着病毒基因编码产生的糖蛋白，其中有些能吸附特定种类的红细胞，或将细胞培养单层刮下后，经过适当处理，可以凝集特定种类的红细胞，此类糖蛋白在细胞表面形成刺突，称为血凝素。如流感病毒、副黏病毒、风疹病毒等感染细胞后可产生红细胞吸附现象，或通过血凝实验来证实病毒的存在。新城疫病毒能吸附和凝集鸡、豚鼠红细胞。风疹病毒能吸附和凝集鸽子、绵羊等红细胞。病毒的血凝作用往往需要一定的pH和温度，利用红细胞吸附和血凝现象可以为初步

判定属于何种病毒提供重要思路。

③ 干扰现象 一种病毒感染细胞后，可以干扰另一种病毒在该细胞内的增殖，这种现象称为干扰现象。利用干扰现象可以检查出一些不引起细胞病变、血凝、红细胞吸附的病毒。如鼻病毒就可以利用干扰现象进行初步鉴定。

④ 病毒酶活性测定 一些动物病毒含有核酸聚合酶，可将病毒与放射性标记的前体混合，测定其放射性活性，该方法常用于反转录病毒的反转录活性的检测，因它们不能转化细胞，也不能形成空斑。因酶活性与病毒粒子数量成比例关系，因此该方法可以快速跟踪感染过程中病毒的增殖情况。

(2) 病毒的理化特性

病毒的理化特性包括病毒核酸类型鉴定、耐酸性试验、脂溶剂敏感性试验、耐热性试验、胰蛋白酶敏感性试验等。通常以细胞培养或鸡胚培养为观察体系，应设立已知病毒为对照。病毒的理化特性是病毒鉴定的重要依据。

① 代谢抑制法鉴定病毒核酸类型 病毒核酸类型鉴定是病毒理化特性测定的最主要指标。添加氟尿脱氧核苷（FUDR）或类似物于病毒培养物中，病毒复制被抑制者，即为 DNA 病毒，否则为 RNA 病毒。也可用 DNA 酶或 RNA 酶分别作用，以判定核酸的性质。绿豆芽酶可降解单股核酸，用它可进一步鉴定核酸是单股或双股。可直接用纯化的病毒核酸通过电镜观察，对其进行鉴定。近年来，应用 PCR 和核酸测序技术使病毒核酸类型鉴定的可行性大为增加。

② 脂溶性试验 用乙醚或氯仿处理待检病毒液，而后与未处理者比较其 $CCID_{50}$ 的变化，以判断是否敏感。乙醚、氯仿、脱氧胆酸钠等脂溶剂能破坏病毒的脂质包膜。有包膜的病毒对脂溶剂敏感，受脂溶剂的处理能使病毒失去感染性；无包膜的病毒往往对脂溶剂有抵抗力。因此，用乙醚等可以鉴定病毒是否有包膜。

③ 耐酸性试验 设置缓冲液 pH 为 3 和 7 的病毒作比较。通过肠道传播的病毒对酸有抵抗力，借此可鉴别某些病毒。如肠道病毒与鼻病毒同为 RNA 病毒，肠道病毒对酸有抵抗力，而鼻病毒则没有。

2. 接种动物的观察

根据动物的感染范围，可初步推断属于何种病毒。接种动物的观察是非常重要的，通过观察实验动物的反应有时也可初步鉴定何种病毒。每天都需要观察，有时 1d 需要观察数次。

接种病毒的实验动物观察指标包括：①动物发病的潜伏期，病毒感染都有一定的潜伏期。因此，潜伏期在病毒的初步鉴定方面也是非常重要的。如乙脑病毒小鼠脑内接种潜伏期一般为 4d，狂犬病毒脑内接种潜伏期一般为 6~8d。②接种动物的饮食情况是否有变化，活动与饮食能力是否发生改变，粪便是否有变化。③每天在同一时间测量动物的体重和体温，比较接种前后变化情况。④观察局部或全身性反应，如出现毛松、软弱无力、震颤、不安、抽搐，甚至死亡等全身症状，可考虑神经系统感染的可能性。对照组不接种病毒，用生理盐水代替，其他步骤和观察指标与试验组完全相同。

3. 最终鉴定病毒

病毒的最终鉴定需要电子显微镜技术、免疫学方法、分子生物学方法等特异性方法加以鉴定。下面分别介绍病毒颗粒的检测、病毒的血清学鉴定、病毒的核酸检测。

(1) 病毒颗粒的检测

细胞培养、鸡胚培养和动物培养的病毒可以借助电子显微镜技术，包括超薄切片和负染技术，观察标本中的病毒形态结构，尤其是形态结构比较特殊的病毒，如腺病毒、痘病毒、冠状病毒、轮状病毒、流感病毒、弹状病毒等具有更特殊的鉴别价值。

某些病毒感染早期的标本和某些难以培养的病毒可以用电子显微镜技术观察标本中的病毒颗粒。如可以从甲型肝炎病人的粪便中检出甲型肝炎病毒颗粒，从婴幼儿腹泻的粪便中检出轮状病毒颗粒等。有时在临床上对水痘带状疱疹病毒和天花病毒引起的疱疹很难区别，借助电子显微镜技术可在数小时内作出明确的鉴别诊断。

用电子显微镜观察病毒颗粒时，病毒浓度要求大于 10^7。某些病料中含毒量较高，如轮状病毒引起的腹泻的粪便，电子显微镜观察较易发现病毒；但口蹄疫病毒或猪瘟病毒，病料中一般含毒量较低，电子显微镜不作为常规检验手段。

免疫电镜技术是应用病毒的特异抗体的电镜技术，可检出某些凭形态特征较难区分的病毒。由于抗体与病毒颗粒相结合，凝聚了样本中的病毒，可提高检出率。高滴度的抗血清或单克隆抗体是决定免疫电镜技术成败的关键材料。

(2) 病毒的血清学鉴定

病毒分离后，可用已知的抗病毒血清或单克隆抗体，对分离毒株进行血清学鉴定，以确定病毒的种类、血清型及其亚型。常用的血清学试验有直接检测病毒抗体、血清中和试验、血凝抑制试验、免疫荧光试验等。此外，可采用一些血清学技术如免疫沉淀技术和免疫转印技术分析病毒的结构和蛋白质成分。

① 直接检测病毒抗体　应用病毒特异性抗原检测病毒感染患者血清中的 IgG 和 IgM 两种抗体是诊断病毒感染的重要手段。IgM 抗体出现于病毒感染早期，可用于快速诊断病毒感染。IgG 抗体出现较迟，在血清中存在的时间也较长，因此 IgG 类抗体用于临床诊断必须具有早期和恢复期双份血清，或有随访的血清，两次标本中抗体的效价需有 4 倍或以上的升高才有诊断价值。

② 血清中和试验　血清中和试验是在体外孵育病毒与特异性抗体的混合物，使病毒与抗体相互反应，再将混合物接种到一种敏感的宿主体内，经培养后观察特异性抗体是否中和相应病毒，细胞病变效应或红细胞吸附现象是否消失，从而测定残存的病毒感染力的方法。

中和试验必须在培养的细胞内，或动物、鸡胚等活体内进行，而且都必须是对病毒敏感的。中和试验是以测定病毒的感染力为基础，以比较病毒受免疫血清中和后的残存感染力为依据，来判定免疫血清中和病毒的能力。特异性的抗病毒免疫血清（即中和抗体）和病毒体表面的抗原结合后，使病毒不能吸附于敏感细胞，或两者结合后抑制了病毒的穿入和/或脱壳过程。因此，病毒就失去了感染的能力。

中和试验常用两种方法：一种是固定病毒量，与等量系列倍比稀释的血清混合；另一种是固定血清用量，与等量系列对数稀释（即十倍递次稀释）的病毒混合，然后把血清和病毒混合物置适当的条件下作用一定时间后，接种于敏感细胞、鸡胚或动物，测定血清阻止病毒感染宿主的能力及其效价。如果接种血清病毒混合物的宿主与对照（指仅接种病毒的宿主）一样地出现病变或死亡，说明血清中没有相应的中和抗体。

③ 血凝抑制试验　某些病毒具有血凝素，能选择性地作用于个别种类的哺乳动物的红细胞表面的受体，病毒附着于细胞而发生凝集反应，称为红细胞凝集现象（简称血凝）。如果将病毒特异性抗体加入病毒或血凝素悬液中，作用一定时间后，由于抗原（血凝素）与抗体发生特异性结合，这种结合妨碍了病毒血凝素对红细胞的附着，因而血凝现象被抑制，这种试验称为血凝抑制试验。即病毒＋红细胞→凝集，病毒＋抗体＋红细胞→凝集被抑制。血凝抑制试验是一种测定抗原或抗体的技术，即加入特异性抗体或特异性抗原后，使原有的血凝反应被抑制。血凝抑制试验简易、经济、特异性高，常用于正黏病毒、副黏病毒及黄病毒等的辅助诊断，也可鉴定病毒的型与亚型。

④ 免疫荧光试验　有些荧光素能和抗体分子结合，并且保持抗体活力，和相应的抗原特异性结合，并形成免疫复合物。此种复合物因有荧光素作标记，借助荧光显微镜，能观察到它的存在及位置，从而可以确定相应的病毒抗原。

免疫荧光法根据抗原抗体特异性结合的反应特点，将荧光色素与待检病毒的特异性抗体以化学的方法结合起来。将荧光标记了的抗体在特定的条件下浸染标本，使抗体与标本中的抗原（病毒）发生结合反应，细胞内的病毒或抗原可与荧光素标记的特异性抗体结合，在荧光显微镜下可见斑点状黄绿色荧光，根据所用抗体的特异性判断为何种病毒感染。免疫荧光法用于鉴定病毒具有快速、特异的优点。此方法主要包括直接免疫荧光法、间接免疫荧光法以及在间接免疫荧光法的基础上发展而成的补体结合法。

4. 病毒核酸的检测

分子生物学技术已广泛应用于病毒的鉴定，包括病毒基因的 PCR 扩增及其序列分析、核酸杂交技术、病毒全基因组序列测定分析等，从而可获得分离毒株的基因组信息，依据基因组序列绘制遗传进化树分析比较分离毒株的遗传变异情况，确定分离毒株的基因类型。

目前 PCR 等技术已广泛用于病毒的检测和病毒疾病的诊断。由于大多数病毒的基因均已克隆并已知道其核酸序列，因此可以利用病毒的基因作为探针进行杂交以检测标本中有无相应的病毒核酸，或针对病毒的序列设计相应的引物，作聚合酶链反应（polymerase chain reaction，PCR）。由于 PCR 方法十分敏感，可检出 pg 水平的病毒核酸，故操作时应注意 PCR 产物的气溶胶污染，以防出现假阳性。此外，病毒核酸检测阳性并不等于标本中存在有感染性的活病毒。

核酸杂交是病毒诊断领域中发展较快的一项新技术，主要分为 Southern 杂交和 Northern 杂交两大类。其基本原理是双链 DNA（或 RNA）在加热或碱处理下，变性解开成单链，然后用一条已知的特异性的核苷酸序列的单链 DNA，以同位素或非放射性核素标记后制成探针去与固态支持物上的变性单链 DNA 进行杂交，再用放射自显影技术或用生物素-亲和素系统进行检查，以确定待测核酸中有无与探针 DNA 同源的 DNA 存在。由于病毒基因很多已成功被克隆及进行了核酸序列测定，因此可以利用特定的病毒基因作为探针，用核酸杂交的方法检测标本中有无相应的病毒核酸。

近年随着对突发传染病病原体的快速鉴定的需求，国内外已研制出基于不同技术原理的高通量病毒核酸检测技术。如 DNA 芯片技术，以便快速准确地筛查出导致传染病暴发流行的病原体。DNA 芯片原理是将已知的生物分子探针或基因探针，大规模或有序排布于小块硅片等载体上，与待测样品中的生物分子或基因序列相互作用和并行反应，在激光的激发下，产生的荧光谱信号被接受器收集，计算机自动分析处理数据并报告结果。

目前基因芯片主要有两种：一种是DNA合成芯片，在芯片的特定部位原位合成寡核苷酸；另一种是DNA微集芯片，将克隆基因或PCR扩增的基因片段有序地显微打印到芯片上。DNA芯片技术的优点为一次性可以完成大量样品DNA序列的检测和分析，最新研发的高密度病原体基因芯片能检测1700多种人类病毒。DNA芯片技术解决了传统核酸杂交技术的许多不足，在病毒诊断和流行病学调查方面有着广阔的应用前景。

三、病毒与人类的关系

一提起病毒，我们想到的往往是流感病毒、乙肝病毒、艾滋病病毒、新冠肺炎病毒等。事实上，世界上大多数病毒入侵的是细菌细胞，而不是动物细胞。在海洋中，病毒颗粒的数目不计其数，它们依赖于海洋中无数的细菌而生活。在数十亿年的时间里，病毒与细菌激战不休，演化出了无数攻防的招数，有些已经成为人类用于基因工程改造生物的重要工具，例如限制性核酸内切酶等。下面就致病性和在医药领域的应用两个方面简述病毒与人类的关系。

1. 病毒的致病性

（1）病毒的传播方式

病毒感染机体的方式有水平传播和垂直传播。水平传播是指病毒在人群的个体之间传播，包括呼吸道传播，如流感病毒、腮腺炎病毒等；消化道传播，如甲型肝炎病毒、脊髓灰质炎病毒等；皮肤接触传播，即通过注射、蚊虫叮咬等方式使病毒侵入机体，如狂犬病病毒、乙型肝炎病毒等。垂直传播是指病毒通过胎盘、产道或哺乳等方式由母体传染给婴儿，如疱疹病毒、脊髓灰质炎病毒、肝炎病毒、人类免疫缺陷病毒等。

病毒可与敏感细胞表面的特异性受体结合，病毒的感染具有细胞和组织特异性。病毒感染宿主细胞后可通过淋巴、血液和神经干等途径在体内扩散。

（2）病毒的致病机制

病毒感染宿主细胞并在细胞内大量增殖时可损害细胞，同时病毒是微生物抗原，机体受病毒感染后，会产生一系列的免疫应答，如免疫细胞分泌干扰素、体液中产生中和病毒的抗体、产生细胞毒T细胞和迟发性超敏反应性T细胞等致敏淋巴细胞，起到机体的抗病毒免疫作用。病毒刺激机体产生免疫应答会造成免疫病理损伤。

① 杀细胞性病毒感染，即病毒在宿主细胞内增殖而导致宿主细胞死亡。病毒感染细胞后会引发细胞病变效应（cytopathic effect，CPE），这是因病毒蛋白质抑制宿主细胞的核酸复制和蛋白质合成，中断细胞的正常代谢，从而导致宿主细胞死亡。在光学显微镜下能观察到由病毒感染导致的细胞损伤引发的细胞形态学上的变化，如细胞变圆、聚集、坏死、溶解、脱落。宿主细胞感染病毒死亡后产生并释放传染性病毒颗粒，如甲型疱疹病毒、肠病毒。

② 宿主细胞膜发生变化，即病毒在宿主细胞内增殖后并不引起细胞死亡，成熟的子代病毒粒子以出芽的方式释放到宿主细胞外，使宿主细胞膜通透性增大、细胞肿胀。有些病毒则在宿主细胞表面表达病毒基因编码的抗原，如流感病毒感染的宿主细胞表面表达的血凝

素。有些病毒感染宿主细胞后，宿主细胞相互融合，形成多核巨细胞或合胞体。

③ 病毒引起宿主细胞发生转化。DNA病毒的核酸、逆转录病毒合成的核酸DNA等整合到宿主细胞染色体上，使宿主细胞成为转化细胞，并导致宿主细胞的遗传性状发生改变。转化细胞在一定的条件下可发生癌变，如乙型肝炎病毒的感染可能与原发性肝癌有关。

病毒癌基因是存在于病毒基因组中的一段核苷酸序列，它不编码病毒的结构成分，对病毒复制也没有作用，但能使宿主细胞持续增殖、转化。许多动物正常细胞中都存在与病毒癌基因相对应DNA序列，称为原癌基因。整合到宿主基因组中的病毒DNA毗邻原癌基因，并表达融合mRNA，激活原癌基因，使其过表达。带有病毒癌基因的逆转录病毒在感染宿主细胞时，使其转化发生肿瘤。常见致癌DNA病毒包括SV40病毒、多瘤病毒、乳头瘤病毒、腺病毒、EB病毒等。

④ 细胞染色体畸变和形成包含体，即病毒感染导致宿主细胞的染色体缺失、断裂和易位，如子宫内早期病毒感染导致新生儿畸形。

⑤ 病毒感染对宿主免疫应答造成的免疫病理损伤主要表现在：a. 体液免疫的病理作用，即病毒感染宿主细胞后，在宿主细胞表面表达病毒基因编码的抗原可与机体产生的病毒特异性抗体结合，从而激活补体，引起宿主细胞损伤。或者病毒与机体特异性抗体结合后形成的免疫复合物沉积于肾毛细血管基底膜或关节滑膜部位，激活补体引起Ⅲ型超敏反应。b. 细胞免疫的病理作用，即病毒感染后的宿主细胞可与机体的致敏淋巴细胞产生免疫反应，通过直接的细胞毒作用或释放淋巴因子等引起组织细胞损伤。c. 抑制免疫系统功能，即病毒感染宿主细胞后，使机体免疫功能下降，容易导致机体受细菌等感染和发生恶性肿瘤。

(3) 病毒感染的类型

病毒感染在临床上可分为隐性感染和显性感染。隐性感染是指病毒侵入机体后，由于机体的免疫力强，而不产生临床症状。显性感染是指病毒侵入机体后，在宿主细胞内大量增殖，导致细胞裂解、死亡和组织损伤，并表现出显著的临床症状。临床上常见的病毒显性感染为急性感染，即病毒潜伏期短、发病急、病程短，数日或数周即可康复，如流感、麻疹、腮腺炎等。有些病毒一旦侵入机体则会发生持续性感染，即病毒可在体内存在数月、数年或数十年，临床症状可有可无，被感染者成为病毒携带者，并具有传染性，如乙型肝炎病毒、人类获得性免疫缺陷病毒等。常见的人类病原性病毒与其相关的疾病见表4-1。

表4-1 常见人类病原性病毒

主要侵入的途径	病毒名称	主要疾病
呼吸道	天花病毒	天花（已消灭）
	单纯疱疹病毒	唇疱疹、角膜结膜炎、生殖器疱疹、脑炎等
	水痘-带状疱疹病毒	水痘、带状疱疹、肺炎、脑炎
	EB病毒	传染性单核细胞增多症、恶性淋巴瘤
	腺病毒	呼吸道感染、角膜（结膜）炎
	人类细小病毒B19	儿童传染性红斑
	流感病毒	流行性感冒
	麻疹病毒	麻疹

续表

主要侵入的途径	病毒名称	主要疾病
呼吸道	腮腺炎病毒	流行性腮腺炎
	副流感病毒	呼吸道感染
	风疹病毒	风疹、胎儿畸形
性接触	人乳头瘤病毒	喉乳头状瘤病、疣、尖锐湿疣、宫颈癌
性接触、输血	人类免疫缺陷病毒	艾滋病
	人类嗜T细胞病毒	淋巴瘤、白血病
注射、血液	乙型肝炎病毒	血清型肝炎（乙肝）
虫媒	流行性乙型脑炎病毒	乙型脑炎（大脑炎）
消化道	脊髓灰质炎病毒	脊髓灰质炎（小儿麻痹症）
	甲型肝炎病毒	传染性肝炎
	人类轮状病毒	婴幼儿急性胃肠炎
狗咬	狂犬病病毒	狂犬病
多种途径（生殖道、胎盘、输血、哺乳等）	巨细胞病毒	巨细胞病、输血后传染性单核细胞增多症、先天性畸形、新生儿黄疸、肝炎

2. 病毒在医药工业中的应用

（1）病毒性疫苗

随着对病毒的深入研究，人类已经能够用灭活病毒或减毒病毒为原材料制备病毒性疫苗来预防病毒性疾病。灭活的病毒可用于免疫动物生产抗病毒血清。

病毒是制备病毒性疫苗最主要的原材料。病毒性疫苗是以病毒性病原微生物或其组成成分、代谢产物为原材料，通过灭活、减毒或生物技术等方法，使病毒失去感染的特性，但是保留病毒的免疫原性，即刺激机体产生抗体的能力，用于预防人类相应疾病的生物制品。

按病毒性疫苗的组成成分和生产工艺可以分为灭活疫苗、减毒活疫苗、亚单位疫苗和基因工程重组蛋白疫苗等。常用的病毒性灭活疫苗常用来预防百日咳、乙型脑炎、流行性脑脊髓膜炎、狂犬病、甲肝、流感、脊髓灰质炎等疾病。病毒性减毒活疫苗包括脊髓灰质炎疫苗、麻疹疫苗、乙型脑炎疫苗、风疹疫苗、甲型肝炎疫苗、腮腺炎疫苗等。亚单位疫苗有A群脑膜炎球菌多糖疫苗、流感亚单位疫苗等。基因工程重组蛋白疫苗有重组乙型肝炎疫苗等。

制备病毒性灭活疫苗的基本工艺流程如下。

① 病毒性疫苗生产用病毒毒种和细胞基质，采用种子批系统。建立种子批系统的主要目的是保证疫苗生产的一致性和连续性。种子批系统通常包括三级种子库，即病毒毒种的原始种子、主种子和工作种子。病毒性疫苗生产用细胞基质也采用三级细胞库系统，即细胞种子、主细胞库和工作细胞库。

② 病毒种子接种到细胞基质中，经过一定时间的培养，收获病毒液。选择适宜的灭活剂和灭活程序灭活病毒液，病毒灭活后采用适宜的方法纯化，有效去除非目标成分。

③ 按照批准的配方进行半成品配制，将所有组分按配制量均一混合制成半成品。

配制过程可能包括一个或多个步骤，如添加稀释液、佐剂、稳定剂、赋形剂以及防腐剂等。

④ 半成品配制完成后，尽快分装、检测，获得病毒性灭活疫苗。

（2）病毒载体

现代基因工程技术进一步拓展了病毒在药物研究和生产领域的应用范围。病毒还是基因工程制药中运载基因的重要载体。在基因工程操作中，把能携带外源DNA进入受体细胞内复制或表达的运载工具称为载体，也就是说病毒在基因工程中被用作一种运输工具，用来运输基因。可将所需蛋白质的目的基因克隆到病毒基因组中，获得重组病毒，转入宿主细胞，大规模培养宿主细胞，在病毒的增殖过程中则大量表达目的基因产物，从而制备基因工程蛋白质药物。

例如噬菌体基因数量少，结构比细菌和动植物细胞简单得多，且易获得大量的突变体，可作为重要的载体，用于构建基因文库、肽文库、抗体文库和蛋白质文库。M13噬菌体外形呈丝状，不裂解宿主细胞，但抑制其生长；作为基因工程载体时，基因间隔区IG区是克隆区域。腺病毒载体是目前最常用的动物病毒载体之一。腺病毒载体可以迅速刺激机体产生高水平的免疫反应，故常应用于HIV、H_5N_1等病原体疫苗的研制中。猿猴空泡病毒40（SV40病毒）是球形动物病毒，能在猴肾中增殖，常用来作为克隆载体，把外源DNA转入哺乳类动物细胞。另外，SV40病毒是一种疱疹病毒，呈嗜神经性，它在感染外周神经后可进入中枢神经系统，并可建立无细胞毒性的隐性潜伏感染，然后高效、长期地表达外源基因而不影响神经细胞的功能，所以可利用疱疹病毒作为载体将外源基因导入中枢和外周神经系统来治疗神经紊乱和神经疾病。

（3）病毒用于药物投送

病毒除了可以作为基因工程中运载基因的载体，也可以作为药物的精准投送系统的载体。绝大多数病毒，都有精确到极致的细胞识别能力。比如说流感病毒，它就只会识别人体呼吸道上皮细胞。而乙肝病毒，它就只会识别人体的肝脏细胞，对任何别的细胞都不感兴趣。如果能在病毒颗粒里装上杀死癌细胞的化学药物，就可以实现癌症药物的精确投送。2014年，美国梅奥诊所的医生就尝试过这个思路。他们大剂量注射一种经过改造的麻疹病毒给一位49岁的晚期骨髓瘤患者，这些病毒精确地识别和杀死了患者的癌细胞，成功控制了她的病情。但是想用病毒做药物投送系统，还需要克服很多技术障碍。比如说，怎么保证用来做投送系统的病毒本身是无毒无害的呢？比如说，怎么通过改造病毒，能让它区分癌细胞和正常细胞呢？再比如说，怎么保证病毒进入人体之后不会引起免疫系统的过激反应呢？但是无论如何，病毒已经有希望被制造成药物精确的投放系统，有望成为癌症治疗的"超级导弹"。

（4）病毒用于肿瘤治疗

病毒也可以直接用于肿瘤的治疗。溶瘤病毒是一类具有复制能力的肿瘤杀伤型病毒，通过基因工程制造出针对不同突变类型的癌症细胞的溶瘤病毒，从而可以更好地攻击肿瘤。溶瘤病毒可能通过自我复制瓦解肿瘤细胞，也可以删除癌细胞的相关毒性因子，防止侵染正常细胞。经过改造的溶瘤病毒添加人粒细胞集落刺激因子，激发更加强烈的人体免疫反应，从而起到溶解癌细胞的治疗目的。FDA已经批准安进（Amgen）的溶瘤病毒疗法用于治疗病灶在皮肤和淋巴结上的恶性神经胶质瘤。但是，病毒疗法治疗肿瘤距离真正进入临床还有一段很长的路。

(5) 病毒用于筛选抗病毒药物

此外，病毒的培养可用于筛选所需的抗病毒药物。病毒生物合成过程的研究有助于我们对药物抗病毒机制的深入了解，进而合成和筛选疗效高和毒副作用小的抗病毒药物。通过对病毒的分子改造，还可得到无感染危险且具有某种病毒特性的假病毒，用于抗病毒药物的定向筛选，如筛选抗病毒与宿主细胞表面受体结合的药物等。对病毒的深入研究是我们寻找有效抗病毒药物和战胜病毒性疾病的基础。

任务实践一　病毒的半数感染量测定

【任务解析】

病毒的毒力或毒价常用病毒滴度表示，病毒的滴度是指样本中病毒的浓度。衡量病毒滴度的常用单位是半数致死量，即以在一定时间内能使半数实验动物致死的病毒量。然而，病毒对实验动物的致病作用不一定都以死亡为标志，例如以感染发病作指标，则可以测定半数感染量（50% infective dose，ID_{50}）。半数感染量表示通过指定感染途径，使某种动物半数感染所需最小病毒量，例如，半数鸡胚感染量（EID_{50}）、半数细胞培养感染量（$CCID_{50}$）等。半数感染量测定方法是将病毒液进行系列稀释，选择4～6个稀释度，每个稀释度接种一定量的动物、鸡胚或单层细胞，每个稀释度做3～6个重复，测定导致50%动物、鸡胚或细胞感染的病毒稀释度。

EID_{50}是经一定途径在一定时间内能使半数鸡胚出现感染的病毒量。《中国药典》规定流感全病毒灭活疫苗采用甲型和乙型流行性感冒病毒株分别接种鸡胚，经培养、收获病毒液、灭活病毒、浓缩和纯化后制成。甲型和乙型流感病毒株的病毒滴度采用EID_{50}，病毒滴度应不低于$6.5lgEID_{50}/mL$。检定方法为：将病毒株接种于9～11d鸡胚的尿囊腔中，培养48～72h，收获病毒。选取10^{-5}、10^{-6}、10^{-7}三个稀释度，接种9～11d SPF鸡胚5枚，接种量为0.1mL/枚，37℃温箱培养，逐日观察至5d，收获每枚鸡胚的尿囊液，分别测定血凝效价。达不到标准的毒液应弃去或浓缩处理，达到毒价标准后方可灭活制苗。麻疹减毒疫苗病毒滴度的测定方法为：将毒种做10倍系列稀释，每稀释度病毒液接种Vero细胞，置适宜温度下培养7～8d判定结果。疫苗成品的病毒滴度应不低于$3.3lgCCID_{50}/mL$。腮腺炎病毒活疫苗成品的病毒滴度的检测方法为将毒种做10倍系列稀释，每稀释度病毒液接种Vero细胞，置适宜温度下培养8～10d判定结果，应不低于$5.0lgCCID_{50}/mL$。

许多动物病毒，如正黏病毒科、副黏病毒科、腺病毒科的成员，能够凝集某些动物（如鸡、小鼠、豚鼠）或人的红细胞。这些病毒含有可与红细胞结合的蛋白质，如禽流感病毒的囊膜上有一种称为血凝素的糖蛋白，可与红细胞表面的N-乙酰神经氨酸糖蛋白结合，引起红细胞凝集。利用这种特性，可做血凝试验来检测这些病毒的存在。一般将病毒液在血凝反应板上作倍比稀释，加入红细胞，未凝集的红细胞呈圆点或纽扣状沉于孔底，而凝集的红细胞弥漫性格状覆盖整个孔。＋＋＋＋表示血细胞完全凝集，成厚膜状铺于管底。＋＋＋表示血细胞呈薄层贴附于管底，边缘不整齐。++表示中央呈小圆盘状，边缘凝集呈颗粒状。+表示中央呈弥散圆盘状，边缘有少量凝集颗粒。-则表示无凝集，血细胞自然沉于管底呈一小圆盘状。一般将这类病毒感染细胞后收集的病毒液做不同稀释，以使50%红细胞发生凝集反应的病毒液的最高稀释度作为该病毒的血凝效价。

血凝试验可对病毒含量进行半定量测定。例如，《中国药典》规定流感全病毒灭活疫苗的毒种采用血凝法检测，血凝效价应不低于1：160。用微量血凝试验逐枚检测鸡胚尿囊液中病毒的血凝效价，当血凝效价≥1：160时判为感染。根据血凝效价，按 Reed-Muench 两氏法或 Karber 法计算半数感染量（EID_{50}）。

致细胞病变效应（cytopathic effect，CPE）包括完全发生改变、细胞聚合或融合成合胞体以及产生轻微病毒等几种情况。细胞形态完全发生改变多见于很多病毒如肠道病毒、痘病毒、呼肠病毒等，如细胞核及整个细胞发生肿胀，胞浆颗粒样变化，细胞发生皱缩、变圆、脱落。腺病毒感染则容易引发细胞聚合。疱疹病毒则会导致细胞融合形成有多核的合胞体。正黏病毒、狂犬病毒、逆转录病毒一般只会引起感染细胞产生轻微病变。

测定 $CCID_{50}$ 时，一般需要先制备浓度约为20万～30万个/mL 的细胞培养物。置于微量细胞培养板中，5% CO_2 培养箱孵育细胞之后，接种10倍递增稀释病毒液。每稀释度接种4～10孔，每孔100μL，同时需要设立细胞空白对照孔。

结果观察时，细胞病变程度表示方法如下。-表示无细胞病变；+表示1%～25%的细胞病变；++表示26%～50%的细胞病变；+++表示51%～75%的细胞病变；++++表示76%～100%的细胞病变。凡能使50%细胞出现病变的最高稀释度即为半数细胞培养感染量（$CCID_{50}$）。

【任务准备】

仪器：超净工作台、37℃培养箱、照蛋器。

用具：注射器、针头、96孔或48孔微量血凝板。

测定 EID_{50} 病毒毒种：鸡新城疫中等毒力活疫苗，制苗用种毒为中等毒力毒株Ⅰ系。

试剂：9～11日龄的鸡胚、1月龄小鸡、碘酒、生理盐水、柠檬酸、柠檬酸钠。

抗凝剂：柠檬酸钠（$Na_3C_6H_5O_7 \cdot 5H_2O$）0.80g，柠檬酸0.0325g，葡萄糖2.05g，氯化钠0.42g，加水至100.00mL 混匀溶解后，115℃高压蒸汽灭菌15min 备用。既含有柠檬酸钠抗凝剂，又含有细胞的营养成分，所以它既可作抗凝剂，又可作血细胞的保存液。

$CCID_{50}$ 测定材料：伪狂犬病病毒液（PRV）、BHK-21细胞、胰酶、吸球、吸管、生长液、96孔细胞培养板、加样器、枪头、Eppendorf 管（1.5mL）。

培养液：含5%犊牛血清、200U/mL 青链霉素的 DMEM。

【任务实施】

1. EID_{50} 的测定

（1）病毒的鸡胚接种培养

① 疫苗的稀释。按瓶签注明的羽份，将疫苗用灭菌生理盐水稀释至1羽份/0.1mL。鸡

新城疫活疫苗每瓶为 500 羽份，用 50mL 的生理盐水溶解，即得 1 羽份/0.1mL 的疫苗溶液。然后作 10 倍系列稀释，依次将疫苗浓度稀释为 10^{-1}、10^{-2}、10^{-3}、10^{-4}、10^{-5}、10^{-6}、10^{-7}。

② 接种鸡胚。取 3 个稀释度，10^{-5}、10^{-6}、10^{-7}，分别尿囊腔内接种 10 日龄 SPF 鸡胚各 5 枚，每胚 0.1mL。具体接种方法为：在胚胎面与气室交界之边缘上约 1mm 处避开血管，作标记为注射点；将鸡胚竖放在支架上，钝端向上；用酒精棉消毒气室的蛋壳，用开孔器钻开一长约 1mm 小口；再次消毒钻孔区，用注射器吸取病毒液 0.1mL，将针头刺入孔内，经尿囊膜进入尿囊腔，注入病毒液；用蜡封口。

③ 培养。置 37℃ 培养箱内，继续孵育，48h 以前死亡的鸡胚弃去不计。分别于 24h 和 48h 两次照检，未发现死亡鸡胚。

④ 收获病毒液。在 48~120h 死亡的鸡胚，需要随时取出，收获病毒液。收获前鸡胚置 4℃ 冰箱 6h 或过夜，但不能放置时间过长，过长会引起散黄。如急于收获亦可置 -20℃ 冰箱 1h 左右。预冷的作用是使血液凝固，避免收获时流出红细胞同尿囊液的病毒发生凝集，造成病毒滴度下降。

每次收获病毒液时，将收获的同一稀释度的鸡胚液等量混合。72h 照检，挑出死亡鸡胚，收获病毒液。96h 照检，挑出死亡鸡胚，收获病毒液。至 120h 取出所有活胚，逐个收获病毒液。收获的方法为消毒气室的卵壳，用灭菌剪刀剪去气室部的卵壳和壳膜，用无菌镊子撕开气室部尿囊膜，并翻开到卵壳边上。将鸡卵倾向胚胎一侧，吸出尿囊液。一般一个鸡胚可收获 5~10mL 的尿囊液。收获的鸡胚尿囊液病毒可以用血凝试验检测血凝效价，判断感染情况。

(2) 测定病毒的血凝效价

红细胞悬液的制备：取一月龄小鸡鸡血，采取心内取血的方法。首先将配制好的抗凝剂抽入到注射器内，然后心内取血，用生理盐水洗涤，3000r/min，离心 10min，吸去上清液，再加入 20~30 倍于红细胞的生理盐水，悬浮红细胞后，再离心，如此重复洗涤红细胞 3~5 次，最后弃掉上清液，按红细胞的体积用生理盐水配成 1% 的红细胞悬液。

血凝试验：取 4℃ 保存的鸡胚用碘酒消毒气室部蛋壳，并去除蛋壳和壳膜，再用灭菌吸管通过绒毛尿囊膜插入尿囊腔，吸取尿囊液备用。

用微量移液器，在 96 孔微量血凝板第一排的 1~12 孔加入 50μL 生理盐水。在第 1 孔中加入 50μL 含病毒抗原的鸡胚尿囊液，反复吸取混匀后吸 50μL 到第 2 孔，如此倍比稀释直到第 10 孔，混匀后弃 50μL；最后两孔（11、12 孔）为红细胞对照。操作步骤见表 4-2。将 1% 的红细胞轻轻摇动混匀，在 1~12 孔中每孔加入 50μL。在微量振荡器上或手持震荡，37℃ 静置 25~30min 后观察结果。能使红细胞产生 50% 凝集的病毒最高稀释度，判定为该待检样品的血凝效价。

表 4-2 病毒的血凝试验操作步骤

孔号	1	2	3	4	5	6	7	8	9	10	11	12
稀释倍数	2	4	8	16	32	64	128	256	512	1024	—	—
生理盐水/μL	50	50	50	50	50	50	50	50	50	50	50	50

续表

孔号	1	2	3	4	5	6	7	8	9	10	11	12
病毒液/μL	50	50	50	50	50	50	50	50	50	50	—	—
红细胞/μL	50	50	50	50	50	50	50	50	50	50	50	50

(3) 计算病毒性疫苗的 EID_{50}

病毒的血凝效价以使50%红细胞发生凝集的病毒悬液的最高稀释度来表示。疫苗血凝效价测定结果见表4-3。将血凝效价≥1:160者，判为感染。

表4-3 疫苗血凝效价测定结果

疫苗稀释度	血凝效价					感染数/个
	胚1	胚2	胚3	胚4	胚5	
10^{-5}	1:512	1:512	1:512	1:1024	1:1024	5
10^{-6}	1:256	1:512	1:128	1:512	1:64	3
10^{-7}	1:64	1:128	1:32	1:256	1:256	2

根据血凝效价计算半数感染量 EID_{50}。每羽份病毒含量应≥$10^{6.0} EID_{50}$。EID_{50} 测定结果见表4-4。

表4-4 EID_{50} 测定结果

病毒性疫苗稀释度	观察结果			累计结果		
	感染数/个	无感染数/个	感染率/%	感染数/个	无感染数/个	感染率/%
10^{-5}	5	0	100	10	0	100(10/10)
10^{-6}	3	2	60	5	2	71(5/7)
10^{-7}	2	3	40	2	5	29(2/7)

按 Reed-Muench 两氏法计算 EID_{50}。

$lgEID_{50}$ = 距离比例×稀释系数的对数差+高于50%病毒稀释度的对数

距离比例 = (高于50%病变率的百分数−50%)÷(高于50%病变率的百分数−低于50%病变率的百分数)

$= (71\% - 50\%) \div (71\% - 29\%)$

$= 0.5$

$lgEID_{50}$ = 距离比例×稀释度对数之间的差+高于50%病变率的稀释度的对数

$= 0.5 \times (-1) + (-6)$

$= -6.5$

$$EID_{50} = 10^{-6.5}/0.1mL$$

将病毒悬液作 $10^{-6.5}$ 稀释后，给鸡胚接种0.1mL，可以使50%的鸡胚感染。

2. $CCID_{50}$ 的测定

(1) 传代细胞系培养方法

取长满单层的细胞一瓶,倾去培养液。加入 1~2mL 胰酶消化液,于 37℃ 培养箱放置几分钟,至细胞间出现空隙或细胞变圆后,倒去消化液。加入生长液,反复吹打几次,使细胞分散成单个细胞,然后分装于 2~3 个小瓶中。再在每个小瓶中补充生长液至 10mL,然后置 37℃ 培养箱培养,培养 1~2d 即可长成单层细胞。

(2) 病毒在细胞中的培养

在青霉素瓶或离心管中将病毒液作连续 10 倍的稀释,从 10^{-1} 至 10^{-10}。将稀释好的病毒接种到 96 孔微量培养板中,每一稀释度接种一纵排共 8 孔,每孔接种 $100\mu L$。在每孔加入细胞悬液 $100\mu L$,使细胞量达到 2×10^5~3×10^5 个/mL。设正常细胞对照,正常细胞对照作两纵排,分别加入 $100\mu L$ 生长液和 $100\mu L$ 细胞悬液。逐日观察,记录细胞病变的孔数,一般需要观察 5~7d。

(3) 记录数据

表 4-5 为病毒感染致细胞病变效应孔数和所占比例。

表 4-5 病毒感染致细胞病变效应孔数和所占比例

病毒液稀释度	出现 CPE 孔数/个	无 CPE 孔数/个	累计 CPE 孔数/个	累计无 CPE 孔数/个	出现 CPE 孔所占的比例/%
10^{-1}	8	0	27	0	100(27/27)
10^{-2}	8	0	19	0	100(19/19)
10^{-3}	7	1	11	1	91.7(11/12)
10^{-4}	3	5	4	6	40(4/10)
10^{-5}	1	7	1	13	0.7(1/14)
10^{-6}	0	8	0	21	0(0/21)

(4) 结果的计算

按 Reed-Muench 两氏法或 Karber 法。

① Reed-Muench 两氏法

距离比例=(高于 50% 病变率的百分数-50%)/(高于 50% 病变率的百分数-低于 50% 病变率的百分数)

$\qquad$ =(91.7%-50%)/(91.7%-40%)

$\qquad$ =0.8

$lgCCID_{50}$=距离比例×稀释度对数之间的差+高于 50% 病变率的稀释度的对数

$\qquad$ =0.8×(-1)+(-3)

$\qquad$ =-3.8

$$CCID_{50}=10^{-3.8}/0.1mL$$

含义:将该病毒稀释 $10^{-3.8}$ 接种 $100\mu L$ 可使 50% 的细胞发生病变。

② Karber 法

表 4-6 为病毒感染致细胞病变效应孔数和比例。

表 4-6 病毒感染致细胞病变效应孔数和比例

病毒液稀释度	出现 CPE 的孔数	出现 CPE 孔的比例
10^{-1}	8	8/8＝100％
10^{-2}	8	8/8＝100％
10^{-3}	7	7/8＝87.5％
10^{-4}	3	3/8＝37.5％
10^{-5}	1	1/8＝12.5％
10^{-6}	0	0/8＝0

计算公式为：$\lg CCID_{50}=L-d(s-0.5)$，其中 L 为最高稀释度的对数；d 为稀释度对数之间的差；S 为阳性孔比例总和。

$$\lg CCID_{50}=-1-1\times(3.375-0.5)$$
$$=-3.875$$
$$CCID_{50}=10^{-3.875}/0.1mL$$

含义：将该病毒稀释 $10^{-3.875}$，接种 $100\mu L$ 可使 50％ 的细胞发生病变。

【注意事项】

① 红细胞凝集呈颗粒状，分散在微量反应孔内，凝固则是光滑的血块，聚在反应孔的中央。

② 在生产实践中，通过 EID_{50} 检测，当尿囊液中病毒的 $EID_{50}\geqslant 10^{-6.5}$ 时，方可作为制苗毒液，达不到标准的毒液应弃去或浓缩处理，达到毒价标准后方可灭活制苗。

【数字资源】

观看病毒性疫苗的半数感染量测定的相关微课，请扫描下方的二维码：

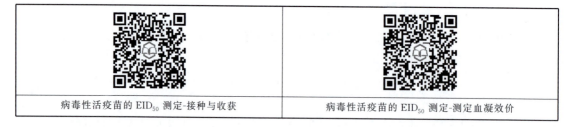

| 病毒性活疫苗的 EID_{50} 测定-接种与收获 | 病毒性活疫苗的 EID_{50} 测定-测定血凝效价 |

任务实践二　病毒的蚀斑计数

【任务解析】

病毒是活细胞内寄生生物，病毒在利用细胞生长繁殖过程中会造成细胞的损伤，就像蛀虫啃噬苹果会留下的瘢痕，病毒在"吃"细胞的过程中也会留下蚀斑。蚀斑试验是一种检查和准确测定病毒滴度的方法。

病毒蚀斑常用来检测细胞感染病毒的含量,反映病毒性疫苗的效力。将稀释的病毒悬液加入单层细胞培养瓶中,病毒吸附后,再覆盖一层熔化的半固体营养琼脂,使病毒在单层细胞培养中有限扩散。由于琼脂的限制,病毒只能感染并破坏临近的细胞,造成细胞溶解而形成空斑,结果是每一个有感染性的病毒在单层细胞中可产生一个局限性的感染灶。用活性染料中性红染色,则活细胞着色被染成红色,受病毒感染而破坏的细胞不着色,形成肉眼可见的蚀斑,又称噬斑。每个噬斑是由一个感染性病毒颗粒形成的,称作噬斑形成单位(plaque forming unit,PFU)。

计算噬斑数量再乘以稀释倍数即可得知原来的病毒感染单位的浓度。病毒悬液中的感染性病毒量的滴度可用 PFU/mL 表示。

噬斑形成试验是一种能准确测定病毒滴度的方法。凡是能在细胞中产生致细胞病变效应(CPE)的病毒都可以采用噬斑形成试验测定病毒滴度,病毒的生产及病毒抗原制备,即疫苗生产过程中经常用来测定病毒滴度。在这里我们以鸡马立克氏病活疫苗的蚀斑计数来学习病毒的细胞接种与培养和计算方法。

病毒悬液中的感染性病毒量的滴度可用 PFU/mL 表示。根据样本的稀释度和噬斑数,计算每毫升噬斑形成单位(PFU),即可确定病毒的滴度。为了尽量减小计算病毒滴度的误差,进行噬斑试验时应对病毒液作系列稀释,依据细胞培养板(瓶、皿)的面积,仅计算含 20~100 个噬斑的培养板,因超过 100 个噬斑的培养板会导致计数不准确。噬斑试验是纯化和滴定病毒的一个重要手段,只是并非所有病毒或毒株都能形成噬斑。

【任务准备】

仪器:恒温培养箱。

用具:容量瓶、西林瓶、巴斯德吸管、细胞培养瓶。

试剂:Sf9 单层细胞、链霉素、青霉素、PBS、生理盐水、胎牛血清、E-MEM 培养液(或 199 营养琼脂)、琼脂糖。

病毒毒种:鸡马立克氏病毒。

【任务实施】

1. 病毒的细胞接种与培养

(1) 细胞准备

用含 10% 胎牛血清的完全培养液稀释处于指数生长期的 Sf9 细胞至约 $5×10^6$ 个/mL。在蚀斑试验之前几小时,以两个不同的密度将细胞种于 60mm 组织培养皿中。病毒毒种贮液的每一稀释度均设复孔,于 27℃ 培养。

(2) 病毒液稀释

如下用无血清完全培养液制成 5mL 的病毒贮液的系列稀释液:纯病毒毒种贮液进行 10^{-1}、10^{-2}、10^{-3}、10^{-4}、10^{-5}、10^{-6}、10^{-7}、10^{-8} 稀释。

(3) 接种病毒液及培养

将长成单层致密的鸡胚成纤维细胞液倒掉,用 PBS 反复清洗 3 次,将死亡或脱落的细胞洗掉。每瓶加入 0.2mL 病毒稀释液,使病毒液充分铺满瓶底。在 37~38℃ 吸附 60min,加入含 2% 胎牛血清的 199 营养液,继续培养 24h,弃去营养液,准备琼脂糖顶层覆盖物。

用一根灭菌巴斯德吸管吸去病毒上清液，加入 4mL 琼脂糖顶层覆盖物，让琼脂糖于室温固化 10~20min。用 Parafilm 膜封住平板以防干涸，于 27℃ 培养 4~8d。

2. 病毒性疫苗的蚀斑计数

在蚀斑形成较好而且裸眼容易看出的培养皿上，计数系列中的每一稀释度形成的烛斑数，计算病毒滴度。如果裸眼辨别蚀斑时遇到困难，则用锥虫蓝染色。准备锥虫蓝覆盖物，倾覆 1mL 至培养了 3~5d、蚀斑形成较好的培养皿中。于 27℃ 过夜，让染料扩散进入死细胞。计数蓝色蚀斑的数目并确定病毒滴度。

蚀斑应典型、清晰，形态不规则，边缘不整齐，直径 0.5~1.5mm，呈乳白色，与同时设立的参照品蚀斑一致。计数时，一般选蚀斑数在 30~150 个之间的细胞瓶进行计数，用肉眼观察，以蜡笔或记号笔在瓶底面点数，求出同一稀释度 3 瓶的平均蚀斑数，计算出每瓶疫苗所含蚀斑数。

3. 计算噬斑形成单位

病毒噬斑形成单位的计算公式为：

$$\text{噬斑形成单位(PFU/mL)} = \frac{X_1 + X_2 + \cdots X_n}{n \times v} \times d$$

公式中：X_1，X_2，X_n 表示同一稀释度在不同培养板孔中的噬斑数，n 表示计数噬斑的培养板孔数；v 表示病毒量，mL；d 表示稀释倍数。

如果以稀释成 10^4 的病毒悬液感染细胞，四个培养板孔中的噬斑数分别为 $X_1=1$、$X_2=1$、$X_3=3$、$X_4=5$，接种量为 0.2mL。则

$$\text{噬斑形成单位(PFU/mL)} = \frac{1+1+3+5}{4 \times 0.2} \times 10^4 = 1.25 \times 10^5 \text{PFU/mL}$$

结果判定：《中国兽药典》规定鸡马立克氏病活疫苗以 3 瓶疫苗各稀释滴度中的最低平均数核定该批疫苗每羽份中所含的蚀斑数，应不低于 2000PFU。经计算该批次疫苗蚀斑数 1.25×10^5，符合药典规定。

【注意事项】

① 细胞：控制严格，单层细胞一定要均匀，形态和状态良好；

② 病毒：对热敏感的病毒在冰浴中进行稀释，每一稀释度换一只吸管；

③ 培养基：中性红细胞应在噬斑出现前在暗处培养，防止中性红见光分解对细胞产生毒性作用；

④ 观察计数：当噬斑数目达到稳定时再计数。

参考文献

[1] 周长林.微生物学.3版.北京：中国医药科技出版社，2015.
[2] 石若夫.微生物学实验技术.北京：北京航空航天大学出版社，2017.
[3] 郝乾坤.药用微生物技术.重庆：重庆大学出版社，2015.
[4] 孙勇民，张新红.微生物技术及应用.武汉：华中科技大学出版社，2012.
[5] 韩秋菊.药用微生物.北京：化学工业出版社，2011.
[6] 沈萍，陈向东.微生物学实验.5版.北京：高等教育出版社，2018.
[7] 陈芳梅，夏金华.病原生物与免疫学.北京：人民卫生出版社，2013.
[8] 刘晓波.微生物学与免疫学.2版.北京：中国医药科技出版社，2012.
[9] 埃德·扬.我包罗万象.郑李，译.北京：北京联合出版公司，2019.
[10] 卡尔·齐默.病毒星球.刘旸，译.南宁：广西师范大学出版社，2019.
[11] 马丁·布莱泽.消失的微生物.傅贺，译.长沙：湖南科学技术出版社，2016.
[12] 何剑锋，宋铁.新型冠状病毒感染防护.广州：广东科技出版社，2020.
[13] 李丹丹，孙中文.微生物学基础.2版.北京：中国医药科技出版社，2013.
[14] 杨汝德，吴晓英.生物药物分析与检验.广州：华南理工大学出版社，2002.
[15] 沈萍，陈向东.微生物学.8版.北京：高等教育出版社，2016.
[16] 俞松林.生物药物检测技术.北京：人民卫生出版社，2009.
[17] 国家药典委员会.中华人民共和国药典.北京：中国医药科技出版社，2020.
[18] 国家职业分类大典修订委员会.中华人民共和国职业分类大典.北京：中国劳动社会保障出版社和中国人事出版社，2015.